国家职业技能等级认定培训教材
国家基本职业培训包教材资源

健康管理师

（基础知识）

U0321325

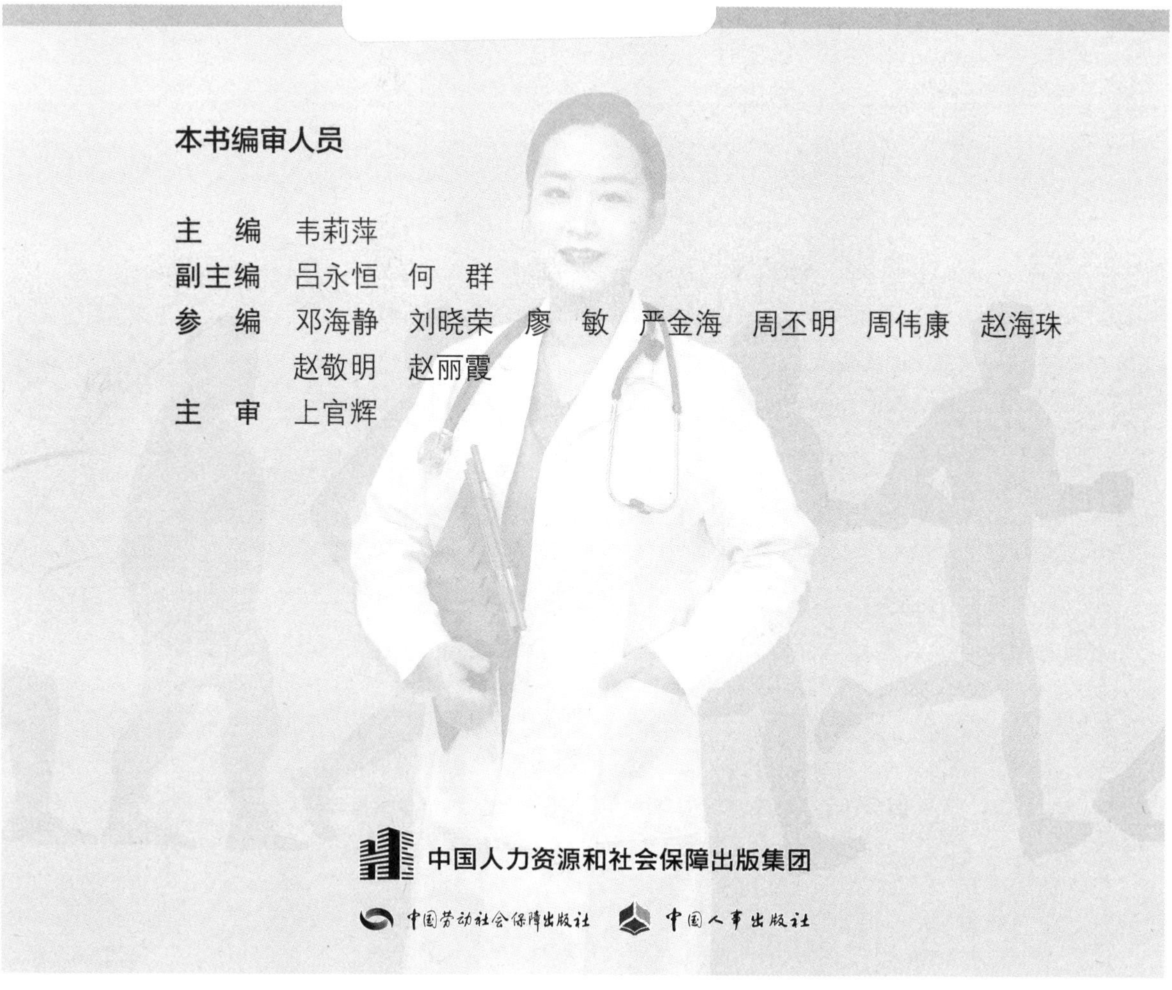

本书编审人员

主　编　韦莉萍
副主编　吕永恒　何　群
参　编　邓海静　刘晓荣　廖　敏　严金海　周丕明　周伟康　赵海珠
　　　　赵敬明　赵丽霞
主　审　上官辉

中国人力资源和社会保障出版集团

中国劳动社会保障出版社　中国人事出版社

图书在版编目(CIP)数据

健康管理师. 基础知识 / 韦莉萍主编. -- 北京：中国劳动社会保障出版社：中国人事出版社，2022

国家职业技能等级认定培训教材

ISBN 978-7-5167-5196-1

Ⅰ. ①健… Ⅱ. ①韦… Ⅲ. ①保健 - 职业技能 - 鉴定 - 教材 Ⅳ. ①R161

中国版本图书馆 CIP 数据核字（2022）第 004448 号

中国劳动社会保障出版社
中 国 人 事 出 版 社 **出版发行**

（北京市惠新东街 1 号 邮政编码：100029）

*

北京市艺辉印刷有限公司印刷装订 新华书店经销

787 毫米 ×1092 毫米 16 开本 25.5 印张 451 千字

2022 年 1 月第 1 版 2024 年 7 月第 4 次印刷

定价：68.00 元

营销中心电话：400-606-6496

出版社网址：http://www.class.com.cn

版权专有 侵权必究

如有印装差错，请与本社联系调换：（010） 81211666

我社将与版权执法机关配合，大力打击盗印、销售和使用盗版图书活动，敬请广大读者协助举报，经查实将给予举报者奖励。

举报电话：（010） 64954652

前言
Preface

为加快建立劳动者终身职业技能培训制度，全面推行职业技能等级制度，推进技能人才评价制度改革，促进国家基本职业培训包制度与职业技能等级认定制度的有效衔接，进一步规范培训管理，提高培训质量，人力资源社会保障部教材办公室组织有关专家在《健康管理师国家职业技能标准》（以下简称《标准》）和国家基本职业培训包（以下简称培训包）制定工作基础上，编写了健康管理师国家职业技能等级认定培训系列教材（以下简称等级教材）。

健康管理师等级教材紧贴《标准》和培训包要求编写，内容上突出职业能力优先的编写原则，结构上按照职业功能模块分级别编写。该等级教材共包括《健康管理师（基础知识）》《健康管理师（高级）》《健康管理师

（技师　高级技师）》3 本。《健康管理师（基础知识）》是各级别健康管理师均需掌握的基础知识，其他各级别教材内容分别包括各级别健康管理师应掌握的理论知识和操作技能。

本书是健康管理师等级教材中的一本，是职业技能等级认定推荐教材，也是职业技能等级认定题库开发的重要依据，已纳入国家基本职业培训包教材资源，适用于职业技能等级认定培训和中短期职业技能培训。

本书在编写过程中得到广东南大职业培训学院、广州营养与健康研究院、中国医药教育协会健康服务与职业能力评价中心等单位的大力支持与协助，在此一并表示衷心的感谢。

人力资源社会保障部教材办公室

Contents

目录

健康管理师（基础知识）

职业认知与职业道德

医学基础知识和临床相关知识

相关法律、法规知识

模块1 职业认知与职业道德

课程设置

课程	学习单元	课堂学时
1-1 职业认知	（1）健康管理概述	4
	（2）健康管理的基本策略	4
	（3）健康管理师职业概述	1
	（4）健康管理服务的礼仪、礼节	2
1-2 职业道德基本知识	（1）健康管理师职业道德	1
	（2）健康管理中的伦理学	1

课程 1-1 职业认知

学习内容

学习单元	课程内容	培训建议	课堂学时
（1）健康管理概述	1）健康及健康管理的概念 2）健康管理的历史、现状与未来 3）健康管理的应用 4）健康管理的基本步骤 5）健康管理的服务流程 6）精准医学与健康管理	（1）方法：讲授法 （2）重点：健康管理的基本步骤、健康管理的服务流程 （3）难点：精准医学与健康管理	4
（2）健康管理的基本策略	1）生活方式管理 2）需求管理 3）疾病管理 4）灾难性病伤管理 5）残疾管理 6）综合的群体健康管理	（1）方法：讲授法 （2）重点：生活方式管理、需求管理、疾病管理 （3）难点：灾难性病伤管理、残疾管理	4

续表

学习单元	课程内容	培训建议	课堂学时
（3）健康管理师职业概述	1）健康管理师职业介绍 2）健康管理师职业功能 3）健康管理师职业的发展前景 4）健康管理师技能提升途径	（1）方法：讲授法 （2）重点：健康管理师职业定义、健康管理师职业功能 （3）难点：健康管理师职业功能	1
（4）健康管理服务的礼仪、礼节	1）常用礼节 2）仪容仪表 3）行为举止	（1）方法：讲授法 （2）重点与难点：健康管理服务常用礼仪、礼节	2

学习单元 1　健康管理概述

一、健康及健康管理的概念

1. 健康的概念

1948 年，世界卫生组织（WHO）首次提出了较为完整的健康概念：健康不仅指一个人的身体没有出现疾病或虚弱现象，而是一种心理、躯体、社会适应的完美状态。1986 年，《健康促进渥太华宪章》从另一个角度解释了健康：健康是生活的资源，并非生活的目标。资源是指一切可被人类开发和利用的客观存在，不仅包括自然资源，还包括社会资源、经济资源，以及人力资源、智力（信息、知识）资源、健康资源等。资源是有限的，都需要管理。健康资源也需要通过有效、科学的管理，才能最大限度地发挥其作用。这一定义强调健康资源管理的重要性。

1990 年，WHO 进一步完善了健康概念，认为健康应包括 4 个方面：一是躯体健康，指躯体的结构完好、功能正常，躯体与环境之间保持相对的平衡；二是心理健康，又称精神健康，指人的心理处于完好状态，包括正确认识自我、正确认识环境、及时适应环境；三是社会适应能力良好，指个人的能力在社会系统内得到充分的发挥，个体能够有效地扮演与其身份相适应的角色；四是道德健康，指个人的行为与社会公认的道德和社会规范一致。

2016年，《2030可持续发展中的健康促进上海宣言》（以下简称《宣言》）重申，健康作为一项普遍权利，是日常生活的基本资源，是所有国家共享的社会目标和政治优先策略。健康是一项政治选择，要遏制损害健康的行为，清除赋权的障碍，尤其是针对女性的赋权。《宣言》敦促来自不同部门、不同治理层面以及私营部门和民间组织的领导者们一起决心在所有可持续发展目标中促进健康和福祉；承诺健康生活，共建共享，加大对健康促进的政治保证和财政投资，加快实现可持续发展目标。

2. 健康管理的概念

管理是指制订战略计划和目标，使用完成任务所需要的人力和物力，以及衡量结果的组织过程。其目的是节约资源、节省时间，充分利用、发挥现有条件的作用和人的积极性，以最小的投入获取最大的效益。管理事实上是一个过程，实质上是一种手段，是人们为了实现一定的目标而采取的手段和过程。管理的目的是利用有限的资源，使效益最大化。

健康管理是应用现代医学、心理学、营养学、运动学、康复医学、社会学、管理学等方面知识，以及中医“治未病”理论，对个体和（或）群体健康状况以及影响健康的危险因素进行全面监测、评估、干预的过程。通过健康管理开展健康促进和健康指导，有效增强居民健康意识，改善群体健康行为，延缓慢性非传染性疾病发生、发展，从而提高居民的健康水平和生命质量。这一概念强调了健康管理是医学和其他学科相互交叉的应用学科，同时也强调了中医理论在健康管理中的作用。健康管理的目标是维护和促进健康，是以最小的投入获取最大的健康效益。一方面要提高被管理对象，包括个体、群体以及整个社会的健康意识，激发其维护和改善自身健康状况的主观能动性；另一方面是围绕健康目标的实现，组织、利用包括政府的公共政策、社会保障、组织管理、科技成果、产业服务等在内的各种资源，达到健康效益的最大化。

健康管理是对全生命周期的健康管理。全生命周期是指从受精卵到死亡的生命过程。健康管理的目标人群包括备孕及孕产期妇女、婴幼儿、青少年、老年人等特殊人群，一般人群，亚健康人群及慢性非传染性疾病患者，疾病康复期人群，等等。健康管理是以健康为中心，长期连续、周而复始的全程、全方位的健康服务。健康管理的理念是“病前主动防，病后科学管，跟踪服务不间断”；对于健康管理师而言，健康体检是健康管理的基础，健康评估是健康管理的手段，健康干预是健康管理的关键，健康促进是健康管理的目的。

二、健康管理的历史、现状与未来

人们的健康需求不断增长、医疗费用日益增长，因健康问题造成的生产效率下降影响经济发展，各方面因素催生了健康管理。20 世纪 70 年代，健康管理概念始自美国，随后英国、德国、法国、日本等发达国家也出现了健康管理机构。健康管理研究与服务内容也由最初单一的健康体检与生活方式指导，发展到目前的国家和国际组织全民健康促进战略规划的制定、个体和群体全面健康检测、健康风险评估与控制管理。

健康管理在美国等发达国家由家庭医生、健康保险业及健康体检业等逐步发展而来，特别是健康保险业的推动，从根本上解决了健康管理的付费问题，并在健康信息技术的支持下快速发展。目前健康产业已成为世界各国提高国民健康水平，扩大内需，拉动消费，促进社会经济可持续发展的重要举措和有效途径。

在欧洲，约 70% 的雇主为职员购买健康管理计划。从 20 世纪 70 年代开始，芬兰的基层社区卫生服务组织探索通过改变人群生活习惯，从源头控制疾病危险因素的健康管理模式。该模式得到了 WHO 的认可，并倡议在全世界推广。2001 年，英国政府提出了 21 世纪慢性病管理的策略，在英国国民保健体系范围内对慢性病患者实施自我管理，最大限度地增强患者自我健康管理意识，从而达到治愈或延缓慢性病进展的目的。

日本于 1988 年提出了全民健康计划，其中包括健康评估、运动指导、心理健康指导、营养指导、保健指导等；2002 年通过了《健康促进法》；2006 年发布“健康促进的健身活动指导”，并在 2007 年至 2016 年，实施“新健康开拓战略”；该项目帮助国民实现“运动一生”的生活方式。日本有关法律规定，一般从业者，30 岁以上的女性公民和 40 岁以上的男性公民每年可以免费享受一次健康保健服务，由从业者所在单位和公民所在的市、町、村政府负责组织实施。这样，从法律和规章制度上确保了作为健康管理重要内容之一的健康体检工作有法可依、有章可循。在日本人看来，健康管理不仅仅是一个医学和卫生经济的问题，更重要的是一个健康权的问题。现在日本人均寿命已达 84 岁，位居世界第一。

在我国，健康管理的历史可追溯到 2 000 多年前。“养生”一词最早见于《庄子·内篇》，所谓“生”，是指生命、生存、生长；所谓“养”，是指保养、调养、补养、护养。“养生”的内涵，一是如何延长生命的时限，二是如何提高生活的质量。《黄帝内经·素问·四气调神大论》记载：“圣人不治已病治未病，不治已乱治未乱，此之谓也。夫病已成而后药之，乱已成而后治之，譬犹渴而穿井，斗而铸锥，不亦晚乎。”这是目前发现的中医最早有关“治未病”的文字记载。中医学这一防病于未然的“治未病”思想，蕴含着深刻的哲理，对现代健康管理实践依然具有十分重要的指导意义。唐代孙思邈对中医“治未病”的思想又进行了进一步的阐述：“上医医未病之病，中医医欲病之病，下医医已病之病。”将疾病分为“未病”“欲病”和“已病”三个层次。医治未病之病，谓之养生；医治欲病之病，谓之保健；医治已病之病，谓之治疗。中医把“治未病”视为医生的最高境界，把善于治未病的医生视为最高明的医生，从另一个角度诠释了预防保健和健康管理的重要性。

自 2000 年以来，健康管理在我国的兴起与快速发展，一方面是受国际健康产业和健康管理行业迅猛发展影响的结果；另一方面是伴随着我国社会经济持续发展，国民健康意识和健康需求的进一步提高，健康管理服务机构明显增多，市场化推进速度明显加快，并逐步成为健康服务领域的一个新兴产业。2005 年 10 月，根据社会需求，劳动和社会保障部正式颁布“健康管理师”这一国家新职业；2011 年，我国颁布《国家基本公共卫生服务规范》（以下简称《规范》）；2017 年进一步修订了《规范》，把健康管理提到一个新的高度；2020 年，正式颁布了“健康管理师”国家基本培训包，为健康管理行业人才培养提供了保障。

《“健康中国 2030”规划纲要》把人民健康作为全面建成小康社会的重要内涵，提出健康是促进人的全面发展的必然要求，是经济社会发展的基础条件；推进健康中国建设，是全面建成小康社会、基本实现社会主义现代化的重要基础，是全面提升中华民族健康素质、实现人民健康与经济社会协调发展的国家战略，是积极参与全球健康治理、履行 2030 年可持续发展议程国际承诺的重大举措。

2019 年，国务院发布《关于实施健康中国行动的意见》，强调坚持预防为主，加强行为和环境危险因素控制，强化慢性病早期筛查和早期发现，加强医防协同，为居民提供公平可及、系统连续的预防、治疗、康复、健康促进等一体化的慢性病防治服务。

《“健康中国 2030”规划纲要》总体目标是：到 2020 年，建立覆盖城乡居民的中国特色基本医疗卫生制度，健康素养水平持续提高，健康服务体系完善高效，人人享有基本医疗卫生服务和基本体育健身服务，基本形成内涵丰富、结构合理的健康产业体系，主要健康指标居于中高收入国家前列。

到 2030 年，促进全民健康的制度体系更加完善，健康领域发展更加协调，健康生活方式得到普及，健康服务质量和健康保障水平不断提高，健康产业繁荣发展，基本实现健康公平，主要健康指标进入高收入国家行列。

到 2030 年，具体实现以下目标：一是人民健康水平持续提升。人民身体素质明显增强，2030 年人均预期寿命达到 79 岁，人均健康预期寿命显著提高。二是主要健康危险因素得到有效控制。全民健康素养大幅提高，健康生活方式得到全面普及，有利于健康的生产生活环境基本形成，食品药品安全得到有效保障，消除一批重大疾病危害。三是健康服务能力大幅提升。优质高效的整合型医疗卫生服务体系和完善的全民健身公共服务体系全面建立，健康保障体系进一步完善，健康科技创新整体实力位居世界前列，健康服务质量和水平明显提高。四是健康产业规模显著扩大。建立起体系完整、结构优化的健康产业体系，形成一批具有较强创新能力和国际竞争力的大型企业，成为国民经济支柱性产业。五是促进健康的制度体系更加完善。有利于健康的政策法律法规体系进一步健全，健康领域治理体系和治理能力基本实现现代化。

到 2050 年，建成与社会主义现代化国家相适应的健康管理体系，全方位、全周期保障人民健康。为了配合国家健康管理的大政方针。实现总体目标的主要任务包括以下内容。

（1）全方位干预健康影响因素

1）实施健康知识普及行动。面向家庭和个人普及预防疾病、早期发现、紧急救援、及时就医、合理用药等维护健康的知识与技能。建立并完善健康科普专家库和资源库，构建健康科普知识发布和传播机制。强化医疗卫生机构和医务人员开展健康促进与教育的激励约束。鼓励各级电台、电视台和其他媒体开办优质健康科普节目。到 2030 年，全国居民健康素养水平提高不低于 30%。

2）实施合理膳食行动。合理膳食是健康的基础。针对一般人群、特定人群和家庭，聚焦食堂、餐厅等场所，加强营养和膳食指导。鼓励全社会参与减盐、减油、减糖，研究完善盐、油、糖包装标准。修订预包装食品营养标签通则，推进食品营养标准体系建设。实施贫困地区重点人群营养干预。到 2030 年，5 岁以下儿童生长迟缓率低于 5%。

3）实施全民健身行动。生命在于运动，运动需要科学。为不同人群提供针对性的运动健身方案或运动指导服务。努力打造百姓身边健身组织和“15 分钟健身圈”。推进公共体育设施免费或低收费开放。推动形成体医结合的疾病管理和健康服务模式。把高校学生体质健康状况纳入对高校的考核评价。到 2030 年，城乡居民达到《国民体质测定标准》合格以上的人数比例不少于 92.17%，经常参加体育锻炼人数比例达到 40% 及以上。

4）实施控烟行动。吸烟严重危害人民健康。推动个人和家庭充分了解吸烟和二手烟暴露的严重危害。鼓励领导干部、医务人员和教师发挥控烟引领作用。把各级党政机关建设成无烟机关。研究利用税收、价格调节等综合手段，提高控烟成效。完善卷烟包装烟草危害警示内容和形式。到 2030 年，全面无烟法规保护的人口比例达到 80% 及以上。

5）实施心理健康促进行动。心理健康是健康的重要组成部分。通过心理健康教育、咨询、治疗、危机干预等方式，引导公众科学缓解压力，正确认识和应对常见精神障碍及心理行为问题。健全社会心理服务网络，加强心理健康人才培养。建立精神卫生综合管理机制，完善精神障碍社区康复服务。到 2030 年，居民心理健康素养水平提升到 30%，心理相关疾病患病率上升趋势减缓。

6）实施健康环境促进行动。良好的环境是健康的保障。向公众、家庭、单位（企业）普及环境与健康相关的防护和应对知识。推进大气、水、土壤污染防治。推进健康城市、健康村镇建设。建立环境与健康的调查、监测和风险评估制度。采取有效措施预防控制环境污染相关疾病、道路交通伤害、消费品质量安全事故等。到 2030 年，居民饮用水水质达标情况明显改善，并持续改善。

（2）维护全生命周期健康

1）实施妇幼健康促进行动。孕产期和婴幼儿时期是生命的起点。针对婚前、孕前、孕期、儿童等阶段特点，积极引导家庭科学孕育和养育健康新生命，健全出生缺陷防治体系。加强儿童早期发展服务，完善婴幼儿照护服务和残疾儿童康复救助制度。促进生殖健康，推进农村妇女宫颈癌和乳腺癌检查。到 2030 年，婴儿死亡率控制在 5‰及以下，孕产妇死亡率下降到 12/10 万及以下。

2）实施中小学健康促进行动。中小学生处于成长发育的关键阶段。动员家庭、学校和社会共同维护中小学生身心健康。引导学生从小养成健康生活习惯，锻炼健康体魄，预防近视、肥胖等疾病。推动中医药知识进校园，此举不仅能普及中医药知识，还助力青少年的健康成长；中小学校按规定开齐、开足体育与健康课程。把学生体质健康状况纳入对学校的绩效考核，结合学生年龄特点，以多种方式对学生健康知识进行考试、考查，将体育纳入高中学业水平测试。到 2030 年，国家学生体质健康标准达标优良率达到 60% 及以上，全国儿童青少年总体近视率力争每年降低 0.5 个百分点以上和新发近视率明显下降。

3）实施职业健康保护行动。劳动者依法享有职业健康保护的权利。针对不同职业人群，倡导健康工作方式，落实用人单位主体责任和政府监管责任，预防和控制职业病危害。完善职业病防治法规标准体系。鼓励用人单位开展职工健康管理。加强尘肺病等职业病救治保障。到 2030 年，接尘工龄不足 5 年的劳动者新发尘肺病报告例数占年度报告总例数的比例实现明显下降，并持续下降。

4）实施老年健康促进行动。老年人健康快乐是社会文明进步的重要标志。面向老年人普及膳食营养、体育锻炼、定期体检、健康管理、心理健康及合理用药等知识。健全老年健康服务体系，完善居家和社区养老政策，推进医养结合，探索长期护理保险制度，打造老年宜居环境，实现健康老龄化。到 2030 年，65 ~ 74 岁老年人失能发生率有所下降，65 岁及以上人群老年期痴呆患病率增速下降。

（3）防控重大疾病

1）实施心脑血管疾病防治行动。心脑血管疾病居我国居民死亡原因第一位。引导居民学习、掌握心肺复苏等自救、互救知识技能。对高危人群和患者开展生活方式指导。全面落实 35 岁以上人群首诊测血压制度，加强高血压、高血糖、血脂异常的规范管理。提高院前急救、静脉溶栓、动脉取栓等应急处置能力。到 2030 年，心脑血管疾病死亡率下降到 190.7/10 万及以下。

2）实施癌症防治行动。癌症严重影响人民健康。倡导积极预防癌症，推进早筛查、早诊断、早治疗，降低癌症发病率和死亡率，提高患者生存质量。有序扩大癌症筛查范围。推广应用常见癌症诊疗规范。提升中西部地区及基层癌症诊疗能力。加强癌症防治科技攻关。加快临床急需药物审评审批。到 2030 年，总体癌症 5 年生存率不低于 46.6%。

3）实施慢性呼吸系统疾病防治行动。慢性呼吸系统疾病严重影响患者生活质量。引导重点人群早期发现疾病，控制危险因素，预防疾病发生、发展。探索高危人群首诊测量肺功能、40 岁及以上人群体检检测肺功能。加强慢阻肺患者健康管理，提高基层医疗卫生机构肺功能检查能力。到 2030 年，70 岁及以下人群慢性呼吸系统疾病死亡率下降到 8.1/10 万及以下。

4）实施糖尿病防治行动。我国是糖尿病患病率增长最快的国家之一。提示居民关注血糖水平，引导糖尿病前期人群科学降低发病风险，指导糖尿病患者加强健康管理，延迟或预防糖尿病的发生、发展。加强对糖尿病患者和高危人群的健康管理，促进基层糖尿病及并发症筛查标准化和诊疗规范化。到 2030 年，糖尿病患者规范管理率达到 70% 及以上。

5）实施传染病及地方病防控行动。传染病和地方病是重大公共卫生问题。引导居民提高自我防范意识，讲究个人卫生，预防疾病。充分认识疫苗对预防疾病的重要作用。倡导高危人群在流感流行季节前接种流感疫苗。加强艾滋病、病毒性肝炎、结核病等重大传染病防控，努力控制和降低传染病流行水平。强化寄生虫病、大骨节病、氟骨症等地方病防治，控制和消除重点地方病。到 2030 年，以乡（镇、街道）为单位，适龄儿童免疫规划疫苗接种率保持在 90% 以上。

三、健康管理的应用

规范、科学、有序的健康管理，可以使医疗机构、企业、健康保险公司采用有效的服务手段对个人和群体健康进行管理，达到促进健康、预防疾病、节约医疗支出的目的。

1. 健康管理在医疗机构及社区中的应用

医疗机构包括医院、社区卫生服务中心、全科医生诊所、社区康复中心、社区护理站等。患者在医院的治疗过程中以及出院后的跟踪随访、社区卫生服务中心和全科医生诊所实施家庭医生签约服务、社区康复中心和社区护理站上门服务都将预防、治疗、康复和健康管理与健康促进相结合，将院外服务与院内服务相结合，卫生部门与家庭社区健康服务相结合。在完成医疗服务的过程中，将健康管理的实施贯穿其中，它们必将在我国的健康管理体系建设中扮演重要角色。

许多医院成立的健康管理中心及独立的体检公司均是以体检为基础进行健康管理，它们也属于医疗机构，但这些机构由于各种原因，大多仅提供健康管理某一环节中的某项服务，如健康体检后的健康干预往往跟不上，有待进一步找到更好的健康管理模式，进一步完善和发展对体检后人群的健康管理。

社区服务包括社工站、居家养老综合服务平台、精神健康综合服务平台等政府购买服务的社会组织机构，这些机构除了承担社工工作职能外，还承担了居民健康教育与健康促进的职能，是健康管理的重要补充。

2. 健康管理在健康保险业中的应用

当前的社会医疗保险和商业健康保险主要是对患病的参保人给予事后经济补偿，但不能减少和避免疾病的发生。目前，社会医疗保险的主要精力都放在治病费用的控制上，实践证明，节约医保费用应从源头预防疾病，达到健康管理的真正目的。美国的经验证明，如果把健康管理与健康保险相结合，将健康管理融入全生命周期，通过健康管理提高民众健康水平，不仅能够降低保险公司的赔付率、扩大保险公司的利润空间，而且有利于实现健康的最终目标。通过健康保险这一载体，实现高水平的健康管理服务，才能够体现购买健康保险的真正目的。《“健康中国 2030”规划纲要》提出：鼓励企业、个人参加商业健康保险及多种形式的补充保险；丰富健康保险产品，鼓励开发与健康管理服务相关的健康保险产品；促进商业保险公司与医疗、体检、护理等机构合作，发展健康管理组织等新型组织形式。

3. 健康管理在企业中的应用

企业人群是健康管理的又一重要目标人群。健康管理在企业的应用主要体现在企业人群健康状况评估、企业人群医疗费用分析与控制、企业人力资源分析等，其目的都是为了企业生产效率和经济效益的提高以及体现人文关怀。因此，除了健康效益，企业的其他效益，如出勤率的提高、工作绩效的提高、凝聚力的增强及员工流失率的降低等，都是企业健康管理项目期望和关注的重要结果。当前，越来越多的国内企业认识到员工健康对于企业的重要性，不少企业已将员工定期体检作为保障员工健康的一项重要措施，部分企业还引入了员工健康风险评估项目、员工心理援助项目等。随着健康管理服务的不断深入和规范，针对企业自身特点和需求开展体检后的健康干预与促进，实施工作场所的健康管理项目，将是健康管理在企业中应用的主要方向。

4. 政府组织在促进健康管理发展中的作用

政府组织在促进健康管理发展中的作用，重点体现在引导、监督和保障方面。

（1）强化政策法规的制定和执行，为健康管理提供良好的外部环境

为了更好地保障人民群众的健康权，政府的引导和规划是促进健康管理发展的重要基础和前提。加强相关的政策法规建设，是全民健康管理得以顺利实施与发展的依据和保证。健康管理师要研究政府和社会层面的健康促进与健康管理相关问题，包括公共健康促进与健康管理政策及策略、公共或（和）公益性健康管理机制与模式、相关法律法规及规范的研究制定等。我国已制定了《“健康中国 2030”规划纲要》《全民健康生活方式行动方案（2017—2025 年）》《中国防治慢性病中长期规划（2017—2025 年）》《“十三五”卫生与健康规划》等一系列文件，为实现健康中国提供了有力保障。

另外，政府还应加强对健康管理产业的引导，在产业政策鼓励、加大医疗预防保健投入、深化医疗保险体制改革等方面给予健康管理产业更多更大的支持。

（2）政府主导，部门协作，提高全社会的认识，营造良好的健康管理的文化氛围，创造健康支持性环境

健康管理事业的发展源自公众对健康管理理念的认同。因此，各级政府部门要提高认识，始终把增进健康放在一切卫生工作目标的优先位置。卫生健康委员会要大力宣传，推广健康支持性工具，建设无烟环境，培育健康管理师人才队伍，开展健康管理“五进”活动（进家庭、进社区、进单位、进学校、进医院）。体育部门要健全群众

身边的体育健身组织，建设群众身边的体育健身设施，丰富群众身边的体育健身活动，支持群众身边的体育赛事，提供群众身边的健身指导，弘扬群众身边的健康文化，推进国民体质监测与医疗体检有机结合，推进体育健身设施与医疗康复设施有机结合，推进全民健身和全民健康深度融合。

四、健康管理的基本步骤

1. 健康监测

健康监测即健康信息收集。个人健康信息包括个人一般情况（如性别、年龄等）、体格检查（如身高、体重、血压等）、实验室检查（如血脂、血糖等）和辅助检查（如心电图、腹部B超等），以全面了解个体的健康状况。此外，对健康危险因素的收集是健康监测的重要内容，包括疾病家族史、生活方式（如膳食、身体活动、吸烟、饮酒、精神压力等）及既往疾病情况等。

2. 健康风险评估

健康风险评估是根据所收集的个人健康信息，以健康风险调查和全面的健康检测/监测所获取的相关信息分析为基础，以循证医学为主要依据，对个体当前健康状况和未来健康走向及疾病/伤残甚至死亡危险性的量化评估与分级，其主要目的是为个体健康解决方案的制定和健康风险的控制管理提供依据。

3. 健康指导与干预

在健康监测和健康风险评估的基础上，可以为个体和（或）群体制订健康管理计划。健康管理过程中的健康干预强调个性化，即根据个体的健康危险因素，由健康管理师制定合理的健康管理目标，进行精准健康指导与干预，并动态随访跟踪效果。健康干预以多种形式来帮助个人采取健康行为、纠正不良的生活方式和行为习惯，控制健康危险因素，包括健康咨询与健康教育，营养、运动、心理干预，健康风险控制与管理，以及就医指导等，因此健康干预一般采取综合干预策略。

健康管理的3个基本步骤可以通过互联网的服务平台结合人工智能来实施。例如，患者个人使用的血糖仪可以与健康管理网络平台连接，实施对血糖的动态监测及预警提醒，管理系统可以根据血糖的变化自动发送健康干预措施的信息。健康管理的过程是一个闭环，是一个长期的、连续不断的、周而复始的过程，即在实施健康干预措施一定时间后，需要评价效果、调整计划和干预方案。只有周而复始，长期坚持，才能获得健康管理的预期效果。

五、健康管理的服务流程

1. 健康体检

健康体检实际上就是健康监测，是以健康需求为基础，按照早发现、早干预的原则来选定体检项目，体检的结果为健康风险评估及后期的健康干预提供依据。健康体检项目可以根据个人的年龄、性别、工作环境、基础疾病等进行调整。

2. 健康风险评估

健康风险评估通过对个人健康史、家族史、生活方式、工作方式、心理因素等资料及体检结果的分析，评估某个体目前的健康状况和未来发生某种特定疾病和（或）因某种特定疾病死亡的危险性，可以为健康管理服务对象提供一系列的评估报告，包括用来反映各项检查指标状况的个人健康体检报告、个人总体健康评估报告、精神压力评估报告、个人疾病风险报告等。

3. 健康咨询

个人可以到健康管理机构接受咨询，也可以通过电话、即时通信工具等与健康管理师进行沟通。其内容包括以下几方面：解释个人健康信息，解释健康评估结果及其对健康的影响，制订个人健康管理计划，制订随访跟踪计划，等等。

4. 健康管理的后续服务（跟踪随访）

个人健康管理的后续服务内容主要取决于服务对象的情况，可以根据个人的需求提供不同的服务。健康管理后续服务的形式可以是允许个人通过互联网查询健康信息和接受健康指导，定期发送健康相关知识和健康提示，以及提供个性化的健康改善行动计划。跟踪随访是后续服务的一个常用手段。随访的主要内容是了解健康管理计划的实施情况，并评估主要危险因素的变化情况。健康教育课堂也是后续服务的重要措施，在营养改善、运动指导、生活方式改变、疾病控制方面有事半功倍的效果。

5. 专项的健康及疾病管理服务

除了常规的健康管理服务外，还可根据具体情况为个体和（或）群体提供专项的健康管理服务。这些服务的设计通常会按是否患病来划分。对已患有慢性非传染性疾病的个体，可选择针对特定疾病或疾病危险因素的健康管理服务，如糖尿病健康管理、心血管疾病及相关危险因素健康管理、抑郁症的健康管理、戒烟等。对没有慢性非传染性疾病的个体，可选择健康教育、疾病高危人群的筛查、生活方式改善的指导等。

六、精准医学与健康管理

1. 精准医学概述

精准医学不同于“一刀切”的预防和治疗方法，而是根据服务对象的个体差异以及特定疾病“量身定做”的治疗和预防措施。精准医学的检查会达到最微小的分子和基因组信息水平，对个人的信息进行挖掘，医疗人员则会对个体的基因及生活方式进行分析，以提供个性化且精准的诊断、治疗、预防及健康管理方案。

2. 精准医学在健康管理中的应用

（1）健康风险评估精准化

健康风险评估是精准健康管理的基础。例如，2 型糖尿病潜伏期长且隐匿，可建立有效的预测模型来精准评估患病风险，尽早实施干预措施能有效防控个体罹患 2 型糖尿病。其中应用最广泛的是芬兰风险评分量表，涉及年龄、体质指数、腰臀比、家族史、饮食、运动习惯等指标。研究人员通过 10 年的随访，证明该量表能有效地预测个体患 2 型糖尿病的风险。《中国 2 型糖尿病防治指南（2020 年版）》推荐将年龄、性别、体质指数、腰围、血压、家族史糖尿病前期史、缺乏体力劳动、有巨大儿分娩史或者妊娠糖尿病史等作为简单的预测变量。以上模型预测均基于非侵入性操作，具有简单、价廉等优点，适用于社区高危人群的筛查。再如，通过肥胖基因检测了解肥胖的类型，如代谢性肥胖、单纯性肥胖、淀粉性肥胖等，从而有的放矢地进行精准健康管理，达到最佳的健康管理效果。

（2）健康档案精准化

健康档案是记录个体健康变化全过程的系统性文件。在电子健康档案管理中应用区块链技术，在保证信息安全和保护个人隐私的前提下为患者建立完整、安全的个人健康账户。依托智能合约体系，在患者授权的情况下，患者信息可安全地分享给医疗和健康管理机构，医生或者健康管理师掌握了患者信息，有利于病史的精准追踪，便于提供更精准的健康服务，并减少重复检查，更有利于发挥电子健康档案在精准健康管理中的作用。

（3）健康改善方案精准化

精准的健康评估能基本明确不同管理对象的危险因素分布情况，以便制定出个性化健康改善方案。对于健康人群，健康管理的目的是维持和改善现状，保持健康的生活方式，预防疾病的发生和危险因素的影响；对于高危人群，健康管理的目的是通过改变不良生活方式，降低高危因素的暴露程度，降低疾病的发生风险；对于患病人群，健康管理的目的是通过改变不良生活方式和采取合理的治疗，延缓疾病的进展，降低并发症发病率和促进有效康复。

下面列举 2 型糖尿病精准健康管理的步骤，进一步阐述精准健康管理的重要性。

1）精准健康教育。健康教育的实施与疾病的防治效果密切相关。目前国内外糖尿病教育模式主要根据对象、教育者、教育方法和内容进行划分。

2）精准用药。肠道菌群是参与机体药物代谢的重要媒介。研究发现二甲双胍、阿卡波糖等降糖药物通过影响肠道菌群发挥作用，尤其是体内的优势菌群决定了药物疗效。因此药物治疗与肠道菌群调节的有机结合将成为 2 型糖尿病精准健康管理的新方向。

3）血糖监测、调节血糖精准化。在 2 型糖尿病患者中药物使用执行相对容易，而系统监测血糖最难落实。要达到精准监测血糖的目的，就要将点血糖、72 h 动态血糖和糖化血红蛋白水平结合起来，进行点、线、面的监测效果综合评价；还要结合个体特征选择合适的监测方式、时间和频率，做到系统检测、精准调整。另外，随着糖尿病个体化治疗基因芯片和人工胰腺的研制成功，未来将真正实现血糖调节的精准化。

4）精准营养与运动。精准营养学借助营养遗传学、营养基因组学等工具，检测个体对不同营养素的敏感性，指导个性化食谱的制定；指导患者进行抗阻运动和有氧运动相结合的训练方式，增加肌肉量，增加胰岛素的受体数量和胰岛素的敏感性，从而降低血糖。

（4）健康管理绩效评价精准化。健康管理绩效评价是判断健康管理成效的重要方式，结合我国实际情况，筛选出精准的评价指标。量表中须考虑定量评价与定性评价相结合，近期目标与远期目标相结合，以价值作为导向，不断提高健康管理的精准性。

学习单元 2　健康管理的基本策略

健康管理是通过评估和控制健康风险，达到维护健康的目的。健康管理的基本步骤中，健康体检和健康评估旨在通过提供有针对性的个性化健康信息来调动个体降低本身健康风险的积极性；而健康干预则是根据循证医学的研究结果指导个体维护自身健康，降低已经存在的健康风险。健康管理的基本策略主要包括生活方式管理、需求管理、疾病管理、灾难性病伤管理、残疾管理及综合的群体健康管理等。

一、生活方式管理

1. 生活方式管理的概念

生活方式管理是指以个人或自我为核心的健康管理过程，强调个人选择行为方式的重要性。生活方式管理通过健康促进技术如行为矫正和健康教育，来促使个体和人群远离不良行为，减少健康危险因素对健康的损害，改善健康状况。膳食、身体活动、吸烟、饮酒、精神压力等是生活方式管理的重点。《“健康中国 2030”规划纲要》提出深入开展“三减三健”（减盐、减油、减糖，健康口腔、健康体重、健康骨骼）、适量运动、控烟限酒和心理健康 4 个专项行动，形成全社会共同行动、推广践行健康生活方式的良好氛围。

2. 生活方式管理的特点

（1）强调个体的健康责任和作用

生活方式管理强调个体对自己的健康负责，调动个体的积极性，帮助个体做出最佳的健康行为选择。选择什么样的生活方式纯属个人意愿，但健康管理师应该告诉服务对象什么样的生活方式有利于健康、应该坚持，如不吸烟、平衡膳食等。服务对象也可通过多种方法和渠道获得决策帮助，掌握改善生活方式的技巧，如健康生活方式的体验等。但是，健康管理师不能替代或强迫服务对象选择何种生活方式。

（2）强调预防为主

预防是生活方式管理的核心，不仅能预防疾病的发生，还可逆转或延缓疾病的发展进程。针对个体和群体的特点，有效地采取预防措施，可获得生活方式管理最佳效果。

3. 促进行为改变的技术

生活方式的干预技术是生活方式管理的工具，四种主要干预技术常用于促进人们改变生活方式。

（1）教育

教育干预是大部分生活方式管理策略的基本措施。教育干预包括传递健康知识、确立改变行为的态度和改变行为。生活方式管理方案注重教育健康管理对象对自身的情况进行自我管理。精准的个体化教育方案是促使健康管理对象进行自我管理的有效方法。

（2）激励

激励又叫行为矫正。通过应用理论学习中得到的知识去改变环境和某种行为之间的关系，不良行为可以被成功矫正。激励的过程包括正强化与负强化，正强化，如赞美、肯定等；负强化，就是惩罚那些不利于健康的行为，从而削弱这种行为。有时对不利于健康的行为不给予奖励也是一种负强化，自然消除就是对个体表现出的不利于健康的行为表示轻视、不予理睬，导致行为淡化。正强化或负强化必须及时实施才最具效果。

（3）训练

训练是指通过一系列的参与式训练与体验，培训个体掌握行为矫正的技术，如糖尿病逆转训练营、减肥训练营等。

（4）营销

营销是指通过社会营销和健康交流建立健康管理方案的知名度，营造健康的大环境，增加健康管理方案的需求和帮助人们直接改变行为。社会营销是通过名人效应让人们接受社会观念改变行为。健康交流包括市场分析、市场细分、营销策略、原材料和产品分配、训练、监控、评估、管理、时间表和预算。健康交流活动越来越多地使用大众传媒，如公益广告、电视剧中的故事情节被用来向公众传播健康风险和健康行为的信息。

二、需求管理

1. 需求管理的概念

需求管理包括自我保健服务和人群就诊分流服务，帮助人们更好地使用医疗服务和管理自己的小病、慢性病。如果人们在与自己有关的医疗保健决策中扮演积极角色，效果会更好。需求管理实质上是通过帮助健康管理对象维护自身健康和寻求恰当的卫生服务，以控制卫生成本，促进卫生服务的合理利用。需求管理的目标是减少昂贵的、临床上非必需的医疗服务和费用，同时改善人群的健康状况。需求管理常用的手段包括寻找手术的替代疗法、帮助患者减少特定的危险因素并提供健康的生活方式、鼓励自我保健和干预等。例如，帮助退行性骨关节病患者，通过对关节周围肌肉力量的有效训练，避免人工关节置换手术。

2. 影响健康服务消费需求的主要因素

（1）感知到的需要

个人感知到的健康服务需要是影响健康服务利用的重要因素，它反映了个人对疾病严重性的看法，以及是否需要寻求健康服务来处理该疾病。有很多因素影响着人们感知到的需要，包括个人关于疾病危险和健康服务益处的认识、个人感知到的疾病的严重性、个人感知到的推荐措施的疗效、个人评估疾病的能力、个人独立处理疾病的能力、个人对自己处理好疾病的信心等。

（2）患病率

患病率可以影响健康服务需求，因为它反映了人群中疾病的发生水平。但这并不表明患病率与服务利用率之间有良好的相关关系。相当多的疾病是可以预防的，通过预防可降低健康服务消费需求。

（3）患者偏好

患者偏好强调患者在决定其医疗保健措施时的重要作用。患者对选择何种治疗方法负责，医务人员的职责是帮助患者了解这种治疗的益处和风险。研究结果表明，如果患者被充分告知了不同治疗方法的利弊，患者就会选择那些创伤小、风险低、更经济的治疗手段。

（4）其他因素

一些健康因素以外的因素，如个人病假的许可、残疾补贴、疾病补助、患病率等都能影响人们寻求医疗保健的决定。保险中的自付比例也是影响健康服务消费需求的重要因素之一。

3. 需求预测的方法

（1）以问卷为基础的健康评估

该方法以健康和疾病风险评估为代表，通过综合性的问卷和一定的评估技术，预测在未来一定时间内个人的患病风险，以及谁将是健康服务的主要利用者。

（2）以医疗卫生花费为基础的评估

该方法通过分析已发生的医疗卫生费用，预测未来的医疗花费。与问卷法不同，医疗花费数据是客观存在的，不会出现个人自报数据对预测结果的影响。

4. 需求管理的方法

需求管理常见的方法有 24 h 电话就诊分流服务、转诊服务、基于互联网的卫生信息数据库、健康课堂、服务预约等。

三、疾病管理

1. 疾病管理的概念

疾病管理是一个协调医疗保健干预和与患者沟通的系统，它强调患者自我保健的重要性，支撑医患关系和保健计划，强调运用循证医学和增强个人能力的策略来预防疾病的发生、发展，以持续性地改善个体或群体健康为基准来评估临床、人文和经济方面的效果。

疾病管理通过改善医生和患者之间的关系，制订详细的健康管理计划，以循证医学方法为基础，对于疾病相关服务（含诊疗）提出各种针对性的建议、策略来改善病情或预防病情加重，并在临床和经济结果评价的基础上达到不断改善目标人群健康的目的。疾病管理包含人群识别、循证医学指导、医生与健康管理师协作、患者健康管理教育、过程与结果的预测，以及跟踪随访。疾病管理是健康管理的主要策略之一。

2. 疾病管理的特点

（1）目标人群是患有特定疾病的个体，如糖尿病管理项目的管理对象为已确诊为 2 型糖尿病的患者。

（2）不以单个病例和（或）其单次就诊事件为中心，而关注个体或群体连续性的健康状况与生活质量。

（3）医疗健康服务及干预措施的综合协调至关重要。疾病本身使得疾病管理关注健康状况的持续性改善过程，而大多数国家健康服务系统的多样性与复杂性，使得协调来自多个服务提供者的医疗卫生服务与干预措施的一致性和有效性变得非常困难，因此疾病管理协调更加重要。

3. 疾病管理的方式

疾病管理强调注重以临床和社区相结合的干预方式。疾病管理可以延缓疾病的病程并控制昂贵的费用，预防手段和积极的病例管理是绝大多数疾病管理计划中的重要组成部分。

（1）疾病管理选择的病种

一是选择高医疗费的病种，住院患者和门诊患者的费用分析可作为参考。二是选择通过健康教育和临床干预能提高患者生活质量和健康水平的病种，如糖尿病逆转的健康管理。

（2）疾病管理的基本程序

包括确定疾病管理的执行模式，如一对一模式、团队模式；以自愿为原则选择患者；根据患者的病情轻重进行分组；分组制订健康管理计划。

（3）健康管理师在疾病管理中的职责

包括制订健康管理计划；提供最新的循证医学信息；对患者及其家人提供健康干预，包括健康目标设计、健康管理协调和提供有关的文字材料；协助临床效果评价；与健康管理团队其他人员沟通，必要时就医指导。

四、灾难性病伤管理

1. 灾难性病伤管理的概念

灾难性病伤管理是疾病管理的一个特殊类型，它关注的是“灾难性”的疾病或伤害。这里的“灾难性”可以指对健康危害十分严重，也可以指其造成的医疗卫生花费巨大，常见于肿瘤、肾衰、心衰、智力障碍、严重外伤等。

2. 灾难性病伤管理的特征

疾病管理的特点对灾难性病伤管理同样适用。因为灾难性病伤本身所具有的一些特点，如发生率低，需要长期、复杂的医疗健康服务，服务的可及性受家庭、经济、保险等各方面的影响较大等，注定了灾难性病伤管理的复杂性和艰难性。

灾难性病伤管理项目具有以下特征：转诊及时；综合考虑各方面因素，制订出适宜的医疗服务计划；具备一支包含多种医学专科及综合业务能力的服务队伍，能够有效应对可能出现的多种医疗服务需要；最大限度地帮助患者进行自我管理；患者及其家人满意。

五、残疾管理

残疾管理的目的是减少工作地点发生残疾事故的频率和费用代价。从雇主的角度出发，根据伤残程度分别处理，希望尽量减少职员因残疾造成的劳动和生活能力下降。对于雇主来说，残疾的真正代价包括丧失生产力的损失。生产力损失的计算是以全部替代职员的所有花费来估算的，必须用这些职工替代由于短期残疾而缺勤的员工。

1. 影响残疾时间的医学因素

包括疾病或损伤的严重程度；个人选择的治疗方案；康复过程；疾病或损伤的发生和治疗时期（早、中、晚）；接受有效治疗的容易程度；药物治疗还是手术治疗；年龄；有无并发症；药物效应，特别是不良反应。

2. 影响残疾时间的非医学因素

包括社会心理问题；职业因素；与同事、主管之间的关系；工作压力；工作任务的满意程度；工作政策和程序；即时报告和管理受伤、事故、旷工和残疾的情况；诉讼；心理因素，包括压抑和焦虑；过渡性工作的信息通道流畅情况。

3. 残疾管理的具体目标

包括防止残疾恶化，注重功能性能力而不是疼痛，设定实际康复和返工的期望值，详细说明限制事项和可行事项，评估医学和社会心理学因素，与患者和雇主进行有效沟通，有需要时要考虑复职情况，要实行循环管理。

六、综合的群体健康管理

综合的群体健康管理是通过协调上述不同的健康管理策略为个体提供更为全面且针对性的健康管理。这些策略都是以人的健康需要为中心而发展起来的，有的放矢。在健康管理实践中基本上都应该采取综合的群体健康管理模式。

学习单元 3 健康管理师职业概述

一、健康管理师职业介绍

1. 职业定义

健康管理师是从事个体或群体健康状况监测、分析、评估，以及健康咨询指导、健康危险因素干预等工作的人员。根据《中华人民共和国职业分类大典（2015 年版）》，健康管理师职业归类为“健康咨询服务人员”，职业编码为 4–14–02–02。

2. 职业定位

健康管理的目的是以促进人们健康为最终目标，在健康服务过程中，通过服务的交付来实现健康管理。健康管理师是以健康管理理念为指导，组织健康服务团队和服务资源，为服务对象提供健康服务的职业。健康管理、健康服务与健康管理师三者之间的关系可以归纳为：健康管理为健康服务过程的开展提供了指导原则和组织方法，而健康管理师则是在健康服务过程中运用健康管理理念对健康服务的过程进行管理的人员。基于健康管理师的职业分类及定义，健康管理师的职业定位应该是运用健康管理服务资源结合健康管理服务对象需求，以健康管理的理念，进行服务方案设计、服务组织实施、服务评价及改进的健康管理服务人员。

3. 职业等级

本职业共设三个等级，分别为：三级 / 高级工、二级 / 技师、一级 / 高级技师。

4. 职业能力

具备一定的观察能力、分析能力、理解能力、表达能力、协调能力、沟通能力、管理能力及学习能力。

二、健康管理师职业功能

职业功能是指本职业所要实现的工作目标或本职业活动的主要方面。健康管理师共有以下 5 项职业功能。

1. 健康监测

健康监测是指通过系统地、连续地收集与健康状况相关的资料，经过整理、归纳、分析，产生与健康有关的信息，传播到所有个体和群体，以指导疾病预防和控制、健康促进、提高健康水平的职业功能。健康管理师在“健康监测”职业功能中的工作内容包括健康需求分析、信息收集、信息管理、信息分析与利用、个体和（或）群体监测方案制定与实施等。

2. 健康风险评估和分析

健康风险评估和分析是指根据健康监测所收集产生的健康信息，对个体或群体的健康状况及未来患病或死亡的危险性，用各种健康风险评估工具进行定性和定量评估、分析的职业功能。健康管理师在“健康风险评估和分析”职业功能中的工作内容包括评估分析、评估判断、群体风险评估和群体风险管理 4 项。

3. 健康指导

健康指导是指有针对性地根据健康需求传播健康信息，指导个体和群体掌握健康保健知识，自愿采纳有利于健康的行为和生活方式的职业功能。其目的是改变不良行为，消除或减轻影响健康的危险因素，从而改善健康状况，预防疾病的发生，提高人们的健康水平和生活质量。健康管理师在“健康指导”职业功能中的工作内容包括健康咨询、健康教育、跟踪随访和健康维护。

4. 健康危险因素干预

健康危险因素干预是指为达到预防疾病、促进健康、延长寿命等目的，应用现代医学、心理学、营养学、运动学、康复医学、社会学、管理学等方面知识，以及中医“治未病”理论，对个体和群体的健康危险因素进行控制的职业功能。健康管理师在“健康危险因素干预”职业功能中的工作内容包括制订干预计划、实施干预方案、监测干预效果、评估与改进等。

5. 指导、培训与研究

指导、培训与研究是指一级、二级健康管理师对下级健康管理师进行实际操作指导和理论技术培训并开展健康管理专业研究，以保证健康管理师队伍高质量、可持续发展的职业功能。健康管理师在“指导、培训与研究”职业功能中的工作内容包括操作指导、理论培训、科学研究、应用开发等。

三、健康管理师职业的发展前景

健康管理师有很大的就业市场，包括健康保险公司、医院保健和健康管理部门、健康体检机构、社区、政府相关部门、健康管理公司和其他健康产业公司、大型保健品公司、大型企业职业卫生和保健部门、教育和研究机构等。健康管理师的最高追求应该是在国家层面为全国人民的健康资源管理出谋划策，通过提供准确的健康监测信息进行循证健康管理决策，科学调整我国医疗和健康总体战略布局，为提高全民的健康水平做贡献。

截至 2020 年年底，据中国健康管理服务行业市场分析显示，全国健康管理的从业人数估计在 50 万人以上，虽然报考健康管理师的人数不断增加，但在我国享受科学、专业的健康管理服务的人数还很少，与美国 70% 的居民能够在健康管理公司或企业接受完善的健康管理服务相比相去甚远。随着人民生活水平的不断提高人口老龄化进程的加快、期望寿命的延长及慢性病发病率的上升、公众对“一老一小”健康维护及改善的需求日益增长，传统的医疗服务模式已不能满足公众的需要。新兴的健康管理行业，包括妇幼人群健康管理，老年人群健康管理，亚健康、慢性病健康管理将有非常广阔的发展前景。另外，随着健康产业的发展，健康管理的服务内容更加细分，如母乳喂养指导、产后康复、小儿推拿保健、保健按摩、育婴指导、慢病健康管理等，健康管理理念贯穿于健康服务的全过程。健康管理师为健康管理服务在中国逐步形成一个成规模的产业提供了人力资源基础，对于改善和提高中国国民身体素质、全面建设小康社会有着重要意义。

四、健康管理师技能提升途径

健康管理师的工作涉及现代医学、心理学、营养学、运动学、康复医学、社会学、管理学，以及中医“治未病”理论等多方面学科知识。为了赢得服务对象的信任，健康管理师应该不断提升职业技能水平。主要的技能提升途径有以下几种。

1. 查询网站

可查阅相关网站进行学习，如中国疾病预防控制中心网站、各个医学院校的网站、世界卫生组织网站、中文期刊数据库等。避免从非专业网站了解没有根据的所谓医学知识，更不能把不准确、不正确的健康知识传授给服务对象。

2. 专业书籍

建议自备一套临床内科、康复理疗、中医学、营养学本科或专科教材，以及保健调理师、公共营养师、心理咨询师职业技能培训教材等作为参考书籍，工作上遇到问题，可以随时查阅正确的专业知识，在工作中不断提高理论水平。

3. 积极参加各类相关的学术会议和学习班

通过学术活动了解本领域的学术进展，不断提升技能水平。也可以参加相应的学历提升和专业学习班，比如三甲医院的专业科室每年都有相应的学习班，各类技能培训机构也有类似的技能提升学习班，选择培训时除了了解培训费用，还应该了解师资水平，尤其是授课师资是否为专业人员，培训单位是否有培训资质。例如，可选择三甲医院或附属医院举办的培训，如果选择培训机构，要查询该机构是否在当地人社局登记注册，防止上当受骗。

4. 定期进修学习

定期进修学习是理论和技能提高的有效途径，可以因时、因地选择专科医院、诊所、培训机构等，通过进修提高专业水平。

5. 学历提升

成人学历教育是系统学习中医知识的有效途径，除了可以学习专业知识，还可以提高文化素养，对今后终身从事本职业打下良好的基础。可以选择相关专业，如中医康复技术专业、家政管理专业、健康管理专业等，也可以参加国家开放大学的业余学历提升、教育部推行的专项学历提升行动，自考考试也是选择途径之一。这些学习的特点是都可以通过业余时间完成。

6. 其他

职业技能培训是国民教育体系和人力资源开发的重要组成部分，承载着培养多样化人才、传承技术技能、促进就业创业的重要职责。2018 年，国务院印发了《关于推行终身职业技能培训制度的意见》，进一步明确了职业技能培训是全面提升劳动者就业创业能力、缓解技能人才短缺的结构性矛盾、提高就业质量的根本举措，是适应经济高质量发展、培育经济发展新动能、推进供给侧结构性改革的内在要求，对推动大众创业万众创新、推进制造强国建设、提高全要素生产率、推动经济迈上中高端具有重要意义。成人继续教育的方式也越来越灵活。2019 年，国务院办公厅印发《职业技能提升行动方案（2019—2021 年）》，2021 年人力资源社会保障部印发《“技能中国行动”实施方案》，通过新型学徒制、适岗培训、技能水平等级培训、专项职业能力培训等，为健康管理师的技能提升创造了有利条件。2020 年，国务院决定组织实施“康养职业技能培训计划”，提出大规模、高质量开展康养服务人员职业技能培训，把心理学、营养学、健康管理等实用内容贯穿培训全过程，所有康养职业技能都应该具有健康管理技能。健康管理师要关注政府政策，通过参加各种康养技能提升培训，不断提高业务水平。

学习单元 4　健康管理服务的礼仪、礼节

职业礼仪是指各行业的从业人员，在工作需要的人际交往中应遵守的交往艺术，是从业人员必须遵循的尊敬他人的行为规范，主要包括仪容仪表、行为举止、言语等方面的礼仪。

一、常用礼节

健康管理师在工作中每天都要同各种人接触，在见面时使用正确的礼节，会给对

方留下良好的第一印象，同时也显示出自身优雅的气质，为工作的顺利开展打下基础。

1. 握手

握手是在一切交际场合最常使用、适用范围最广的见面致意礼节。它表示致意、亲近、友好、寒暄、道别、祝贺、感谢、慰问等多种含义，有时握手比语言更充满情感。

两人之间握手的次序是：上级在先，长辈在先，女性在先，主人在先。下级、晚辈、男性、客人应先行问候，见对方伸出手后，再伸手与其相握。在上级、长辈面前不可贸然先伸手。若两人之间身份、年龄、职务都相仿，先伸手更显礼貌。

如一人需要与多人握手，应先上级、后下级，先长辈、后晚辈，先主人、后客人，先女性、后男性。若一方忽略了握手的先后次序，先伸出手，对方应立即回握，以免发生尴尬。

标准的握手方式是：握手时，两人相距约一步，上身稍前倾，伸出右手，四指并拢，拇指张开，两人的手掌与地面垂直相握，上下轻摇，一般以两三秒为宜，握手时注视对方，微笑致意或简单地用言语致意、寒暄。

不要用左手与他人握手，尤其是与阿拉伯人、印度人打交道时要牢记此点，因为他们认为左手是不洁的。与基督教信徒交往时，要避免两人握手时与另外两人相握的手形成交叉状，这种形状类似十字架，在基督教信徒眼中是很不吉利的。不要戴着手套握手，也不要戴着墨镜与他人握手，但患有眼疾或眼部有缺陷者例外。不要在握手时将另一只手插在衣袋里，也不要在握手时另一只手依旧拿着香烟、报刊、公文包、行李等东西。

2. 介绍

介绍是社交场合中相互了解的基本方法。通过介绍，可以缩短人们之间的距离，以便更好地交谈、更多地沟通和更深入地了解。

（1）自我介绍

在做自我介绍时，态度要亲切、自然、友好、自信。眼睛看着对方或大家，要善于用眼神、微笑和自然亲切的面部表情来表达友谊之情。内容应重点集中于本人的姓名、单位，以及工作的具体性质。

（2）为他人介绍

介绍他人时，手势动作要文雅，无论介绍哪一方，都应手心朝上，手背朝下，四指并拢，拇指张开，伸向被介绍的一方，并向另一方点头微笑。必要时，可以说明被介绍的一方与自己的关系。在介绍某人优点时要恰到好处，不宜过分称颂而导致尴尬的局面。

（3）集体介绍

将一个人介绍给大家主要适用于在重大活动中对身份高者、年长者和特邀嘉宾的介绍。介绍后，可让来宾自己去结识这位被介绍者。

将大家介绍给一个人适用于在非正式的社交活动中，使那些想结识更多的、自己所尊敬的人物的年轻者或身份低者满足自己交往的需要，由他人将那些身份高者、年长者介绍给自己；还适用于两个处于平等地位的交往集体的相互介绍；以及开大会时主席台就座人员的介绍。将大家介绍给一个人的基本顺序：一是按照座次或队次介绍；二是按照身份的高低顺序进行介绍。千万不要随意介绍，以免使来者产生厚此薄彼的感觉。

3. 递名片

名片是一种经过设计、表示身份、便于交往和开展工作的卡片。名片不仅可以用作自我介绍，还可用作祝贺、答谢、拜访、慰问、赠礼附言、备忘、访客留话等。

（1）出示名片的顺序

一般是地位低的人先向地位高的人递名片，男性先向女性递名片。当对方不止一人时，应先将名片递给职务较高或年龄较大者；或者由近至远，依次进行，切勿跳跃式地进行，以免对方产生厚此薄彼之感。

（2）出示名片的礼节

向对方递送名片时，应面带微笑，稍欠身，注视对方，将名片正面正对着对方，用双手的拇指和食指分别持握名片上端的两角送给对方，如果是坐着的，应当起立或欠身递送，递送时可以说“××，这是我的名片，请多指教”“多多关照”“今后保持联系”“我们认识一下吧”，或是先做一下自我介绍。

（3）接受名片的礼节

接受他人递过来的名片时，应尽快起身或欠身，面带微笑，用双手拇指和食指接住名片的下方两角，态度也要毕恭毕敬，使对方感到你对名片很感兴趣。接到名片时要认真地看一下，可以说“谢谢！”“能得到您的名片，真是十分荣幸”等，然后郑重地放入自己的口袋、名片夹或其他稳妥的地方。切忌接过对方的名片一眼不看就随手放在一边，也不要在手中随意把玩或随便拎在手上，更不要拿在手中搓来搓去，否则会伤害对方的自尊心，影响彼此的交往。

二、仪容仪表

仪容仪表不但可以体现个人的文化修养，也可以反映其审美趣味。一名合格的健康管理师要注重自己的整体仪表。

1. 发型

头发应当自觉做好日常护理，勤洗勤理，使之干净整洁，做到无异味、梳理整齐。男士头发不宜过长，刘海儿不超过眉毛，侧面的头发不盖住耳朵，后面的头发不长过衣领的上边，头发不宜过厚，鬓角不宜过长。女士头发的长度要求刘海儿不超过眉毛，后面的头发不过肩，以齐耳垂下沿为好，发长过肩者须用发网束于脑后或者戴工作帽。发型应当整洁、庄重、文雅。

2. 化妆

眼睛是人际交往中被他人注视最多的地方，工作时不能化异色眼影，眉毛应修饰得整洁大方。要做到牙齿洁白，口内无异味。男士养成每天修面剃须的习惯，鼻毛不可长出鼻孔，不能当众清理鼻腔。女士化淡妆是对服务对象的尊重，应以淡雅、清新、自然为宜，不能浓妆艳抹，不能当众化妆，不可用强刺激味道的香水。指甲可进行适当的修饰，但不得涂彩色指甲油。

3. 衣着

职业服装要充分体现行业的职业特点，做到严肃、庄重、美观、大方、合体。男士着西装、白衬衫，打领带，穿黑色袜子、黑色皮鞋。女士可着套装、连衣裙、旗袍等，袜子以肉色和灰色为主，鞋子要求穿着舒适，鞋跟不宜发出过大声响；避免穿着过分暴露、紧身、艳丽的服饰；不能戴夸张的首饰。

三、行为举止

举止规范与否，直接影响他人对自己的印象和评价。端庄、文雅、大方的举止能给人们留下温和、善良、典雅的形象。举止礼仪主要分站姿、坐姿、行姿、手姿等。

1. 站姿

站立时应挺胸，收颌，双手自然下垂或相握于腹前，双脚脚跟并拢而脚尖稍分开，头、颈、腰成一条直线。站立时，可以将重心置于某一脚上，即一条腿伸直，另一条腿略为前伸或弯曲。还有一种站法，即双脚脚跟并拢，脚尖分开，张开的脚尖之间大致相距 10 cm，分开的角度约为 45°，呈现为“V”字形。避免双腿叉开过大。

2. 坐姿

标准的坐姿应精神饱满，表情自然，目光平视前方或注视交谈对象。身体端正舒展，重心垂直向下或身体稍向前倾，腰背挺直，臀部占座椅面的2/3。双膝并拢或微微分开，双脚并齐。两手可自然放于腿上或椅子的扶手上。

除基本坐姿以外，由于双腿位置的改变，还可形成多种优美的坐姿，如双腿平行斜放，或两脚呈小八字形等，都能给人舒适、优雅的感觉。最好后于别人交叠双腿，女士一般不跷二郎腿。无论哪种坐姿，都必须保证腰背挺直，女性还要特别注意双膝并拢。

3. 行姿

行姿是指人在行走的过程中所形成的姿势。在行走时，脚尖向着正前方，脚跟先落地，挺胸收腹，两眼平视，双肩放平微向后展。男士应步伐稍大，矫健、有力、洒脱、豪迈，展示阳刚之美。女士的步伐略小，轻捷、娴雅、飘逸，体现阴柔之美。

4. 手姿

手姿也叫手势，是两手及两手臂所做的动作。手姿是体语中最丰富、最具有表现力的传播媒介。适当地运用手势，可以增强感情的表达。垂放的做法：一是双手自然下垂，掌心向内，或相握于腹前；二是双手伸直下垂，掌心向内，分别贴放于大腿两侧，多用于站立时。持物即用手拿东西，既可用一只手，也可用双手。最关键的是拿东西时，动作应自然，五指并拢，用力均匀。不应竖起无名指与小指，显得十分做作。夸奖的手姿主要用以表扬他人，做法是伸出右手，竖起拇指，指尖向上，指腹面向被称道者。

谈话时，手势不宜过多，动作不宜过大，更不能手舞足蹈。传达信息时，手应保持静态，给人稳重之感。不能用食指指点别人，更不要用拇指指自己。一般认为，掌心向上的手势有一种诚恳、尊重他人的含义；掌心向下的手势意味着不够坦率、缺乏诚意等；攥紧拳头暗示进攻和自卫，也表示愤怒；伸出手指来指点，是要引起他人的注意，含有教训人的意味。

引导服务对象或他人、指示方向时，将右手或左手抬至一定高度，五指并拢，掌心向上，以肘部为轴，朝一定方向伸出手臂。

接物时，两臂适当内合，自然将手伸出，两手持物，五指并拢，将东西拿稳，同时点头致意或道声“谢谢”。递物时，双手拿物品在胸前递出，并使物体的正面对着接物的一方，递笔、刀、剪之类尖利的物品时需将尖头朝向自己，不要指向对方。不可单手递物。

课程 1-2　职业道德基本知识

学习内容

学习单元	课程内容	培训建议	课堂学时
（1）健康管理师职业道德	1）道德与职业道德的概念 2）健康管理师职业道德基本规范	（1）方法：讲授法 （2）重点与难点：健康管理师职业道德	1
（2）健康管理中的伦理学	1）健康管理伦理的概念及规范 2）健康管理中的相关权利 3）健康管理中的相关义务 4）健康管理应用中的常见伦理问题	（1）方法：讲授法 （2）重点与难点：健康管理应用中的常见伦理问题	1

学习单元 1　健康管理师职业道德

一、道德与职业道德的概念

1. 道德的概念

马克思主义伦理学认为，道德属于社会上层建筑和意识形态，是一种特定的社会现象，即所谓的道德现象。道德属于上层建筑的范畴，是一种特殊的社会意识形态，它是以善恶为评价标准，主要依靠宣传教育、社会舆论、传统习俗和内心信念来维系的心理意识、原则规范和行为活动的总和。人生活在社会中，不可避免地要与他人发生关系，而道德就是调整人们之间以及个人与社会之间关系的一种特殊的行为准则和规范的总和。道德在调整人们行为时，作用的因素是社会舆论、传统习惯和内心信念，评价的标准是善恶。

2. 职业道德的概念

职业道德是所有从业人员在职业活动中应该遵循的行为准则，涵盖了从业人员与服务对象、职业与员工、职业与职业之间的关系。随着现代社会分工的发展和专业化程度的增强，市场竞争日趋激烈，整个社会对从业人员职业观念、职业态度、职业技能、职业纪律和职业作风的要求越来越高。

职业道德的含义包括：职业道德是一种职业规范，受社会普遍认可；职业道德是长期以来自然形成的；职业道德没有确定的形式，通常体现为观念、习惯、信念等；职业道德依靠文化、内心信念和习惯，通过员工的自律实现；职业道德大多没有实质的约束力和强制力；职业道德的主要内容是对员工义务的要求；职业道德标准多元化，代表了不同职业具有不同的价值观；职业道德承载着企业文化和凝聚力，影响深远。

二、健康管理师职业道德基本规范

健康管理师职业道德基本规范是每一位健康管理师必须具备的、最基本的规范和要求，是每一位健康管理师担负起自己的工作责任必备的素质。

1. 爱党爱国，忠于人民

忠于党、忠于人民、忠于社会主义祖国是道德的最高准则，是每个公民都应当承担的法律义务和道德责任。健康管理师要发扬爱国主义精神，提高民族自尊心、自信心和自豪感，以热爱祖国、忠于人民为最大光荣，以损害祖国利益、民族尊严为最大耻辱。健康管理师要切实投身到建设“健康中国”的伟大事业当中去。

2. 遵纪守法，依规循章

遵纪守法指的是每个从业人员都要遵守纪律和法律，尤其要遵守职业纪律和与职业活动相关的法律法规。遵纪守法是对健康管理师从业人员最基本的要求，也是每个从业者必备的基本职业素质。遵纪守法的基本要求：学法、知法、守法、用法，做文明公民；自觉遵守企业纪律和规范。企业纪律是在特定的职业活动范围内从事某种职业的人们必须共同遵守的行为准则，包括劳动纪律、组织纪律、财经纪律、群众纪律、保密纪律、宣传纪律，以及各行各业的特殊纪律要求。从业人员遵纪守法是职业活动正常进行的基本保证。

3. 尽职尽责，热情服务

良好的职业道德是做好一切工作的基础，作为健康管理师，只有具有良好的职业道德，才能将服务对象当作自己的亲人，想服务对象之所想，急服务对象之所急，把服务对象的痛苦视为自己的痛苦，全心全意地为服务对象服务。如果以冷漠的态度对待服务对象，无视其需求，盲目生硬地进行健康管理，不仅不符合健康管理师的职业道德，也会导致服务对象的不满和投诉而影响自身的业务。所以，健康管理师在牢固树立全心全意为人类健康事业服务思想的基础上，要热情服务、礼貌待人，使服务对象感到满意。

4. 一视同仁，公平公正

健康管理师在实施健康管理的过程中，要站在公正的立场上，按照同一标准和同一原则办事。处理各种业务要客观公正、不偏不倚、公平公开。对不同的健康管理服务对象要一视同仁，不因职位高低、贫富亲疏而区别对待。

5. 精益求精，追求卓越

精益求精是基础，追求卓越是目标。精益求精是专业的工作态度，是敬业、专注、创新的工匠精神，是持之以恒、不断追求卓越的坚持和信念。追求卓越是一种人生理想、人生境界。不能精益求精，追求卓越就是空中楼阁；没有追求卓越的理想，精益求精就缺乏足够的动力。精益求精、追求卓越就是要在实践中努力做到零差错。

6. 淡泊名利，乐于奉献

淡泊名利、乐于奉献是中华民族精神的重要组成部分。无论从事什么职业，都要始终做到吃苦在前、享受在后，勤奋敬业、任劳任怨，勇于创新、敢于担当，脚踏实地地干出一番事业，成就有价值的人生。人生最快乐的事，莫过于为理想而奋斗。

学习单元 2　健康管理中的伦理学

一、健康管理伦理的概念及规范

1. 健康管理伦理的概念

健康管理伦理是指个人、团体、国家在健康管理实践中应该遵守的行为准则和规范，以及个人、团体、国家对公众健康应该承担的道德责任。健康管理伦理是医学伦理的重要组成部分。

2. 健康管理伦理规范

健康管理伦理规范是指在健康管理实践中健康管理师与服务对象双方应遵守的行为准则。它旨在规范健康管理师与服务对象双方的行为，协调健康管理师与服务对象间的关系，实质是为了提高健康管理质量。在健康管理师与服务对象关系中，健康管理师往往处于主导地位，因此，健康管理师的道德水平决定着社会对健康管理行业的评价，直接影响健康管理事业的发展。

（1）健康管理师应遵守的规范

以人为本，文明管理；增进责任，积极主动；尊重个性，保护隐私；加强修养，提高专业水平；健全机制，规范管理；有效评价，完善监督；服务社会，保障健康。

（2）服务对象应遵守的规范

与时俱进，科学理念；重视权利，履行义务；配合健康管理，体现主体意识；彰显责任，实践健康生活。

（3）健康管理师与服务对象应共同遵守的规范

双方平等、互相尊重；遵守法律、实践规范；相互信任、相互依托；良好合作、健康和谐。

二、健康管理中的相关权利

健康管理中的权利一般是指在健康管理过程中服务对象和健康管理师应有的权利和必须保障的利益。它不同于法律上的权利。在健康管理实践中，无论是健康管理师还是服务对象，凡是脱离和超出社会现实的权利，是不可能得到伦理支持的。在健康管理中重视服务对象和健康管理师双方的权利，其目的在于使服务对象和健康管理师更好地维护健康和促进健康。

1. 服务对象在健康管理中的权利

服务对象在健康管理中的权利包括合理的、平等的健康保健权，知晓健康管理相关措施及进程的权利，保护自身正当利益的权利，要求保护个人隐私的权利，要求赔偿健康损害的权利。

2. 健康管理师在健康管理中的权利

在执业活动中，健康管理师有人格尊严、人身安全不受侵犯的权利，有对服务对象恰当地使用干涉、拒绝等的权利。

三、健康管理中的相关义务

健康管理师与服务对象的权利是与其须承担的义务相对应的。健康管理师和服务对象在享有一定权利的同时，也必须承担相应的义务，这样才能保证健康管理的正常进行。

1. 服务对象在健康管理中的义务

（1）保持和恢复健康的义务

服务对象首先要明确个人的健康是对家庭、社会责任的体现。个人应该努力消除或远离导致疾病发生或影响健康的重要因素，建立科学的生活方式，养成良好的生活习惯，促进健康。

（2）承担相关费用的义务

根据我国国情，每个服务对象在健康管理中都要承担相应的医药、保健、咨询费用。

（3）支持、配合健康管理师的健康管理工作的义务

服务对象在健康管理中必须遵守相关的规章制度，尊重健康管理师的人格，配合健康管理师的工作，参与各种卫生防疫和环境治理活动。

2. 健康管理师在健康管理中的义务

健康管理师在健康管理中的义务包括对服务对象的义务和对社会的义务两个方面。

（1）健康管理师在健康管理中对服务对象的义务

1）为服务对象提供健康保健服务的义务。健康管理师必须运用所掌握的健康知识和技能尽最大努力为服务对象提供健康保健服务。

2）为服务对象解除痛苦的义务。健康管理师要同情、理解服务对象，千方百计为服务对象解除躯体和精神方面的痛苦。

3）宣传、教育服务对象的义务。健康管理师要以服务对象和社会利益为重，为服务对象提供及时、科学的健康宣传、健康教育等服务，提高服务对象的健康意识。

4）为服务对象保守秘密的义务。在健康管理过程中，健康管理师应保守服务对象因为健康原因而提供的秘密，对特殊服务对象的病情及预后保密。健康管理师应保密的内容包括：①服务对象的病情及病案。②不泄露服务对象的健康信息。在健康管理服务过程中对一些特殊的服务对象，出于对其保护性医疗的要求，凡是不利于其身心健康的或有可能对其产生不良影响的事情，健康管理师都应保守秘密。③不泄露健康管理服务对象的疾病隐私，如性传播疾病、性行为方面问题的隐私等。④进行上门服务时，做好与家庭环境和家庭生活及家庭成员有关的保密工作。

5）满足服务对象正当需求的义务。健康管理师在健康管理中对服务对象的有关健康的正当要求和建议应尽量满足。

6）为服务对象提供优质服务，了解服务对象的健康需求，以生活方式、相关疾病为管理重点，加强对慢性非传染性疾病的预防与控制。根据服务对象的社会需求，提高健康管理质量。

（2）健康管理师在健康管理中对社会的义务

1）面向全社会、全人类的预防保健义务。健康管理师要面向社会，主动宣传、普及医药卫生知识，提高人们自我保健和预防疾病的能力。

2）提高社会人群生命质量的义务。健康管理师要为广大社会人群提供医疗保健、健康咨询等服务，关注亚健康管理、临终关怀、安乐死等医学社会问题，提高社会人群的生命质量。

3）推进健康事业发展的义务。健康管理师在健康管理实践中还要兼顾社会整体健

康，在服务对象的个人健康可能危害社会利益时，健康管理师要以社会利益为重说服服务对象，个人利益应服从社会利益。

四、健康管理应用中的常见伦理问题

健康管理工作过程涉及健康管理师与服务对象双方，而且健康管理师的目标是促进服务对象的身心健康，健康管理活动应该接受伦理规范指导与约束。健康管理属于医学实践活动的一部分，其伦理规范必然受医学活动基本伦理规则约束，但由于健康管理工作的自身特点和规律，由此又引发出特定的伦理问题。

1. 尊重自主原则及其问题

尊重自主是指尊重有自主能力的个体就自身事务做出符合其真实意愿的决定。在健康管理过程中特指服务对象的自主，即接受者有根据自己的真实意愿对与自身有关的健康问题进行自我决定的权利。

（1）尊重知情同意权

尊重知情同意权是指在健康管理过程中必须向服务对象提供包括评估结论、干预方案、预后及费用等方面的真实、充分的信息，便于服务对象在经过深思熟虑后做出自主选择，并以相应的方式表达其接受或拒绝此种方案的意愿和承诺。健康管理师应在对方明确承诺后才能最终确定和实施拟定的健康管理方案。知情同意目前在包括我国在内的许多国家已经不仅是一项道德规范，而是上升到法律高度，成为一项健康管理过程必须遵守的法律规定。知情同意的法律规范是根据知情同意的伦理精神来制定的。

知情是同意的前提，知情应该满足的伦理条件：第一，提供信息的动机和目的是为了让对方真正知情；第二，对方有知情的意愿；第三，提供全面的信息。全面的信息告知有 3 种标准：职业标准、理性人标准和主观标准。在实际操作过程中应将 3 种标准结合，即以按照职业标准和理性人标准进行的告知作为告知的第一阶段，并以此作为双方交流与对话的平台，通过真诚的沟通与交流，使对方能够充分表达自己的疑问和困惑，从而使健康管理师能够了解并满足对方的主观信息需求。

同意是在知情的基础上做出接受或拒绝的意愿表示。征求同意意见的环节应具备的条件：第一，有自由选择的权利，即服务对象在健康管理过程中的选择不受他人或其他因素的干扰，如不受他人强迫、暗示、欺骗、操控等；第二，有做决策的自主能力，这是指服务对象必须有理解和辨识当下想要选择去做的行为的意义和后果的能力。对不具备对自身问题决策做出行动选择的人，需要监护人或代理人做出同意或拒绝的决定。例如，当发现健康管理对象有危害健康的吸烟行为时，健康管理师有义务将吸烟的危害全面、准确地告知对方，并提出戒烟的劝告，但是却没有强迫其戒烟的权力。许多健康管理问题与生活方式相关，如吸烟、酗酒、熬夜、不运动、饮食习惯不良等，健康管理师不能因为对方可能不遵从劝告而不提供全面、准确的信息，更不能强迫对方一定要改变行为方式。

（2）尊重隐私权

隐私是指个人不受社会、他人干涉的私人有关信息的控制部分，如个人的心理活动、梦境、日记、信件、交谈、身体的某种状况等，也就是个人在不同程度上不愿让他人知晓，特别要求保护和控制的信息。健康管理活动中，服务对象的隐私通常包括特殊性疾病，生理缺陷、病史等不愿向他人透露的信息。隐私权是个人自主权的一部分，尊重隐私权即尊重服务对象就有关个人的信息做出自主决定的权利，它要求健康管理师不能随意泄露由于健康管理活动而获得的有关隐私。此时健康管理师负有保密的法律义务，应遵守保密规则。健康管理师获知这些信息的唯一目的是为了对服务对象的健康状态做出更准确的判断，以便选择恰当的健康管理方案。有意探知与健康无关的隐私，甚至有意无意地向他人泄露隐私的行为，可视为侵犯隐私权。

健康管理师应遵守保密规则，但在某些特殊情况下可例外地容许泄露特定人的健康信息。这种情形称为保密例外，包括以下几种情形。

1）当事人会危及自己或他人生命安全时。法律将生命安全置于保密考虑或隐私权之上，即对人的保护居于优先地位，因此健康管理师有预警责任。

2）当事人要求透露健康资料时。假如当事人同意其医疗信息公开，健康管理师不再负有保密义务。

3）法院或相关法律部门要求透露资料时。当法院基于公平正义或社会安全的理由，判定透露健康资料是必须的，则健康管理师维持保密的法律责任即已解除。

4）健康管理团队内部人员因工作需要时。特定的健康管理师有义务在团队内部公开健康信息，同时团队成员应共同承担保密义务。

5）第三者在场时。服务对象知道除了健康管理师之外有第三者在场时，若允许第三者在场，则意味着服务对象放弃其隐私权。

6）服务对象未满 18 岁时。父母或监护人有法律上的权利以知晓未成年人的相关健康信息。

7）服务对象透露，寻求健康管理的目的是进行犯罪或欺诈行为，此时健康管理师的义务由保密转变成对社会免于犯罪活动的保护。

因此，健康管理师有保密之外的预警职责及举报责任。预警职责是指健康管理师根据其知识，认为某个对象有伤害某人或自身的可能状况时，必须采取合理且需要的措施，通知潜在的受害者及其家属、有关部门。举报责任是指发现性病、家庭暴力、虐待儿童事件，应该按规定将相关信息上报相关部门，即健康管理师负有举报的义务。

（3）健康管理师要尊重服务对象，不得在性别、年龄、职业、民族、国籍、宗教信仰、价值观等方面歧视个体或群体。

2. 有利不伤害原则及其问题

有利是指为有利于他人而采取行动。健康管理中的有利原则，是指健康管理师有义务采取积极行动来努力促进与维护服务对象的健康利益。健康管理师要争取服务对象的配合，让服务对象积极参与健康管理工作，让健康管理“花钱少，获益大”；要激发服务对象对健康管理的热情，增强其自我保健意识，发挥服务对象的主观能动性，并使之利益最大化。

不伤害是指不应该对他人或者集体造成不必要的伤害。健康管理中的不伤害原则，是指健康管理师在提供服务的过程中不应对服务对象造成不必要的伤害。

有利不伤害原则对健康管理师提出的要求是：树立全面的利益观，真诚关心以服务对象健康利益为核心的一切客观利益（如促进健康、减轻痛苦、康复、治愈、节省费用等）和主观利益（正当心理需求和社会需求的满足等）；提供最优化的服务，努力使其受益，即减轻由疾病引起的疼痛和不幸，照料和治疗有健康问题的人，增进和维持健康；努力预防和减少难以避免的伤害；对利害得失全面权衡，选择受益最大、伤害最小的医学决策；坚持公益原则，将有利于个人与有利于社会健康公益有机地统一起来。

健康管理比较依赖现代医学的辅助检查手段，很多时候会通过仪器、设备探测服务对象身体、心理的结构与异常，其结果对健康管理意义重大。值得注意的是，辅助检查手段既可能带来身体伤害，还可能加重经济负担。所以，有利不伤害原则的要求对约束健康管理师的行为十分重要。一是从需要出发开展辅助检查。符合有利不伤害原则的辅助检查应该是根据服务对象的可能的健康风险，有计划、有选择地进行，严格禁止滥用出于非健康管理目的的辅助检查。二是坚持辅助检查方案的优化。现代医学辅助检查体系复杂，在选择检查项目时，应遵循简单先于复杂、无害先于有害、便宜先于昂贵的原则。三是严格执行辅助检查的操作规范。辅助检查结果的可靠性除了仪器本身之外，取决于检查人员的技术操作熟练程度，以及技术人员是否严格执行操作规程，其结果直接影响健康管理方案的制定。因此，在进行辅助检查的过程中，应严格按操作规程办事，力求结果客观准确。

关于保健品的推荐与使用问题。若健康管理师向服务对象推荐各种保健品，有时还采取与厂家合作的方式进行，其中的伦理问题值得关注。从表面看，保健品一般不会带来直接的伤害，但如果健康管理师提供的信息不准确，误导了服务对象，可引起以下问题：一是产品的价格虚高，与价值脱节，浪费钱财，属于欺骗引起的伤害；二是服务对象相信了相关建议和措施，结果导致健康管理不到位，包括方法错误、时间延误等，引起健康状况恶化或引起新的健康问题。

3. 公正原则及其问题

健康管理师与服务对象应该形成服务与被服务的双向互动关系。健康管理中的公正问题越来越引起社会的关注。公正，是协调个人与自我、他人、社会关系的指导原则与行为规范。具体来说，公正强调在分配权利和义务时的均衡状态，各方均得其所应得和承担其所应承担；评判是非功过或赏罚予取，遵循公众认可或代表公众意志的规则；按照同一的道德标准，同样地对待相同的人和事。

依据道德主体的不同，公正可分为个体公正和社会公正。个体公正是指个体行为的公正，其内容主要是待人处事的公而不偏，其功能在于调节人与人之间的关系。社会公正是指社会行为的公正，其内容主要涉及社会制度的道德性质，其功能在于调节社会各方面、各阶层的关系。健康管理师的公正问题涉及的是如何对待人的健康权利，如何在社会成员之间合理地分配健康资源。

（1）个体公正层面的行动准则

从个体公正的角度看，健康管理师的公正原则实际上是一个如何对待服务对象权益、自身权益、第三方的权益及三者之间的平衡协调的问题。一般认为，个体公正层面至少有 3 个行动准则。

1）公正地对待每一位服务对象。其要点是把平等权看作是每一个个体享有的不容侵犯的正当权益，进而对每一位服务对象的人格、权利、正当健康需求给予同样的尊重和关心，不因地位、财富、相貌等区别对待，并对弱者的需要给予适度倾斜。

2）公正地对待双方的权利与义务。健康服务的主体包括服务提供者与服务对象双方。公正原则要求公平地保障双方的权利，敦促双方履行应该履行的义务。健康管理师在根据国家有关法律规定取得职业资格后，在执业活动中依法享有进行相关职业活动的权利，享有人格尊严、人身安全不受侵犯的权利，享有从事研究、参加专业培训、接受继续教育等权利。同时，健康管理师在执业活动中应遵守法律法规、遵守技术操作规范、遵守职业道德，尽职尽责地提供服务；应履行关心、爱护、尊重服务对象，保护其隐私等义务。在接受健康服务的过程中，服务对象应该平等享有健康保健服务，有平等使用健康资源的权利。健康管理的最终目标是提高全民健康水平，健康管理的服务对象不应只是“高端”人群。服务对象必须履行尊重专业人员的劳动、尊重其人格的义务。

3）公正地对待服务对象和第三方的利益。健康服务要公开收费标准，让服务对象心中有数，在知情、同意的基础上接受方便、经济、综合、有效的健康管理服务。

健康管理活动很多时候会涉及甚至影响第三方的权益，如与服务对象有密切关系的配偶等亲属、监护人，或者雇主、单位、医疗机构、保险公司、社区、政府甚至国家。所以，当健康服务购买者的个人利益与第三方利益发生冲突的情形下，健康管理师应服从公正原则。

（2）社会公正层面的行为准则

医疗卫生等健康资源在特定的时空是有限的，因而健康管理的社会公正就是指在制度层面对健康资源进行合理分配。具体包括宏观分配与微观分配。

1）宏观分配。在宏观分配层面，国家与政府应该承担起主导责任。公正原则要求国家和政府根据医疗健康保障的不同层面，制定不同的医疗保健政策，形成公共医疗保障、个人基本医疗保障、个人非基本医疗消费服务的有机结合。

公共医疗保障包括公共卫生系统的建立、清洁水源的提供、健康教育、重大传染病的预防和控制、地方病控制与监测等服务。这类服务关系到社会人群的健康，不具有排他性和竞争性，是以人群为服务对象而开展的健康干预活动，如非典型肺炎、新型冠状病毒肺炎疫情的防控。

个人属性的医疗保健服务可以分为个人基本医疗保障和个人非基本医疗消费服务。个人基本医疗保障满足公民基本医疗保健需要，包括影响健康、危及生命的疾病的临床治疗；个人非基本医疗消费服务是享受性的服务，属于私人性质的服务，如高档病房、医疗美容、高端健康服务、绿色通道等。政府对这两种不同层次的医疗保健服务应该有不同的政策。我国对医疗保障领域的干预应把重点放在基本医疗保健需要层面，按需分配资源。在政府财政能力有限的情况下，满足个人基本医疗保障服务所产生的费用由政府、社会、个人三方共同承担，通过社会医疗保险体系、健康商业保险体系、合作医疗体系实现。

2）微观分配。在微观分配层面，公正原则要求健康管理师依次按照相关标准综合权衡，优化筛选。这些标准包括医学标准、社会价值标准、家庭角色标准、科研价值标准、余年寿命标准。其中，医学标准主要考虑健康需要及干预价值，社会价值标准主要考虑既往和预期社会贡献；家庭角色标准主要考虑诊治对家庭的意义；余年寿命标准主要考虑干预后可能的生存期限。在这些标准中，医学标准是优先的首要标准。

（韦莉萍　吕永恒　严金海）

模块2 医学基础知识和临床相关知识

课程设置

课程	学习单元	课堂学时
2-1 组织学与解剖学基础知识	组织学与解剖学基础知识	4
2-2 生理学基础知识	（1）人体内环境及生理功能调节	1
	（2）食物的消化与吸收	2
2-3 医学免疫学与医学微生物学基础知识	（1）医学免疫学基础	2
	（2）医学微生物学基础	2
2-4 临床诊断基础知识	（1）诊断学基础	4
	（2）基因检测基础知识	1
2-5 临床主要治疗方法	（1）药物治疗	3
	（2）非药物治疗	1
2-6 全科医学基础知识	全科医学基础知识	4
2-7 中医学及中医保健基础知识	（1）中医学基础知识	6
	（2）中医养生学基础知识	2
	（3）常用中药类保健食品	4

课程 2-1 组织学与解剖学基础知识

学习内容

学习单元	课程内容	培训建议	课堂学时
组织学与解剖学基础知识	1）细胞学基础知识 2）组织学基础知识 3）解剖学基础知识	（1）方法：讲授法 （2）重点与难点：解剖学基础知识	4

学习单元　组织学与解剖学基础知识

一、细胞学基础知识

细胞是人体形态结构和功能的基本单位。人体的一切生命现象都是细胞行为的表达，体内所有的生理功能和生化反应，都是在细胞及其产物（如细胞间隙中的胶原蛋白和蛋白聚糖）的物质基础上进行的。

人体细胞包括上皮细胞、肌细胞、神经细胞、生殖细胞、血细胞等类型，各类细胞具有不同的功能和形态，但都有相似的基本结构：细胞膜、细胞质和细胞核。

1. 细胞膜

细胞膜是指细胞的表面膜，也称质膜或细胞外膜，由膜脂和膜蛋白组成。细胞膜的主要功能是保护细胞和参与细胞的新陈代谢。细胞内也有大量的膜性成分，包括细胞器膜及核膜。细胞器膜及核膜统称细胞内膜。细胞外膜和细胞内膜的结构基本相同，这些膜结构统称生物膜。

2. 细胞质

细胞质又称胞浆，在生活状态下呈半透明胶状，由基质、细胞器和内含物组成。细胞质的主要功能是为细胞提供新陈代谢的场所。

3. 细胞核

细胞核的主要成分是染色体，是细胞遗传、代谢、生长及繁殖的控制中心。细胞核通常位于细胞中央或稍偏向某一极，如大部分上皮细胞；有的则被挤向细胞一侧，如脂肪细胞。

二、组织学基础知识

组织由细胞和细胞间质组成。细胞间质存在于细胞之间，对细胞有营养和支持作用。人体组织可分为上皮组织、结缔组织、肌组织和神经组织 4 类。

1. 上皮组织

上皮组织主要包括被覆上皮和腺上皮，具有保护、吸收、分泌和排泄功能。被覆上皮被覆于身体外表面或衬于体内各腔隙、管道的内面，是由密集排列的上皮细胞和极少量的细胞间质构成的膜状结构，在人体分布很广。上皮组织内没有血管，借助基膜与结缔组织中的血管进行物质交换。腺（体）是以腺上皮为主要成分的器官，腺上皮是指专门执行分泌功能的上皮组织。分泌是指细胞从血液摄取小分子物质，经过细胞内的生物合成，形成复杂的物质排出细胞外的过程；排出的物质称为分泌物。根据分泌物排出的方式，腺体可分为外分泌腺和内分泌腺两大类。分泌物经过导管排到体表或引至体内其他部位，称外分泌腺，也叫有管腺，如汗腺、唾液腺等；分泌物不经导管排出，直接进入血液的，称内分泌腺，又叫无管腺，如甲状腺等。

2. 结缔组织

结缔组织由细胞、纤维和细胞间质组成，具有细胞少、细胞间质多的特点，间质中含有基质和纤维。其中基质为无定形物质，因其化学组成不同而或为流动的液体（如血液）、或为坚硬的固体（如骨）、或为黏稠的胶体（如疏松结缔组织）。结缔组织在人体基本组织中结构和功能最多样，具有支持、连接、充填、营养、保护、修复、防御、物质运输等功能。

3. 肌组织

肌组织是由特殊分化的肌细胞构成的，约占成人体重的 40%，主要功能是收缩产热和产生力量。肌细胞的形态细长，呈纤维状，故又名肌纤维。根据肌细胞的结构和功能，可将肌组织分为骨骼肌、心肌和平滑肌三种。在组织学上，骨骼肌和心肌都属于横纹肌，受损时可产生共同的酶指标异常。骨骼肌受躯体运动神经支配，为随意肌，人体大脑皮层可以随意支配骨骼肌，从而产生各种各样的动作；心肌和平滑肌受内脏神经支配，为不随意肌，其中心肌具有自动节律。

4. 神经组织

神经组织由神经细胞和神经胶质细胞组成，主要功能是产生与传递电信号和化学信号。神经细胞又叫神经元，是神经组织的主要成分，具有接受刺激和传导神经冲动的功能；神经胶质细胞不传导神经冲动，主要功能是对神经元起支持、保护、分隔、营养等作用。

三、解剖学基础知识

器官是由两种或两种以上组织构成的身体结构，如心、肝、肾等。人体部分器官如图 2–1–1 所示。系统由执行相关生理功能的器官组成。人体的系统包括循环系统、呼吸系统、消化系统、运动系统、神经系统、内分泌系统、泌尿系统、生殖系统等，其中神经系统和内分泌系统对全身各系统起着控制和协调作用。

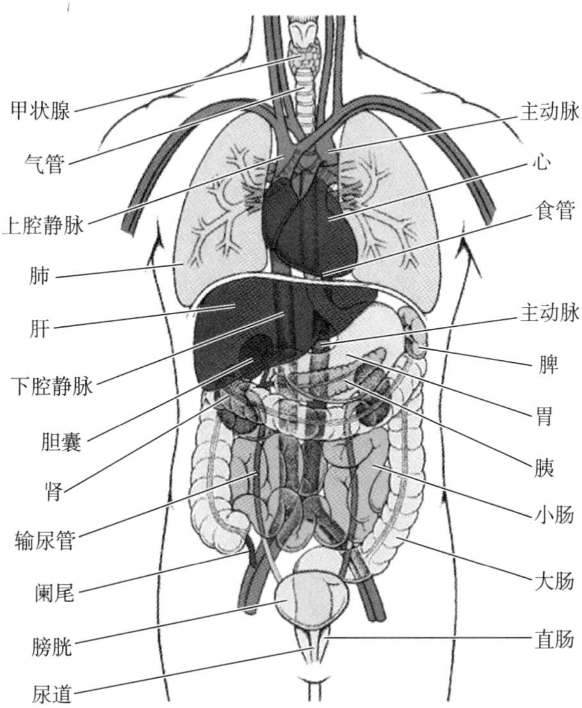

图 2–1–1　人体部分器官

1. 循环系统

循环系统包括心血管系统（血液循环）和淋巴系统（淋巴循环）。心血管系统以心为中心，通过动脉、静脉和毛细血管进行血液循环，为机体提供营养物质、氧气并运输代谢产物。淋巴系统是人体的免疫系统，由密闭的淋巴管和淋巴器官组成，与血管系统一样，网状分布于全身。淋巴系统的主要功能是运输营养物质、调节体内液体平衡、清除异物及免疫防御。

2. 呼吸系统

呼吸系统由呼吸道和肺两部分组成。呼吸道包括鼻腔、咽、喉、气管和支气管，一般将鼻腔、咽、喉称为上呼吸道，气管和支气管称为下呼吸道。肺主要由支气管反复分支及其末端形成的肺泡共同构成。人体吸入空气中的氧气，透过肺泡进入毛细血管，通过血液循环输送到全身各个器官组织，供给各器官组织；各器官组织产生的二氧化碳再经过血液循环运送到肺，透过毛细血管进入肺泡，经呼吸道呼出体外。

3. 消化系统

消化系统由消化管（口腔、咽、食管、胃、小肠、大肠等）和消化腺（肝、胰等）组成。消化管各段的形态和功能不同，消化腺的主要功能是分泌消化液。食物在消化管内经机械消化和化学消化两个过程后，其中的蛋白质、脂类和碳水化合物被分解成结构简单的小分子物质被肠道吸收，未被吸收的残渣通过大肠排出体外。

4. 运动系统

运动系统由骨、骨连接和骨骼肌三种器官组成。运动系统的主要功能：一是运动，包括简单的移位和高级活动，如语言、书写等；二是支持，也就是构成人体基本形态；三是保护，由骨、骨连接和骨骼肌形成了多个体腔，如颅腔、胸腔、腹腔、盆腔等，保护脏器。

5. 神经系统

神经系统包括中枢神经系统和周围神经系统两大部分，是人体的重要调节系统，在维持机体内环境稳态、保持机体完整统一性及其与外环境的协调平衡中起着主导作用。内、外环境的各种信息，由感受器接受后，通过周围神经传递到脑和脊髓的各级中枢进行整合，再经周围神经控制和调节机体各系统器官的活动，以维持机体与内、外环境的相对平衡。

中枢神经系统包括脑和脊髓（脑和脊髓是各种反射弧的中枢部分），是人体神经系统的最主体部分。中枢神经系统传递信息、储存信息，以及对信息进行加工。大脑皮层是人体意识、思维、运动的最高中枢。

周围神经系统包括各种神经和神经节，其中同脑相连的称为脑神经，与脊髓相连的为脊神经。周围神经系统又可分为躯体神经系统和内脏神经系统。

（1）躯体神经系统分为躯体感觉和躯体运动神经，主要分布于皮肤和运动系统（骨、骨连接和骨骼肌），管理皮肤的感觉、运动器的感觉及运动。

（2）内脏神经系统又称植物性神经系统，主要分布于内脏、心血管和腺体，管理它们的感觉和运动。内脏神经系统的传出部分为交感神经和副交感神经两类，两者之间相互拮抗又相互协调，组成一个配合默契的有机整体，使内脏活动能适应内、外环境的需要。

6. 内分泌系统

内分泌系统由内分泌腺和内分泌组织构成。内分泌腺包括脑垂体、甲状腺、肾上腺、松果体、胸腺、性腺等器官；内分泌组织包括神经内分泌组织以及胃、肠、胰、肾等组织中的内分泌细胞。它们分泌微量化学物质——激素，通过血液循环至全身组织细胞，与相应的受体结合，影响机体代谢、调节机体功能和保持内环境稳定。任何一种内分泌细胞功能的失常，均可导致人体相应的生理、病理变化。

7. 泌尿系统

泌尿系统由肾、输尿管、膀胱、尿道等器官构成。肾是人体的重要器官，肾单位（主要由肾小球和肾小管构成）是肾结构和功能的基本单位。血液在流过肾时，通过肾小球的过滤和肾小管的重吸收与分泌调节功能生成尿液，借以清除体内代谢产物及某些废物，调节水、电解质平衡及维护酸碱平衡。肾还有内分泌功能，如可产生人体红细胞生成所必需的红细胞生成因子、调节血压的肾素等。

8. 生殖系统

生殖系统包括女性生殖系统（由卵巢、子宫、阴道等器官构成）和男性生殖系统（由睾丸、附睾、阴茎等器官构成）。生殖系统的主要功能是产生生殖细胞，繁殖后代，分泌性激素维持第二性征。生殖系统具有很强的防御功能，如妊娠期间子宫能够阻止大部分抗体进入，保护胎儿免受伤害。

课程 2-2　生理学基础知识

学习内容

学习单元	课程内容	培训建议	课堂学时
（1）人体内环境及生理功能调节	1）人体内环境 2）生理功能调节	（1）方法：讲授法 （2）重点：神经、体液和自身调节的特点 （3）难点：神经、体液和自身调节	1
（2）食物的消化与吸收	1）食物的消化 2）食物的吸收	（1）方法：讲授法 （2）重点：食物的消化 （3）难点：食物的吸收	2

学习单元 1　人体内环境及生理功能调节

一、人体内环境

细胞外液是人体细胞直接生活的体内环境，也叫人体内环境。体内的细胞浸浴和生存在细胞外液之中，细胞代谢所需营养物质的摄取和代谢产物的排出等，都必须通过细胞外液进行。

细胞外液主要由血浆和组织间液组成。血浆是血细胞生存的内环境，也是沟通各部分组织间液及与外环境进行物质交换的场所；组织间液是其他大部分细胞生存的内环境。

人体内环境的各种理化性质保持相对稳定的状态称为稳态。稳态是细胞进行生命活动的必要条件，如体温维持在 37 ℃左右，pH 值维持在 7.35 ~ 7.45。稳态一旦受到破坏，机体的某些功能将会出现紊乱，如不能及时恢复可导致疾病发生。

二、生理功能调节

人体各种功能为适应内、外环境改变而相应变化的过程，叫生理功能调节。人体生理功能调节形式有神经调节、体液调节和自身调节 3 种。人体通过生理功能调节维持内环境的稳定。

1. 神经调节

神经调节是指神经系统对生理功能进行的调节，主要通过反射完成，具有快速、精确的特点。反射是指在中枢神经系统的参与下，机体对内、外环境的变化所做出的规律性反应。反射活动的结构基础是反射弧，由感受器、传入神经、神经中枢、传出神经和效应器 5 部分组成。感受器和传入神经是感觉传入部分，感受内、外环境的各种变化即刺激，并将各种刺激形式转变成神经冲动传向神经中枢；神经中枢是整合部分，对传入信号进行分析，并发出传出信号；神经中枢发出的信号经传出神经到达效应器，改变效应器的活动。人的大脑皮层不直接参与反射过程，但对反射起控制作用。

2. 体液调节

体液调节也称激素调节，是指机体内分泌细胞分泌的激素经体液运输到达所作用的细胞，通过作用于细胞上相应的受体，调节特定组织细胞的功能。体液调节具有作用缓慢、广泛而持久的特点。一些内分泌细胞由于接受神经的支配，其分泌活动受到相应神经的调节，这种情况称为神经—体液调节。

3. 自身调节

自身调节是机体的一些组织细胞在不依赖神经、体液因素的作用下，自身对周围环境的变化发生的适应性反应。例如，当回心血量增加时，心肌通过自身调节可增加收缩能力，增加心血排出量。一般来说，自身调节幅度较小，但对生理功能的调节仍有一定意义。

学习单元 2　食物的消化与吸收

一、食物的消化

1. 消化系统的组成

消化系统由消化管和消化腺两大部分组成，如图 2–2–1 所示。

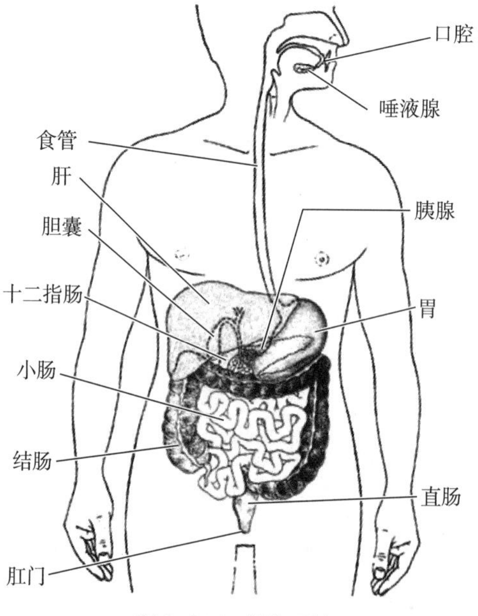

图 2–2–1　消化系统

（1）消化管

消化管包括口腔、咽、食管、胃、小肠（十二指肠、空肠和回肠）和大肠［盲肠（包括阑尾）、结肠和直肠（包括肛管）］。消化管各段虽然形态和功能不尽相同，但除口腔以外，其管壁由内向外一般依次由黏膜、黏膜下层、肌层和外膜四层构成，如图 2–2–2 所示。

黏膜位于最内层，面向管腔，可分为上皮、固有层和黏膜肌层。上皮衬于消化管的内表面，有两种类型：口腔、食管和肛门为复层扁平上皮，主要为保护作用；胃、小肠和大肠为单层柱状上皮，除保护作用外，还有消化和吸收功能。固有层位于上皮的外层，由结缔组织构成，含有消化腺、血管、神经、淋巴管和淋巴组织。黏膜肌层为薄层平滑肌，将黏膜和黏膜下层分开，收缩时，可以改变黏膜的形态，有利于物质的消化和吸收。黏膜下层是疏松结缔组织，可使黏膜有一定的移动性，利于扩大器官的空腔，它具有缓冲和防御作用，其内含有血管、淋巴、神经、腺体及脂肪等。肌层主要由平滑肌构成，一般可分为内环肌、外纵肌两层，二者交替收缩，可改变器官的形态，使管腔内容物向前推进。外膜是最外面的一层纤维膜，有润滑和保护器官的功能。

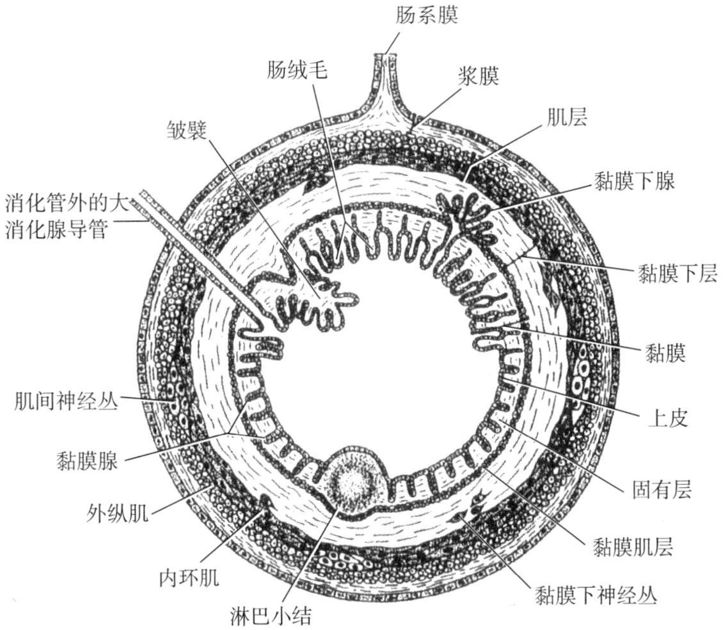

图 2-2-2　消化管的一般结构

（2）消化腺

除口腔腺体和消化管壁的腺体以外，消化腺主要有肝和胰腺。消化腺的功能是分泌消化液到消化管，参与食物的消化。

肝是人体最大的消化腺，产生的胆汁对脂类的消化和吸收有重要作用。

胰腺实质由外分泌腺和内分泌腺（胰岛）组成。外分泌腺能产生多种消化酶；内分泌腺能产生胰岛素、胰高血糖素、生长抑素、胰多肽等激素，直接进入血液循环，调节机体的各项生理功能。胰岛素能促进全身组织对葡萄糖的摄取和利用，并抑制糖原的分解和糖异生，因此，胰岛素有降低血糖的作用。胰岛素能促进脂肪的合成与储存，使血中游离脂肪酸减少，同时抑制脂肪的分解氧化。胰岛素一方面促进细胞对氨基酸的摄取和蛋白质的合成，另一方面抑制蛋白质的分解，因而有利于生长。胰高血糖素作用与胰岛素相拮抗。二者是调节血糖的重要激素。生长抑素调节内分泌部其他3种激素的分泌。胰多肽具有抑制胃肠运动、胰液分泌及胆囊收缩的作用。

2. 食物的消化方式

消化是食物在消化道内被分解为小分子物质的过程。消化的方式分为两种：一是机械性消化，即通过消化道的运动将食物磨碎，并使其与消化液充分混合，同时将其向消化道远端推送。二是化学性消化，即通过消化液的各种化学作用，将食物中的营养成分分解成小分子物质。通常这两种消化方式同时进行，相互配合。食物经过消化后，透过消化道黏膜，进入血液和淋巴循环的过程，称为吸收。消化和吸收是两个相辅相成、紧密联系的过程。不能被消化和吸收的食物残渣，最终形成粪便排出体外。

（1）口腔内消化

消化过程从口腔开始。食物在口腔停留的时间短，被咀嚼、湿润而后吞咽。口腔唾液对食物有较弱的化学性消化作用。

人的口腔内有腮腺、颌下腺和舌下腺3对主要的唾液腺，还有众多的小唾液腺，唾液是这些腺体分泌的混合液。

唾液可以湿润和溶解食物，以引起味觉并易于吞咽；还可以清除口腔中的食物残渣，冲淡、中和进入口腔的有害物质，对口腔起清洁和保护作用。唾液中的溶菌酶和免疫球蛋白有杀灭细菌和病毒的作用。唾液中的唾液淀粉酶可将淀粉分解为麦芽糖，此酶的最适pH值为7.0，随食物进入胃后还可继续作用一段时间，直至食物pH值小于4.5后才彻底失去活性。

（2）胃内消化

胃是消化道中最膨大的部分，具有暂时储存食物的功能。食物在胃内将受到胃壁肌肉运动的机械性消化和胃液的化学性消化。

1）机械性消化。胃的运动主要有容受性舒张、紧张性收缩和蠕动3种形式。

①容受性舒张。咀嚼和吞咽时，食物对咽、食管等处的刺激可引起胃壁平滑肌发生一定程度的舒张，使胃腔容量增加而胃内压变化不大。

②紧张性收缩。这是消化管平滑肌共有的运动形式。这种收缩使胃腔内具有一定压力，有助于胃液渗入食物内部，并协助推动食糜移向十二指肠，同时使胃保持一定的形状。

③蠕动。胃蠕动起始于胃的中部，约每分钟 3 次。进食后胃的蠕动通常是一波未平，一波又起。蠕动波初起时较小，在传播过程中，波的幅度和速度逐渐增加，当接近幽门时明显增强，可将一部分食糜（1 ~ 2 mL）排入十二指肠。

胃运动主要完成 3 方面的功能：容纳进食时摄入的食物，对食物进行机械性消化，以适当的速率向十二指肠排出食糜。

胃内食糜由胃排入十二指肠的过程称为胃排空。一般在食物入胃后 5 min 即有部分食糜被排入十二指肠。胃的排空取决于幽门两侧的压力差（直接动力），胃运动产生的胃内压增高是胃排空的动力（原始动力），阻力是幽门和十二指肠的收缩。当胃内压超过十二指肠内压，并足以克服幽门的阻力时，胃的排空才能进行。因此，凡能增强胃运动的因素都能促进胃的排空；反之，则延缓排空。

影响胃排空的因素有以下几种。

①胃内食物量。胃的内容物作为扩张胃的机械刺激，通过胃壁内神经反射或迷走神经反射，引起胃运动的加强。一般食物胃排空的速率和胃内容物的量呈正相关。

②促胃液素。扩张刺激及食物的某些成分，主要是蛋白质消化产物，可引起胃窦黏膜释放促胃液素。促胃液素除了促进胃酸分泌外，对胃的运动也有一定程度的刺激作用，因而对胃排空有重要的促进作用。

③食糜的理化性状和化学组成。食糜的理化性状和化学组成不同，胃排空的速度也不同。一般来说，稀的、流体食物比稠的、固体食物排空快；颗粒小的食物比大块食物排空快；等渗溶液比非等渗液体排空快。在三种主要食物营养成分中，碳水化合物类排空最快，蛋白质类次之，脂类排空最慢。一般碳水化合物类食物在胃停留 1 h 左右；蛋白质类食物停留 2 ~ 3 h；脂类食物停留 5 ~ 6 h 以上。液体排空的压力梯度来源于胃底收缩形成的胃窦—幽门—十二指肠的压力梯度，半排空时间约为 30 min。固体食物的排空起始较慢，进食后有一个碾磨期，平均持续 45 min 左右，此时几乎没有固体食物排空，一旦碾磨完毕，食糜以线性方式排空，连续不断，直至胃内完全排空，半排空时间平均 43 min 左右。所以，固体食物在进食后约 1.5 h 排空 50%，混合食物由胃完全排空通常需 4 ~ 6 h。

2）化学性消化。胃黏膜含管状外分泌腺和多种外分泌细胞，能生成胃液。胃液的成分包括盐酸、胃蛋白酶原、内因子及黏蛋白等。

盐酸可杀灭随食物进入胃内的细菌；激活胃蛋白酶原，使其转变为有活性的胃蛋白酶，并为其发生作用提供必要的酸性环境，以分解蛋白质；进入小肠内可引起促胰液素的释放，从而促进胰液、胆汁和小肠液的分泌。内因子可与随食物进入胃内的维生素 B_{12} 结合而促进维生素 B_{12} 在回肠的吸收。胃黏膜细胞能产生黏液和 HCO_3^- 盐，共同构成一个厚 0.5 ~ 1.0 mm 的抗胃黏膜损伤的屏障，称为黏液—碳酸氢盐屏障。这个屏障在一定程度上能有效保护胃黏膜免受 H^+ 直接侵蚀，同时也使胃蛋白酶原在上皮细胞侧不被激活，防止胃蛋白酶对胃黏膜的作用。

（3）小肠内消化

小肠内消化是整个消化过程中最重要的阶段。在这里，食糜受到胰液、胆汁和小肠液的化学性消化以及小肠运动的机械性消化作用。食物通过小肠后，消化过程基本完成。大多数营养物质在这一部位被吸收，未被消化的食物残渣则从小肠进入大肠。

食物在小肠内停留的时间随食物性质的不同而异，一般为 3 ~ 8 h。

1）机械性消化。小肠的运动功能是靠肠壁的两层平滑肌完成的。肠壁的外层是纵行肌，内层是环行肌。

小肠的运动形式有紧张性收缩、分节运动和蠕动 3 种。

①紧张性收缩。小肠平滑肌紧张性收缩是其他运动形式有效进行的基础，即使在空腹时也存在，进食后显著加强。紧张性收缩使小肠平滑肌保持一定的紧张度，保持肠道一定的形状，并维持一定的腔内压。

②分节运动。这是一种以环行肌为主的节律性收缩和舒张运动。在食糜所在的一段肠管上，环行肌在许多点同时收缩，把食糜分割成许多节段。随后，原来收缩处舒张，而原来舒张处收缩，使原来的节段分为两半，而相邻的两半则合拢形成一个新的节段。如此反复进行，食糜得以不断分开，又不断混合。小肠分节运动如图 2-2-3 所示。

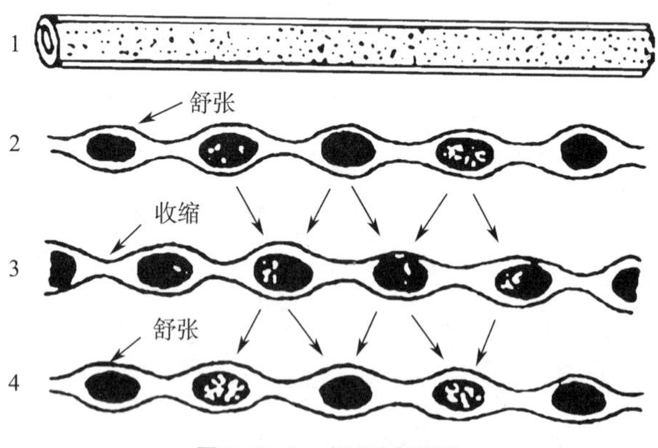

图 2-2-3　小肠分节运动

③蠕动。小肠蠕动波很弱，通常只进行一段短距离（约数厘米）后即消失。蠕动的意义在于使经过分节运动作用的食糜向前推进一步，到达一个新肠段，再开始分节运动。

2）化学性消化。参与这一过程的有胰液、胆汁和小肠液。

①胰液。胰液由胰腺外分泌部产生，含多种酶，如碳水化合物水解酶（胰淀粉酶）、脂类水解酶（胰脂肪酶、胆固醇酯酶等）、蛋白质水解酶（胰蛋白酶、糜蛋白酶等），正常胰液中还含有羧肽酶、核糖核酸酶、脱氧核糖核酸酶等水解酶。在正常情况下，胰液中的消化酶并不消化胰腺本身，这是因为它们是以无活性的酶原形式分泌的。同时，腺泡还能分泌少量胰蛋白酶抑制物。

由于胰液中含有产能营养素的 4 种水解酶，因此它是所有消化液中消化食物最全面、消化能力最强的一种消化液。当急、慢性胰腺炎引起胰液分泌缺乏时，即使其他消化液分泌正常，食物中的脂肪和蛋白质仍不能完全被消化和吸收，常引起脂肪泻；同时，也使脂溶性维生素（维生素 A、D、E、K）吸收受到影响，但对碳水化合物的消化和吸收影响不大。

②胆汁。胆汁由肝细胞不断生成，生成后由肝管流出，经胆总管排入十二指肠；或由肝管转入胆管而储存于胆囊内，在消化食物时再由胆囊排出，进入十二指肠。胆汁的成分复杂，除水分和 Na^+、K^+、Ca^{2+}、Cl^-、HCO_3^- 等无机成分外，其有机成分包括胆汁酸、胆色素、脂肪酸、胆固醇、卵磷脂、黏蛋白等。胆汁中无消化酶，但对于脂肪的消化和吸收却具有重要意义，其中的胆盐（胆汁酸与其他物质结合而成）、胆固醇和卵磷脂可作为乳化剂，减小脂肪的表面张力，使脂肪变成小的脂肪微滴，分散在肠腔内，从而增加了胰脂肪酶的作用面积，使其分解脂肪的作用加速。胆盐还可以作为运载工具，将不溶于水的脂肪分解产物（脂肪酸、甘油一酯等）运送到小肠黏膜表面，从而促进脂肪消化产物的吸收。胆汁通过促进脂肪分解产物的吸收，对脂溶性维生素的吸收也有促进作用。另外，胆汁在十二指肠内可中和胃酸，胆盐是胆固醇的有效溶剂。

③小肠液。小肠液是一种弱碱性液体。主要成分除水之外，无机成分包括 Na^+、K^+、Ca^{2+}、Cl^-、HCO_3^- 等，有机成分有黏蛋白、肠激酶等。由小肠产生的肠激酶能激活胰液中的胰蛋白酶原，使之变为有活性的胰蛋白酶，从而有利于蛋白质的消化。在肠上皮细胞内含有多种消化酶，如分解多肽的肽酶、分解双糖的蔗糖酶和麦芽糖酶等。这些存在于肠上皮细胞内的酶可随脱落的肠上皮细胞进入肠腔内，虽然它们对小肠内消化并不起作用，但当营养物质被吸收入上皮细胞内时，这些存在于上皮细胞刷状缘内的消化酶即可发挥消化作用，将寡肽和双糖进一步分解，阻止没有完全分解的消化产物被吸收入血液中。

（4）大肠内消化

人类的大肠内没有重要的消化活动。大肠的主要生理功能有以下 3 方面。

1）吸收水和电解质，参与机体对水、电解质平衡的调节。

2）吸收由结肠内微生物产生的 B 族维生素和维生素 K。

3）完成对食物残渣的加工，形成并暂时储存粪便。正常人的直肠内是没有粪便的。当肠蠕动将粪便推入直肠时，刺激直肠壁，会引起便意。条件允许时，即可发生排便反射。排便反射受大脑皮层的意识控制，如果对便意经常予以制止，会使直肠对粪便压力刺激的敏感性逐渐降低，便意的刺激阈就会提高。粪便在大肠内滞留过久，水分吸收过多而干硬，引起排便困难和次数减少，这种症状称为便秘。

二、食物的吸收

消化管内的吸收是指食物的成分或其消化后的产物通过上皮细胞进入血液和淋巴的过程。消化过程是吸收的重要前提。

1. 吸收的部位

消化管不同部位的吸收能力和吸收速度是不同的。这主要取决于各部分消化管的组织结构，以及食物在各部位被消化的程度和停留的时间。在口腔和食管内，食物不被吸收。在胃内，食物的吸收很少，可吸收酒精和少量水分。小肠是吸收的主要部位，一般认为，碳水化合物、蛋白质和脂肪的消化产物大部分是在十二指肠和空肠被吸收的；回肠有其独特的功能，即主动吸收胆盐和维生素 B_{12}。对于大部分营养成分，当它们到达回肠时，通常已被吸收完毕，因此，回肠主要是吸收功能的储备。小肠内容物进入大肠时，除水分和盐类外，基本不含有可被吸收的物质。一般认为，结肠可吸收进入结肠内的 80% 的水和 90%Na^+ 和 Cl^-。

人的小肠长 4～6 m，它的黏膜具有环形皱襞，并拥有大量的绒毛。绒毛是小肠黏膜的微小凸出构造，每一条绒毛的外面是一层柱状上皮细胞。在显微镜下观察，可见柱状上皮细胞顶端有明显的纵纹。纵纹是柱状细胞顶端细胞膜的凸起，被称为微绒毛。人的肠绒毛上，每个柱状上皮细胞的顶端约有 1 700 条微绒毛。由于环状皱襞、绒毛和微绒毛的存在，最终使小肠的吸收面积比同样长度的简单圆筒的表面积增加约 600 倍，达到 200 m^2 左右。小肠除了具有巨大的吸收面积外，食物在小肠内停留的时间较长（3～8 h），且食物在小肠内已被消化为适于吸收的小分子物质，这些都是有利的吸收条件。

2. 吸收的方式

小肠的吸收方式主要有单纯扩散、易化扩散、主动转运及胞饮作用等。

（1）单纯扩散

将两种不同浓度的同种物质的溶液相邻放在一起，则高浓度区域中的溶质分子将向低浓度区域发生净移动，这种现象称为扩散。在生物体系中，细胞外液和细胞内液都是水溶液，溶于其中的各种溶质分子，只要它们是脂溶性的（能通过膜脂），就可能顺浓度梯度做跨膜运动或转运，这称为单纯扩散。除脂溶性物质外，水及更小的颗粒物质可经膜之间的细孔进出。

（2）易化扩散

有很多物质虽然不溶于脂质，或其溶解度小，但能在细胞膜上一些特殊蛋白质分子的“帮助”下迅速通过细胞膜，这被称为易化扩散，如氨基酸、单糖、某些维生素等。

（3）主动转运

主动转运是指细胞通过本身的某种耗能过程将某种物质的分子或离子由膜的低浓度一侧移向高浓度一侧的过程。大多数营养素经此途径吸收，如葡萄糖、半乳糖、钾、镁、磷、碘、钙、铁等。主动转运能逆浓度差转运物质，依靠的是一种称为“泵”的结构，其中最常见的是钠钾 ATP 酶。钠钾 ATP 酶是镶嵌在膜的脂质双分子层中的一种特殊蛋白质分子，本身具有 ATP 酶的活性，可以分解 ATP，使之释放能量，并利用此能量进行 Na^+ 和 K^+ 的转运。

（4）胞饮作用

胞饮作用是指细胞环境中的某些物质与细胞膜接触，引起该处的质膜发生内陷，甚至包被该物质，然后与膜结构断离，最后该物质连同包被它的那一部分质膜整个地进入细胞质中，如大分子的蛋白质。

3. 主要营养物质的吸收

（1）水

水的吸收都是被动性的，各种溶质被主动吸收所产生的渗透压梯度是水被吸收的动力。在十二指肠和空肠上部，水的吸收量很大，但消化液的分泌量也很大，因此，这一部位水的净吸收量较小，肠腔内容物中液体量减少得不多。在回肠净吸收的水分较大。结肠吸收水的能力很强，但到达结肠的内容物中水分已很少。

（2）矿物质

单价碱性盐类如钠、钾、铵盐的吸收很快，多价碱性盐则吸收较慢，与钙等离子结合形成沉淀的盐则不能被吸收。

钠的吸收属于主动转运。吸收 Na^+ 的原动力来自肠上皮细胞基底侧膜上的钠钾ATP 酶。钠钾 ATP 酶不断将细胞内的 Na^+ 泵至细胞间隙，进入毛细血管被血液带走，并造成细胞内的钠含量降低。肠腔内的 Na^+ 在电化学梯度的推动下，借助于肠上皮细胞顶端的多种转运体进入细胞，并往往与葡萄糖、氨基酸等同向转运，为后者的吸收提供动力。

铁的吸收是一个主动过程。其吸收量有限，吸收的主要部位在小肠上部。上皮细胞的顶端膜上存在铁的载体，即转铁蛋白。铁进入细胞后，小部分通过基底侧膜被主动转运出细胞，并进入血液，大部分存储在细胞内。转铁蛋白对 Fe^{2+} 的转运效率比 Fe^{3+} 高 2～15 倍，所以 Fe^{2+} 更容易被吸收。维生素 C 能将 Fe^{3+} 还原成 Fe^{2+}，因而可以促进铁的吸收。

钙的吸收部位是小肠，以十二指肠的吸收能力最强。只有可溶性的钙才能被吸收，而离子状态的钙最容易被吸收。进入小肠的胃酸可促进钙游离，有助于钙的吸收；而钙一旦形成不易溶解的钙盐，则不能被吸收。钙的吸收是一个主动转运过程。在小肠黏膜细胞的微绒毛上存在一种钙结合蛋白，与 Ca^{2+} 有很强的亲和力。进入细胞内的 Ca^{2+} 可随时被转运出细胞，进入血液。维生素 D 促进钙结合蛋白的合成，从而影响钙的吸收。

（3）碳水化合物

碳水化合物一般被分解为单糖后才能被小肠上皮细胞所吸收。单糖的吸收是主动转运，能量来自钠钾 ATP 酶。在肠黏膜上皮细胞的刷状缘上存在着一种转运蛋白，它能选择性地把葡萄糖和半乳糖从刷状缘的肠腔面转运入细胞内，然后再扩散入血液。各种单糖与转运体的亲和力不同，因此吸收速率也不同。转运体对单糖的转运依赖于对 Na^+ 的转运，转运体每次可将 2 个 Na^+ 和 1 分子单糖同时转运入胞内。细胞底侧膜上的钠钾 ATP 酶将胞内的 Na^+ 主动转运出胞，维持胞内较低的 Na^+ 浓度，从而保证转运体不断转运 Na^+ 入胞，同时为单糖的转运提供动力，使之能逆浓度差转运入细胞内。

（4）蛋白质

食物的蛋白质经消化分解为氨基酸和寡肽后，几乎全部被小肠吸收。经煮过的蛋白质因变性而易于消化，在十二指肠和近端空肠就被迅速吸收；未经煮过的蛋白质和内源性蛋白质较难消化，需进入回肠后才被吸收。氨基酸的吸收是主动的。在小肠上皮细胞刷状缘上存在不同种类的氨基酸转运系统，分别选择性地转运中性、酸性和碱性氨基酸。这些转运系统多数与钠的转运耦连机制，与单糖转运相似，但也存在非钠依赖性的氨基酸转运。

在某些情况下，小量的完整蛋白也可以通过小肠上皮细胞进入血液，它们没有营养学意义，相反可作为抗原而引起过敏反应，对人体不利。

（5）脂肪

在小肠内，脂肪的消化产物脂肪酸、甘油一酯、甘油二酯等，与胆汁中的胆盐形成混合微胶粒。由于胆盐有亲水性，能携带脂肪的消化产物通过覆盖在小肠绒毛表面的非流动水层到达微绒毛；脂肪酸、甘油一酯、甘油二酯等又逐渐地从混合微胶粒中释出，并透过微绒毛的细胞膜进入黏膜细胞，而胆盐则被留于肠腔内。长链脂肪酸（含 12 个碳原子以上）及甘油一酯被吸收后，在肠上皮细胞的内质网中大部分被重新合成为甘油三酯，并与细胞中生成的载脂蛋白合成乳糜微粒。乳糜微粒形成后即进入高尔基体中，许多乳糜微粒被包裹在一个囊泡内。囊泡移行到细胞膜时，便与细胞膜融合，并被释出胞外，进入细胞间质，再扩散入淋巴中。甘油三酯水解产生的短链脂肪酸和甘油一酯是水溶性的，可以直接进入肝门静脉而不进入淋巴。由于膳食中的动、植物油中含有 15 个以上碳原子的长链脂肪酸很多，所以脂肪的吸收途径仍以淋巴为主。正常人膳食中脂肪的吸收率可达 90% 以上。

（6）胆固醇

进入肠道的胆固醇主要有两个来源：一是外源性胆固醇，来自食物；二是内源性胆固醇，由肝合成。来自胆汁的胆固醇是游离胆固醇，而食物中的胆固醇部分是酯化胆固醇。酯化胆固醇必须在肠腔中经消化液中的胆固醇酯酶的作用，水解为游离胆固醇后才能被吸收。游离的胆固醇通过形成混合微胶粒，在小肠上部被吸收。吸收后的胆固醇大部分在小肠黏膜细胞中又重新酯化，生成胆固醇酯，最后与载脂蛋白一起组成乳糜微粒经由淋巴系统进入血液循环。一般情况下胆固醇的吸收率约为 30%。随着胆固醇摄入量的增加，其吸收率相对降低，但吸收总量增加。胆固醇转变成胆汁酸盐后由胆汁排泄。

（7）维生素

大部分维生素在小肠上段被吸收，只有维生素 B_{12} 是在回肠被吸收。大部分水溶性维生素（如维生素 B_1、B_2、B_6 等）依赖于 Na^+ 的同向转运体而被吸收。脂溶性维生素 A、D、E、K 的吸收与脂类消化产物相同。

消化系统的消化和吸收过程如图 2-2-4 所示。

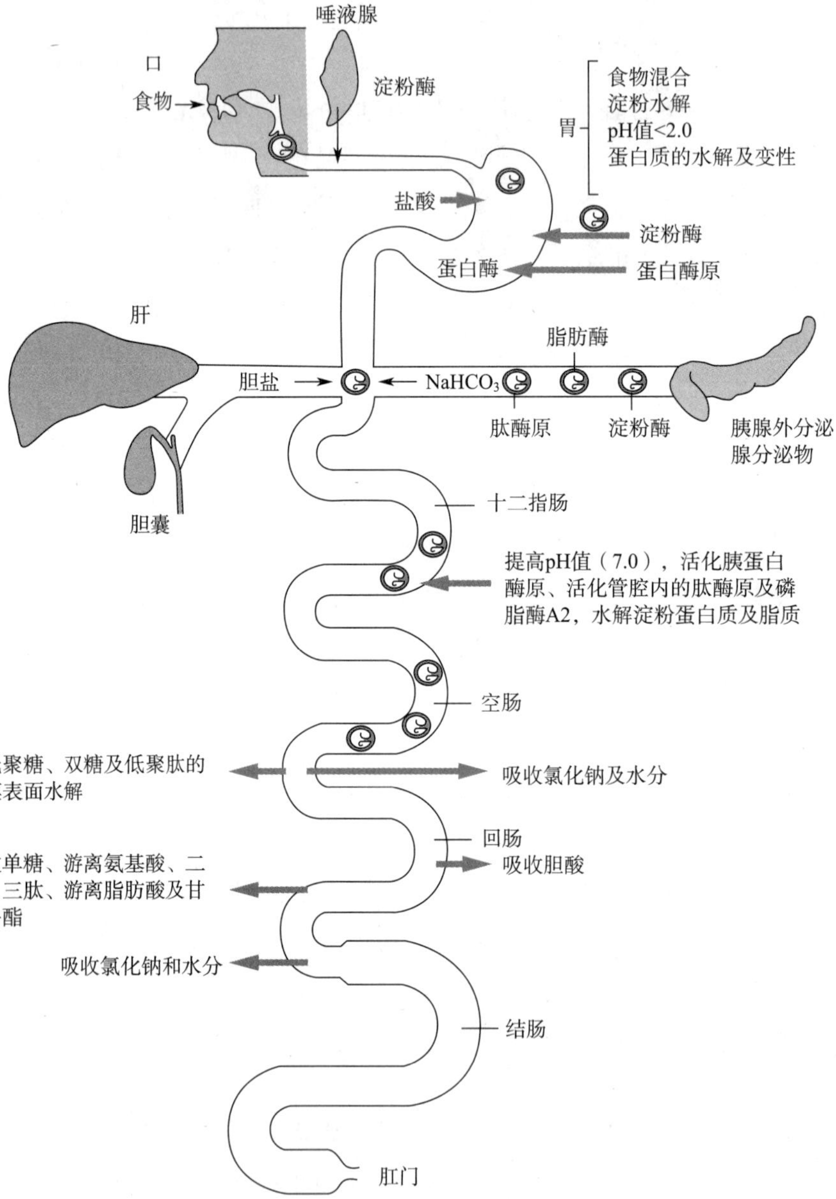

图 2-2-4　消化系统的消化和吸收过程

课程 2-3　医学免疫学与医学微生物学基础知识

学习内容

学习单元	课程内容	培训建议	课堂学时
（1）医学免疫学基础	1）免疫学的基本概念 2）免疫系统的组成、基本特性和功能 3）免疫应答	（1）方法：讲授法 （2）重点与难点：免疫系统的功能，免疫应答	2
（2）医学微生物学基础	1）微生物与病原微生物的概念 2）病原微生物的分类和致病性 3）肠道微生态与益生菌	（1）方法：讲授法 （2）重点与难点：病原微生物的分类与致病性，益生菌的作用	2

学习单元 1　医学免疫学基础

一、免疫学的基本概念

1. 免疫

免疫是指机体对自身物质和非自身物质的识别，并清除非自身物质，从而保持机体内、外环境平衡的一种生理反应。免疫系统是机体在长期进化过程中形成的与自身内（如衰老细胞、突变细胞等）、外（如微生物、异种蛋白等）作斗争的防御系统，从而使机体对病原体等获得特异性的免疫力，同时又能对内部的衰老细胞等产生免疫反应而加以清除，以维持人体的健康。

2. 抗原

抗原是能刺激机体产生抗体和致敏淋巴细胞，并能与之结合引起特异性免疫反应的物质，如细菌、病毒、异体蛋白等。

3. 抗体

免疫系统受到抗原物质的刺激后，由 B 淋巴细胞增殖分化为浆细胞，产生能与相应抗原发生特异性结合反应的免疫球蛋白，这类免疫球蛋白被称为抗体。抗体是机体对抗原物质产生免疫应答的重要产物，具有各种免疫功能，主要存在于血清、组织液、外分泌液及某些细胞膜表面。

二、免疫系统的组成、基本特性和功能

1. 免疫系统的组成

免疫系统是由免疫器官、免疫细胞和免疫因子（免疫活性物质）组成的，它是执行免疫功能的机构。免疫应答是人体对各种抗原的反应，需要免疫系统的参与。

（1）免疫器官

免疫器官是免疫细胞生成、成熟或集中分布的场所，包括骨髓、胸腺、脾、淋巴结等。免疫器官根据功能的不同，可分为中枢免疫器官和外周免疫器官两类。中枢免疫器官包括骨髓和胸腺。骨髓是各种血细胞和免疫细胞发生和分化的场所，也是体液免疫应答发生的场所。胸腺是 T 淋巴细胞分化、发育、成熟的场所。外周免疫器官包括脾、淋巴结、淋巴小结及全身散在的淋巴组织。它们是成熟的 T 淋巴细胞和 B 淋巴细胞定居以及对抗原应答的场所。

（2）免疫细胞

免疫细胞是指参与免疫应答或与免疫应答有关的细胞，主要包括淋巴细胞系（T 淋巴细胞、B 淋巴细胞、自然杀伤细胞等）、粒细胞系（嗜中性粒细胞、嗜酸性粒细胞、嗜碱性粒细胞）、单核细胞系（巨噬细胞、肥大细胞）。其中 T 淋巴细胞、B 淋巴细胞受抗原刺激而被活化，分裂增殖，发生特异性免疫应答（T 淋巴细胞介导的细胞免疫和 B 淋巴细胞介导的体液免疫）。T 淋巴细胞是身体中抵御机体感染的主要效应细胞，它不产生抗体，而是直接发挥作用，所以 T 淋巴细胞介导的免疫作用称作细胞免

疫。B 淋巴细胞受抗原刺激后，会增殖分化出大量浆细胞，浆细胞合成和分泌抗体并进入血液循环，进而发挥体液免疫的功能，所以 B 淋巴细胞介导的免疫作用称作体液免疫。自然杀伤细胞可非特异直接杀伤靶细胞，包括肿瘤细胞、病毒感染细胞、较大的病原体（如真菌和寄生虫）、同种异体移植的器官或组织等，这种天然杀伤活性既不需要预先由抗原致敏，也不需要抗体参与。粒细胞系中绝大部分是中性粒细胞，在血液的非特异性细胞免疫中起着趋化作用和吞噬作用。单核细胞系的功能为吞噬清除体内病原体、异物及衰老凋亡的细胞，以及活化 T、B 淋巴细胞介导的免疫反应。

（3）免疫因子

免疫因子是指由免疫细胞或其他细胞产生的发挥免疫作用的物质，包括抗体（各种免疫球蛋白）、淋巴因子、溶菌酶等。T 淋巴细胞受抗原刺激产生的免疫分子，即淋巴因子和补体，能溶解细菌和使被病毒感染的细胞发生膜破裂；B 淋巴细胞受抗原刺激产生的抗体，即免疫球蛋白，具有与相应的抗原特异性的结合作用，使抗原凝集、沉淀或溶解，从而清除抗原。巨噬细胞受抗原刺激也能产生免疫分子，称为单核因子，能发挥抗病毒、抗肿瘤、促进免疫反应等作用。

2. 免疫系统的基本特性

（1）识别自身与非自身

高等动物机体具有良好的免疫功能，能识别自身与非自身的大分子物质，这是机体产生免疫应答的基础。机体识别的物质基础存在于免疫细胞（T、B 淋巴细胞）膜表面的抗原受体，它们能与一切大分子抗原物质的表位，即抗原决定簇结合。机体的这种识别功能非常精细，不仅能识别存在于异种动物之间的一切抗原物质，而且对同种动物不同个体之间的组织和细胞也能加以识别，即使这些细胞和蛋白成分只存在微细的差别。同种动物不同个体之间的组织移植排斥反应就是基于这种识别能力发生的。机体免疫系统的识别功能对保证机体的健康是极其重要的，一旦识别功能降低就会导致对“敌人”的宽容，从而降低或丧失对病原微生物或肿瘤的防御能力；识别功能紊乱则会导致严重的功能失调，如把自身组织或细胞当作异物，从而引起自身免疫性疾病，如系统性红斑狼疮。

（2）特异性

机体的免疫应答和由此产生的免疫力具有高度的特异性，具有很强的针对性，如接种天花疫苗可使机体产生对天花病毒的抵抗力，而对其他病毒则无抵抗力。对于某些多种血清型的病原体，应用某一血清型的疫苗免疫接种，也只能产生针对该血清型病原体的保护力，如接种流感病毒疫苗时，机体不能对其他血清型流感病毒产生免疫。

（3）免疫记忆

免疫具有记忆功能。机体对某一抗原物质或疫苗产生免疫应答，体内产生体液免疫（抗体）和细胞免疫（致敏淋巴细胞及淋巴因子），经过一定时间后这种抗体消失，但免疫系统仍然保留对该抗原的免疫记忆。当机体再次接触抗原物质或疫苗加强免疫时，机体可迅速产生比初次接触抗原时更多的抗体，这就是免疫记忆现象。细胞免疫同样具有免疫记忆功能。

3. 免疫系统的功能

（1）免疫防御

免疫防御是指通过机体的非特异性和特异性免疫，识别和清除进入体内的抗原，如细菌、病毒等。若免疫功能异常亢进时，可引起变态反应；而免疫功能低下或免疫缺陷，可引起机体的反复感染或机体的免疫缺陷病，如艾滋病。

（2）免疫监视

机体内的细胞常因物理、化学、病毒等因素的作用而突变。人体免疫功能正常时，可以识别和清除体内基因突变而产生的肿瘤细胞或衰老、凋亡细胞；若此功能低下或失调，则可导致肿瘤的发生或持续性的感染。

（3）免疫稳定

一般情况下，免疫系统对自身组织细胞不产生免疫应答，称为免疫耐受，赋予了免疫系统有区别“自身”和“非己”的能力。一旦免疫耐受被打破，免疫调节功能紊乱，会导致自身免疫病和过敏性疾病的发生。

三、免疫应答

免疫系统将入侵的病原微生物、大分子物质、机体内突变的细胞以及衰老、凋亡的细胞认为是“非己物质”，免疫应答是指免疫系统识别和清除“非己物质”的整个过程，可分为非特异性免疫和特异性免疫两大类。

1. 非特异性免疫

非特异性免疫又被称为固有免疫或先天性免疫，是与生俱来的，是一切免疫的基础。

（1）非特异性免疫的组成

非特异性免疫是先天获得的，并可遗传给后代的一种免疫功能，可以有效地防止各种病原体的入侵，它与人体的组织结构和生理机能密切相关。非特异性免疫系统包括组织屏障（皮肤和黏膜屏障、血脑屏障、胎盘屏障等）、免疫细胞（吞噬细胞、细胞毒性 T 淋巴细胞、树突状细胞等）、体液因子（补体、细胞因子、酶类物质等）。

1）组织屏障

①外围屏障。皮肤黏膜是机体的第一道防线，主要作用包括：机械阻挡作用和附属物（如纤毛）的清除作用，分泌物（如汗腺分泌的乳酸、胃黏膜分泌的胃酸等）的杀菌作用，体表和与外界相通的腔道中寄居的正常微生物群对入侵微生物的拮抗作用，等等。

②内部屏障。抗原物质一旦突破第一道防线进入机体后，会遭到机体内部屏障的阻挡。血脑屏障和胎盘屏障就构建了机体的第二道防线。血脑屏障主要由软脑膜、脉络膜和毛细血管组成，可以阻止微生物等侵入脑脊髓和脑膜内，从而保护中枢神经系统不受损害。血脑屏障随个体发育而逐渐成熟，婴幼儿血脑屏障发育不完善，一旦感染，容易发生脑脊髓膜炎和脑炎。胎盘屏障由母体子宫内膜的基蜕膜和胎儿绒毛膜滋养层细胞共同组成。这个屏障既不妨碍母子间的物质交换，又能防止母体内的病原微生物入侵胎儿，从而保护胎儿的正常发育。

2）免疫细胞。淋巴和单核吞噬细胞系统也是机体的第二道防线。微生物进入机体组织以后，多数沿组织细胞间隙的淋巴液经淋巴管到达淋巴结，淋巴结内的巨噬细胞会清除它们，阻止它们在机体内扩散，这就是淋巴屏障作用。如果微生物数量多、毒力强，就有可能冲破淋巴屏障，进入血液循环，扩散到组织器官中。这时，它们会受到单核吞噬细胞系统屏障的阻挡，这是一类大的吞噬细胞，主要存在于组织中。机体内还有一类较小的吞噬细胞，主要存在于血液中，其中大部分是中性粒细胞和嗜酸性粒细胞。它们不属于单核吞噬细胞系统，但与单核吞噬细胞系统一样，分布于全身，对入侵的微生物和大分子物质有吞噬和消除的作用。

3）体液因子。在正常体液中存在的一些非特异性杀菌物质如补体、溶菌酶及各种细胞因子（白细胞介素、肿瘤坏死因子、γ 干扰素）等也与淋巴细胞和单核吞噬细胞系统屏障一样，是机体的第二道防线，有助于清除入侵的微生物。

（2）非特异性免疫的特点

1）无特异性，作用范围广。机体对入侵抗原物质的清除没有特异的选择性。

2）先天具备。非特异性免疫是生物在长期进化中逐渐形成的，是机体抵御病原入侵的重要防线。

3）无免疫记忆功能。非特异性免疫初次与抗原接触即能发挥效应，但无记忆性。

4）有稳定遗传性。生物体出生后即具有非特异性免疫能力，并能遗传给后代。

5）最基本的免疫功能。从种系发育来看，无脊椎动物的免疫都是非特异性的，脊椎动物除非特异性免疫外，还发展了特异性免疫，两者紧密结合，不能截然分开。从个体发育来看，当抗原物质入侵机体以后，首先发挥作用的是非特异性免疫，而后产生特异性免疫。因此，非特异性免疫是一切免疫防护的基础。

2. 特异性免疫

特异性免疫又称适应性免疫或获得性免疫，是指由于对抗原特异性识别而产生的免疫。感染和免疫接种均能产生特异性免疫。特异性免疫是人在出生后的生活过程中接触了病原微生物等抗原物质后产生的，它是由免疫活性细胞在外来的抗原诱导下产生的一种针对性很强的免疫能力，通过T淋巴细胞介导的细胞免疫和B淋巴细胞介导的体液免疫的相互作用而发生免疫应答。

（1）特异性免疫的分类

1）细胞免疫。致敏淋巴细胞与相应抗原再次相遇时，通过直接细胞毒性作用或者释放细胞因子杀伤病原体及其所寄生的细胞。T淋巴细胞是参与细胞免疫的淋巴细胞，受到抗原刺激后，转化为致敏淋巴细胞，并表现出特异性免疫应答，免疫应答只能通过致敏淋巴细胞传递，故称细胞免疫。免疫过程通过感应、反应、效应三个阶段，在反应阶段致敏淋巴细胞再次与抗原接触时，便释放出多种淋巴因子，与巨噬细胞、细胞毒性T淋巴细胞协同发挥免疫功能。细胞免疫在抗病毒、真菌、原虫和部分在细胞内寄生的细菌（伤寒杆菌、布氏杆菌、结核杆菌、麻风杆菌）的感染中起重要作用。T淋巴细胞还有调节体液免疫的功能。

2）体液免疫。B淋巴细胞是参与体液免疫的致敏细胞，致敏淋巴细胞受抗原刺激后转化为浆细胞，并产生能与相应抗原结合的抗体即免疫球蛋白（Ig），存在于人和动物血液、组织液及其他外分泌液中，可分为IgM、IgA、IgG、IgD、IgE五大类。不同的抗原可诱发不同的免疫应答，能特异性结合细菌、病毒、真菌、原虫、肿瘤细胞等抗原，在抗感染和肿瘤免疫中具有重要作用。在感染过程中最早出现IgM，是近期感染的标志，虽然持续时间不长却对早期诊断有意义。IgG随后出现，并持续较长时间，一般对机体具有保护性。IgA是机体黏膜表面最有特征性的防御因子，是呼吸道和消化道黏膜的局部抗体，它和其他防御因素（包括细胞免疫及体液免疫两方面）共同作用，可防止黏膜感染。寄生虫感染及免疫系统疾病发生时IgE会增高。IgE还参与过敏反应。

（2）特异性免疫的特点

1）特异性。或称专一性，机体的二次应答是针对再次进入机体的抗原，而不是针对初次进入机体的抗原。

2）免疫记忆。免疫系统对初次抗原刺激的信息可留下记忆，即淋巴细胞一部分成为效应细胞与抗原结合并清除它，另一部分分化为记忆细胞进入静止期，待与再次进入机体的相同抗原相遇时，会产生与其相应的抗体，避免二次感染。

3）免疫耐受性。生理条件下，机体免疫系统对外来抗原刺激产生一系列应答以清除抗原物质，但对体内组织细胞表达的自身抗原却表现为“免疫无应答”，而避免自身免疫病。机体免疫系统对特定抗原的这种“免疫无应答”状态称为免疫耐受。

（3）特异性免疫的获得方式

1）主动免疫。主动免疫分两类。一是自然免疫。自然形成的，即感染患病后自然获得的，称为自然免疫。二是人工主动免疫。人工诱导产生的，将抗原性物质（疫苗或菌苗）接种于人体，刺激机体免疫系统产生特异性免疫应答，从而对相应病原体感染产生特异性抗体的，称为人工主动免疫。例如，接种卡介苗，便自动获得了对结核杆菌的抵抗力。主动免疫后免疫持续时间较长。

2）被动免疫。被动免疫也分两类。一是自然获得的。例如，通过母体胎盘和母亲哺乳自然传递给胎儿免疫球蛋白，如 IgG 和 IgA。二是人工被动免疫，注射同种或异种抗体，如输入纯化免疫球蛋白、含有特异性抗体的免疫血清等免疫制剂，使机体即刻获得特异性免疫力。被动免疫的免疫持续时间较短。

学习单元 2　医学微生物学基础

一、微生物与病原微生物的概念

1. 微生物的概念

微生物是广泛存在于自然界中的一群不能用肉眼直接观察，必须借助光学显微镜或电子显微镜放大数百倍、数千倍甚至数万倍才能观察到的微小生物的总称，其特点是体积微小、结构简单、种类繁多、分布广泛、繁殖迅速、容易变异。

2. 病原微生物的概念

在自然界中有一小部分微生物能引起人类或动、植物的病害，这些具有致病性的微生物称为病原微生物，包括细菌、真菌、放线菌、病毒、支原体、衣原体、立克次体、螺旋体等。

二、病原微生物的分类和致病性

1. 细菌的分类和致病性

按照细菌的形态可分为球菌、杆菌、螺形菌、弧菌等；用革兰氏染色法可将细菌分为革兰氏阳性菌（G^+）和革兰氏阴性菌（G^-）；其特殊结构包括荚膜、鞭毛、菌毛及芽孢，是细菌在特殊的环境中（营养丰富或恶劣的环境）形成的结构，与细菌的致病性密切相关。

病原菌的致病作用与其毒力、侵入的数量、侵入门户密切相关。此外，致病性还取决于机体的免疫状态。细菌可以通过呼吸道、消化道、皮肤黏膜损伤、性传播等方式导致机体发生隐性感染和显性感染。

（1）按细菌致病性分类

1）正常菌群。出生后，外界的微生物就逐渐进入人体。在正常人体皮肤、黏膜及外界相通的各种腔道（如口腔、鼻咽腔、肠道和泌尿道）等部位，存在着对人体无害的微生物群，在与宿主的长期进化过程中，微生物群的内部及其与宿主之间互相依存、互相制约，形成一个能进行物质、能量及基因交流的动态平衡的生态系统，我们称之为正常菌群。

2）机会致病菌。有些细菌在正常情况下并不致病，但在某些条件改变的特殊情况下（寄居部位改变、免疫功能低下、菌群失调等）可以致病，这类细菌称为机会致病菌（条件致病菌）。例如，大肠杆菌正常寄居在肠道，如果进入泌尿道、腹腔、血液会引起泌尿道感染、腹腔感染及败血症等；又如，免疫功能低下的艾滋病患者被肺孢子菌感染后易患肺孢子菌肺炎。

3）致病菌。有些细菌通常寄生在自然界中，一旦进入机体，则会大量定植繁殖引起疾病，这些能引起人类疾病的细菌称为致病菌，如痢疾杆菌、伤寒杆菌、霍乱弧菌等。

（2）按细菌的形态分类

1）球菌。球菌是细菌中的一大类。对人类有致病性的病原性球菌主要引起化脓性炎症，又称为化脓性球菌，主要包括金黄色葡萄球菌、A 群链球菌、肺炎链球菌等革兰氏阳性菌。

金黄色葡萄球菌主要引起以下炎症。①皮肤软组织感染。主要有疖、痈、毛囊炎、脓疱性痤疮、甲沟炎、睑腺炎、伤口化脓等。②内脏器官感染。如气管炎、肺炎、脓胸、中耳炎、骨髓炎等。③全身感染。如败血症、脓毒血症等。新生儿或机体防御功能严重受损时表皮葡萄球菌也可引起严重败血症。

A 群链球菌是另一类常见化脓性球菌，广泛存在于自然界、人及动物粪便和健康人鼻咽部，主要通过飞沫传染，引起各种化脓性炎症，如猩红热、蜂窝织炎、淋巴管炎、亚急性细菌性心内膜炎、产褥感染及链球菌超敏反应性疾病等。

肺炎链球菌也称肺炎球菌，常寄居于正常人的鼻咽腔中，主要引起大叶性肺炎、脑膜炎、支气管炎等。

革兰氏阴性球菌包括脑膜炎球菌、淋球菌等。脑膜炎球菌为流行性脑脊髓膜炎的病原菌。淋球菌常引起急性尿道炎、阴道炎、宫颈炎、盆腔炎等。

2）肠杆菌。肠杆菌是一大群生物学性状相似的革兰氏阴性杆菌，常寄居在人和动物肠道中，广泛分布于水、土壤或腐物中。目前肠杆菌科已有 44 个属，170 多个种。常见的引起人类感染的肠杆菌科细菌及所致疾病见表 2–3–1。大多数肠道杆菌是肠道的常居菌，当人体免疫力低下或细菌侵入肠道以外部位时，也可引起疾病，故为机会致病菌。少数细菌为致病菌，如伤寒沙门菌、痢疾杆菌、鼠疫耶尔森菌等。

表 2–3–1　常见的引起人类感染的肠杆菌科细菌及所致疾病

属	代表种	所致疾病
埃希菌属	大肠埃希菌	肠道外感染，胃肠炎
志贺菌属	痢疾志贺菌	细菌性痢疾
沙门菌属	伤寒沙门菌	肠热症、胃肠炎、败血症
枸橼酸杆菌属	弗劳地枸橼酸杆菌	机会致病菌，引起胃肠道感染
克雷伯菌属	肺炎克雷伯菌	肺炎，泌尿系统感染、创伤感染、败血症等
肠杆菌属	产气肠杆菌	很少引起原发性感染
沙雷菌属	黏质沙雷菌黏质亚种	泌尿道、呼吸道及外科术后感染
变形杆菌属	普通变形杆菌	食物中毒，泌尿系统感染、脑膜炎、腹膜炎等
耶尔森菌属	鼠疫耶尔森菌	鼠疫

3）其他细菌。霍乱弧菌是引起人类霍乱的病原体。霍乱是一种古老且流行广泛的烈性传染病之一，曾在世界上引起多次大流行，主要表现为剧烈的呕吐、腹泻、失水，

死亡率甚高，属于国际检疫传染病。

无芽胞厌氧菌是一群生长和代谢不需要氧气，利用发酵获取能量，须在低氧分压条件下才能生长的细菌。厌氧菌主要存在于人体及动物体内，特别是肠道、口腔、上呼吸道、泌尿道等处，与需氧菌和兼性厌氧菌共同构成机体的正常菌群，并且数量占有绝对的优势。厌氧菌感染常引起局部的炎症、脓肿、组织坏死等，并可累及全身各个部位，如中耳炎、鼻窦炎、牙周脓肿、坏死性肺炎、肺脓肿、腹膜炎、阑尾炎、盆腔脓肿、子宫内膜炎、败血症等。

铜绿假单胞菌属假单胞菌属，广泛分布于自然界、人和动物体表及肠道中，是临床上较常见的机会致病菌之一。感染可发生在人体任何部位和组织，常见于烧伤或创伤部位、中耳、角膜和尿道，可以引起皮肤感染、中耳炎、角膜炎、泌尿系统感染等，也可引起心内膜炎、胃肠炎、脓胸甚至败血症。

2. 真菌的分类和致病性

对人类致病的真菌分浅部感染真菌、深部感染真菌等，前者侵犯皮肤、毛发、指甲；后者可侵犯全身内脏，严重的可引起死亡。此外，有些真菌寄生于粮食、饲料中，能产生毒素引起中毒性真菌病。

（1）浅部感染真菌

浅部感染真菌是一类寄生或腐生于角蛋白组织（表皮角质层、毛发、甲板）的真菌，一般不侵入皮下组织或内脏，故不引起全身感染。人类多因接触患者、患畜或染菌物体而被传染，可分为皮肤癣菌和角层癣菌两类。皮肤癣菌感染引起的皮肤癣是最普遍的真菌病，以手足癣最为多见。角层癣菌感染所引起的花斑癣也叫汗斑，好发于颈、胸、腹、背和上臂。

（2）深部感染真菌

深部感染真菌主要是指一些机会致病性真菌，如念珠菌、隐球菌、曲霉菌、毛霉菌、放线菌、奴卡菌等，主要引起全身性感染和二重感染。

念珠菌又称假丝酵母菌，广泛存在于自然界中，寄生于人类的皮肤和黏膜，以白色念珠菌致病力最强；可引起皮肤、黏膜感染，如鹅口疮、口角糜烂、外阴及阴道炎；也可以引起深部系统性内脏感染，如肺炎、支气管炎、肠炎、膀胱炎及肾盂肾炎等；还可引起脑膜炎、脑膜脑炎及脑脓肿等中枢神经感染。此类感染与机体免疫力降低及菌群失调有关，常发生于长期应用抗生素、激素、免疫抑制剂治疗、化疗和放疗的患者。

曲霉菌为丝状真菌，可随气流随处飘落，感染者多为严重免疫缺陷患者，尤其是人类免疫缺陷病毒（HIV）感染者，主要引起曲霉菌性肺炎。

隐球菌在自然界中广泛存在，主要侵犯中枢神经系统，造成脑实质性损害；也可侵袭皮肤、黏膜、淋巴结、骨和内脏，导致相应部位的感染等。

3. 病毒的分类和致病性

病毒属于非细胞型微生物，是一类形体微小、结构简单、只含有一种类型的核酸、专性活细胞寄生、以复制方式繁殖的微生物。

无包膜的病毒感染会引起宿主细胞裂解死亡等杀细胞效应；具有包膜的病毒感染会使宿主细胞表面出现有新病毒抗原的稳定状态的感染，不会使宿主细胞裂解死亡。根据病毒传播途径可以分为呼吸道病毒、消化道病毒及经血液、体液传播的病毒等。

（1）呼吸道病毒

经呼吸道飞沫传播的病毒有流感病毒、副流感病毒、呼吸道合胞病毒、麻疹病毒、SARS 冠状病毒等，主要引起呼吸系统的疾病，包括流行性感冒、普通感冒、支气管炎、婴儿支气管炎、支气管肺炎、小儿麻疹、严重急性呼吸综合征（SARS）等。

（2）消化道病毒

经消化道粪—口途径传播的病毒有脊髓灰质炎病毒、柯萨奇病毒、肠道病毒、轮状病毒、甲型和戊型肝炎病毒等，主要引起消化系统及肠外系统的疾病，包括小儿麻痹症、手足口病、婴幼儿腹泻、病毒性肝炎等。

（3）经血液、体液传播的病毒

经血液、体液传播的病毒，包括乙型肝炎病毒（HBV）、丙型肝炎病毒（HCV）、人类免疫缺陷病毒（HIV）等，主要引起急、慢性肝炎，获得性免疫缺陷综合征（AIDS）等。

（4）其他病毒

1）水痘－带状疱疹病毒。水痘－带状疱疹病毒是引起水痘和带状疱疹的病原体。人类是其唯一宿主。该病毒儿童易感，水痘患儿和带状疱疹患者是儿童水痘的传染源，通过飞沫或直接接触传播，感染发病率可达 90%。传染性强，在儿童原发感染时，引发水痘，皮肤是其主要靶组织，急性期上呼吸道分泌物及水痘或带状疱疹患者水疱中均含有高滴度的感染病毒颗粒。原发水痘感染后，此病毒潜伏于脊髓后根神经节或脑神经的感觉神经节中，成年以后或细胞免疫低下时潜伏的病毒被激活，沿感觉神经轴突到达其所支配的皮肤细胞，在细胞内增殖引起疱疹。因疱疹沿感觉神经支配的皮肤分布，串联成带状，故称带状疱疹。带状疱疹一般多见于胸腹或头颈部，10%～15% 发生于三叉神经眼支所支配的部位，疼痛剧烈。

2）巨细胞病毒。巨细胞病毒是引起胎儿先天性畸形的最常见病原，人类是其唯一宿主。该病毒在人群中的感染极为普遍，通常为隐性感染，仅少数人有临床表现；在机体免疫功能低下时易发生显性感染。感染后，多数人可长期携带病毒。病毒潜伏部位主要为唾液腺、乳腺、肾、外周血单核细胞和淋巴细胞。潜伏病毒被激活可导致复发感染。

4. 其他微生物的致病性

其他微生物包括衣原体、支原体、立克次体、螺旋体等。从广义上来说，其他微生物也属于细菌的范畴，但与细菌的结构和组成略有不同。

（1）衣原体。衣原体是一类在真核细胞内专营寄生生活的微生物，感染后可引起沙眼、包涵体结膜炎、泌尿生殖道感染、性病淋巴肉芽肿等。

（2）支原体。支原体是目前已知的一类能在无生命培养基上生长繁殖的最小原核细胞型微生物，可通过滤菌器，无细胞壁。支原体在呼吸道上皮细胞黏附并定居后，可以引起支原体肺炎。

（3）立克次体。立克次体是一类严格细胞内寄生的原核细胞型微生物，立克次体传播媒介是节肢动物，如虱、蚤、蜱、螨等，引起的疾病为斑疹伤寒、恙虫病等。

（4）螺旋体。螺旋体是一类细长、柔软、螺旋状、运动活泼的原核细胞型微生物，感染后会引起钩端螺旋体病、梅毒、莱姆病等。

三、肠道微生态与益生菌

1. 肠道微生态的概念

正常情况下，肠道中有500～1 500种微生物菌种。它们与肠道交换能量物质，相互传递信息，对宿主有营养、免疫刺激等作用。肠道内的正常微生物群在定性、定量、定位等方面保持平衡状态，形成微生态平衡。由肠道正常菌群及其所生活的环境共同构成的内环境称为肠道微生态。肠道正常菌群包括益生菌、机会致病菌及过路菌，是肠道微生态的核心，占人体总微生物量的78%，肠道菌群最显著的特征之一是稳定性，若失去平衡则会发生各种肠内、外疾病。当机体因感染性疾病长期使用广谱抗生素后，肠道微生态受到破坏，正常菌群中的敏感菌被抑制或杀死，耐药菌大量繁殖而致病，称为菌群失调症或二重感染。例如，长期使用或不规范使用抗生素后会引起肠道菌群失调，耐药细菌大量增殖会导致机体发生抗生素相关性腹泻和假膜性结肠炎。

2. 益生菌分类及其作用

（1）常见的益生菌

人体是一个菌群与人体自身所构成的生态系统。益生菌是人体肠道内的正常菌群，在正常情况下也是优势菌群，具有防护、营养、免疫调节等作用，对维持宿主肠道菌群平衡、提高宿主健康状态起重要作用。肠道益生菌的种类很多，常见的有乳杆菌类、双歧杆菌类、革兰氏阳性球菌类等。

1）乳杆菌类。乳杆菌类为革兰氏阳性无芽胞厌氧杆菌，如嗜酸乳杆菌、干酪乳杆菌、詹氏乳杆菌、拉曼乳杆菌等。肠道乳酸杆菌可分解糖产酸，抑制致病菌及腐败菌的繁殖；妇女青春期阴道内乳杆菌可分解分泌物中的糖产酸，抑制致病菌的生长。

2）双歧杆菌类。双歧杆菌类为革兰氏阳性无芽胞厌氧杆菌，如长双歧杆菌、短双歧杆菌、卵形双歧杆菌、嗜热双歧杆菌等，主要寄居于肠道。

3）革兰氏阳性球菌类。革兰氏阳性球菌类如粪链球菌、乳球菌、中介链球菌等，主要寄生于肠道。

此外，一些酵母菌也可归入益生菌的范畴。

（2）益生菌的作用

1）调节胃肠道菌群平衡。在营养物质有限的情况下，益生菌能够通过其生长优势竞争性地抑制机会致病菌，这种竞争能力是决定肠道菌群分布的重要因素。益生菌对腹泻、便秘等肠道疾病及其并发症具有一定的预防和治疗作用；通过调节肠道菌群平衡，可辅助治疗儿童感染性腹泻。

2）增强免疫功能。随着年龄的增长，人体的免疫功能会逐渐降低，从而引发一系列的健康问题。益生菌可提高抗炎细胞因子的基因表达水平，刺激免疫功能，激活巨噬细胞，提高宿主抗感染能力；还可以在黏膜表面形成生物屏障，阻碍外袭菌侵犯以预防感染。

3）抑制过敏反应。益生菌可以诱导 T 细胞产生大量的白细胞介素（IL–12），能够抑制 IgE 的产生，防止过敏性疾病的发生；对于溃疡性结肠炎、肠易激综合征等具有辅助治疗作用。

4）合成维生素。人体肠道内益生菌可合成部分维生素，如泛酸、烟酸、维生素 B_1、维生素 B_2、维生素 B_6 及维生素 K 等，可以被人体吸收利用。

5）预防肠道肿瘤。益生菌在肠道可以促进膳食纤维分解，产生短链脂肪酸；双歧杆菌新陈代谢产生的乳酸等酸性物质，使肠道内环境保持酸性环境，从而减少有害物质对肠道的刺激，这种生物屏障作用起到预防肠道肿瘤的作用。另外，益生菌通过调节免疫功能和抑制潜在有害细菌的生长等机制保护肠道黏膜，也可起到预防肿瘤的作用。正常人的肠道里嗜热链球菌的丰度比较高，当肠道里嗜热链球菌的丰度降低时，直肠癌的发病危险性会增加。

6）其他作用。研究显示，益生菌具有延缓衰老、防治阿尔茨海默病的作用，对抑郁症有预防和治疗作用，具有防治肝性脑病的作用，能改善耐乳糖性从而提高消化吸收率，具有减肥和降低血脂的作用，利用肠道中的益生菌进行粪菌移植还可以治疗儿童自闭症。

课程 2-4　临床诊断基础知识

学习内容

学习单元	课程内容	培训建议	课堂学时
（1）诊断学基础	1）问诊和病史采集	（1）方法：讲授法 （2）重点：病史采集、实验室检查与临床意义 （3）难点：医学影像学及其他辅助检查	4
	2）体格检查方法		
	3）实验室检查及临床意义		
	4）医学影像学检查		
	5）其他临床辅助检查		
（2）基因检测基础知识	1）基因和遗传的概念	（1）方法：讲授法 （2）重点与难点：基因检测方法，基因检测在健康管理中的应用	1
	2）基因检测方法		
	3）基因检测在健康管理中的应用		

学习单元 1　诊断学基础

根据研究内容、服务对象和服务方式的不同，现代医学分为基础医学、预防医学和临床医学。临床医学是研究疾病的病因、诊断、治疗和预后，直接面对患者实施诊断和治疗的一组医学学科，内科学、外科学、妇产科学、儿科学等都属于临床医学。诊断学是运用医学基本理论知识和基本技能对疾病进行诊断的一门学科，是临床各专业学科的重要基础。现代医学的诊断，主要是通过问诊，全面系统地了解患者的症状和病史；通过视诊、触诊、叩诊、听诊等体格检查方法发现患者存在的体征，并进行一些必要的实验室检查，如血液学检查、生物化学检查、病原学检查、病理学检查，心电图、X 射线体层摄影、内镜检查等，收集这些临床资料后，予以综合分析，得出临床诊断。临床诊断包括：①病因诊断。即根据致病原因而提出的诊断，说明疾病的本质。②病理解剖诊断（病理形态诊断）。即根据病变组织器官的形态改变进行的诊断。③病理生理诊断（功能诊断）。即根据器官功能状况作出的诊断。

一、问诊和病史采集

问诊是医生通过对患者或相关人员的系统询问获取病史资料，经过综合分析而作出临床判断的一种诊断方法。问诊是病史采集的主要手段。病史的完整性和准确性对疾病的诊断和处理有很大的影响，解决患者诊断问题的大多数线索和依据即来源于病史采集所获取的资料。

医生诊治患者的第一步是采集病史，它是医患沟通、建立良好医患关系的最重要时机。正确的方法和良好的问诊技巧，能够让患者感到医生亲切可信，使其有信心与医生合作，这对诊治疾病十分重要。问诊的同时，还可以对患者进行健康教育，向患者提供各种信息，有时候甚至交流本身也具有心理治疗作用。这就要求医生具有较高的人文科学、社会科学方面的修养，能够从生物、心理、社会等多种角度去了解患者，同时还要具有良好的交流与沟通技能。

问诊的内容包括：①一般项目。如姓名、性别、年龄、籍贯、民族、婚姻，通信方式、工作单位等。②主诉。主诉是患者感受最主要的痛苦或最明显的症状或（和）

体征及持续时间，也就是本次就诊最主要的原因。确切的主诉可提供对某系统疾患的诊断线索，反映病情轻重与缓急。③现病史。现病史是病史中的主体部分，它记述患者患病后的全过程，包括起病情况与患病时间、主要症状的特点、病因与诱因、病情的发展与演变、伴随症状、诊治经过等。④既往史。既往史包括患者既往的健康状况和过去曾经患过的疾病（包括各种传染病），特别是与目前所患疾病有密切关系的情况。外伤史、手术史、输血史、预防接种史，对药物、食物和其他接触物的过敏史等，也应记录于既往史中。⑤个人史。个人史包括出生地、居住地区和居留时间（尤其是疫源地和地方病流行区）、受教育程度、职业及工作条件、经济生活和业余爱好、婚姻史等。女性需要问月经史、生育史。⑥家族史。家族史包括询问祖父母、双亲与兄弟姐妹的健康与疾病情况，特别应询问是否患有与患者同样的疾病，有无与遗传有关的疾病。若在几个成员或几代人中皆有同样疾病发生，可绘出家系图显示详细情况。

症状是指患者主观感受到的不适或痛苦，或某些客观病态改变。症状表现有多种形式，有些只有主观才能感觉到，如疼痛、眩晕等；有些症状既有主观感觉，客观检查也能发现，如发热、黄疸、呼吸困难等；有些症状主观无异常感觉，只有通过客观检查才能发现，如黏膜出血、肝大、脾大等；还有些症状是生命现象发生了质量变化（不足或超过），如肥胖、消瘦、多尿、少尿等，需要通过客观评定才能确定。因此，广义上的症状也包括了一些体征。

二、体格检查方法

体格检查是指医生运用自己的感官和借助简便的检查工具，如体温计、血压计、叩诊锤、听诊器、检眼镜等，客观地了解和评估人体状况的一系列最基本的检查方法。许多疾病通过体格检查再结合病史就可以作出临床诊断。医生进行全面体格检查后对患者健康状况和疾病状态提出的临床判断称为检体诊断。通过体格检查发现的客观改变称为体征。体格检查的方法有视诊、触诊、叩诊、听诊 4 种。

1. 视诊

视诊是医生用眼睛观察患者全身或局部表现的诊断方法。视诊可用于全身一般状态和许多体征的检查，如年龄、发育、营养、意识状态、面容、表情、体位、姿势、步态等。局部视诊可了解患者身体各部分的改变，如皮肤、黏膜、眼、耳、鼻、口、舌、头颈、胸廓、腹部外形、骨骼、关节外形等。特殊部位的视诊需借助某些仪器如耳镜、鼻咽喉镜、眼底镜及内镜等进行检查。

2. 触诊

触诊是医生通过手接触被检查部位时的感觉来进行诊断的一种方法。触诊可以进一步检查视诊发现的异常征象，也可以明确视诊所不能明确的体征，如体温、湿度、震颤、波动、压痛、摩擦感，以及包块的位置、大小、轮廓、表面性质、硬度、移动度等。触诊的适用范围很广，在腹部检查中尤为重要。

3. 叩诊

叩诊是用手指叩击身体表面某一部位，使之震动而产生音响，根据震动和声响的特点来判断被检查部位的脏器状态有无异常的一种诊断方法。胸腹部叩诊多用于确定肺尖宽度、肺下缘位置、胸膜病变、胸膜腔中液体多少或有无气体、肺部病变大小与性质、纵隔宽度、心界大小与形状、是否有肝脾肿大、腹水有无与多少，以及腹部肿瘤、子宫、卵巢、膀胱有无胀大等情况。另外，用手或叩诊锤直接叩击被检查部位，诊察神经反射情况和有无疼痛反应也属叩诊。

4. 听诊

听诊是根据患者身体各部分活动时发出的声音来判断正常与否的一种诊断方法。目前主要采用间接听诊法，即用听诊器进行听诊，主要用于心、肺、腹部的听诊。广义的听诊包括听身体各部分发出的任何声音，如语声、呼吸声、咳嗽声，呃逆、嗳气、呻吟、呼叫发出的声音，以及肠鸣音、关节活动音、骨擦音等，这些声音可对临床诊断提供有用的线索。

三、实验室检查及临床意义

实验室检查是通过在实验室进行物理的或化学的检查来确定送检物质的内容、性质、浓度、数量等特性。临床上常用检查项目包括：①造血组织的原发性疾病以及非造血细胞疾病所致的血液学变化的检查，如血常规、血沉、出凝血时间等。②体液与排泄物检验，如对尿、粪、胃液、脑脊液、胆汁等的常规检验。③组成机体的生理成分、代谢功能、重要脏器的生化功能、毒物分析及药物浓度监测等的临床生物化学检验，如肝功能、肾功能、血脂、血糖、血液和体液中电解质和微量元素的检验、血气分析的检验、临床酶学检验等。④免疫学检验，主要包括临床血清学检查、肿瘤标志物等的临床免疫学检测检验。⑤病原学检验，感染性疾病的常见病原体如细菌、真菌培养检查、药物敏感性试验，病原体基因检测等。常用实验室检查项目及临床意义如下。

1. 血常规检查及临床意义

血常规是对血液中红细胞、白细胞、血小板数量变化及形态分布的检查。

（1）血红蛋白（Hb）

1）正常参考值。男性 120 ~ 160 g/L，女性 110 ~ 150 g/L，新生儿 170 ~ 200 g/L。

2）临床意义

① Hb 升高。a. 生理性升高，如新生儿、高原居住者。b. 病理性升高，如真性红细胞增多症、肺源性心脏病、先天性心脏病，以及失水、大面积烧伤等创伤。

② Hb 降低。Hb 降低即贫血，可见于铁、维生素 B_{12}、叶酸等营养素摄入不足，蛋白质—能量营养不良或失血过多，也见于肾衰竭、白血病等。血红蛋白指标要结合红细胞形态改变进行贫血类型的判断。Hb 判断贫血的标准是：成年男性 <120 g/L，成年女性 <110 g/L，孕妇 <100 g/L。

（2）红细胞（RBC）计数

1）正常参考值。男性（4.0 ~ 5.5）$\times 10^{12}$/L，女性（3.5 ~ 5.0）$\times 10^{12}$/L，新生儿（6.0 ~ 7.0）$\times 10^{12}$/L。

2）临床意义。一般情况下，红细胞与血红蛋白之间成正比例关系，同时检验两项对贫血诊断和鉴别诊断有帮助。如在出血时 Hb 减少程度和 RBC 一致；缺铁性贫血、慢性失血等小细胞低色素贫血时 Hb 减少比 RBC 减少严重；大细胞低色素贫血时 RBC 减少比 Hb 减少严重。

（3）白细胞（WBC）计数

1）正常参考值。成人（4 ~ 10）$\times 10^9$/L，新生儿（15 ~ 20）$\times 10^9$/L，儿童（5 ~ 12）$\times 10^9$/L。

2）临床意义

① WBC 增加。a. 生理性增加见于胎儿及新生儿，女性妊娠 5 个月以上、分娩期、月经期，剧烈运动后，处于严寒、极度恐惧等环境时。b. 病理性增加见于急性细菌性感染、严重组织损伤、严重烧伤、单核细胞增多症、急性出血、白血病等。

② WBC 减少。见于病毒感染、伤寒、副伤寒、某些寄生虫感染，自身免疫性疾病，再生障碍性贫血，接触某些化学品，X 射线辐射，以及应用化疗药、使用解热镇痛药等。

（4）血小板（PLT）计数

1）正常参考值。（100 ~ 300）$\times 10^9$/L。

2）临床意义

①血小板减少。a. 血小板生成障碍，如白血病、再生障碍性贫血、骨髓转移瘤、骨髓纤维化等。b. 血小板破坏增多，如脾脏功能亢进、原发性血小板减少性紫癜。c. 血小板消耗过多，如弥漫性血管内凝血、阵发性睡眠性血红蛋白尿、某些感染（病毒感染、立克次体感染、某些细菌感染）、血友病等。d. 药物影响，如抗肿瘤药及其他骨髓抑制药物反应、抗血小板药。

②血小板增多。a. 急性反应，如急性失血、急性溶血、急性感染等。b. 真性红细胞增多症等。c. 脾切除术后。

2. 尿常规检查及临床意义

（1）尿液的酸碱度（pH 值）

1）正常参考值。pH 值 5.0 ~ 7.0。

2）临床意义。尿 pH 值在很大程度上取决于服用的药物、疾病类型及饮食种类。尿液 pH 值增高见于碱中毒、膀胱炎及应用碱性药物等；尿液 pH 值降低可见于酸中毒、糖尿病、痛风、发热、白血病、严重腹泻、饥饿状态及应用酸性药物等。

（2）尿比重

1）正常参考值。1.015 ~ 1.025。

2）临床意义。尿比重增高可见于高热、脱水、心力衰竭等；尿比重降低可见于尿崩症、慢性肾功能不全、肾小管功能异常等。

（3）尿蛋白

1）正常参考值。尿蛋白定性检查为阴性，定量检查 20 ~ 80 mg/24 h。

2）临床意义。一般正常尿液中仅含微量蛋白质，定性检查时为阴性。尿液中蛋白质含量超过 150 mg/24 h 的，称为蛋白尿。生理性蛋白尿见于剧烈运动后（运动性蛋白尿）、发热、低温刺激、精神紧张等。病理性蛋白尿见于肾病综合征、急慢性肾小球肾炎、肾盂肾炎、严重创伤、多发性骨髓瘤等。

（4）尿糖

1）正常参考值。阴性。

2）临床意义。正常人尿中含糖量甚少，剧烈运动、应激后可暂时性增高；持续性增高可见于糖尿病、胰腺炎、垂体和肾上腺疾病如肢端肥大症等疾病。某些药物如肾上腺皮质激素、口服避孕药等可致尿糖假阳性。

（5）尿胆红素

1）正常参考值。阴性。

2）临床意义。尿胆红素阳性见于肝细胞性黄疸和阻塞性黄疸，溶血性黄疸尿中不出现胆红素。

（6）尿胆原

1）正常参考值。阴性或弱阳性。

2）临床意义。尿胆原阳性可见于肝细胞性黄疸、溶血性黄疸等。

（7）尿沉渣红细胞

1）正常参考值。0～3个/高倍视野。

2）临床意义。尿沉渣红细胞阳性见于尿路感染、前列腺疾病、泌尿系统肿瘤、肾结核、急慢性肾小球肾炎、肾结石等，也可见于出血性疾病。

（8）尿沉渣白细胞

1）正常参考值。0～5个/高倍视野。

2）临床意义。尿沉渣白细胞增多常见于泌尿系统细菌性炎症，如膀胱炎、肾盂肾炎等。

（9）尿沉渣管型

1）正常参考值。一般尿中为0。

2）临床意义。出现尿沉渣管型一般认为是肾实质病变的证据。如急、慢性肾小球肾炎可见较多颗粒管型；肾病综合征可见脂肪管型；肾盂肾炎可见白细胞管型。

（10）尿酮体

1）正常参考值。定性为阴性。

2）临床意义。尿酮体阳性主要见于糖尿病酮症，也见于剧烈运动后、妊娠、呕吐、饥饿、消化吸收障碍、脱水等情况。

3. 粪便常规检查及临床意义

（1）外观检查

1）正常参考值。黄色软便。

2）临床意义。粪便稀糊样或水样便见于腹泻，黏液便见于小肠及大肠炎症，脓血便见于细菌性痢疾、溃疡性结肠炎、大肠癌等，大量黄绿色并有膜状物则考虑肠道菌群失调、假膜性小肠结肠炎，米汤样便见于霍乱、副霍乱，乳凝块样便见于脂肪或酪蛋白消化不良，鲜血便可见于内、外痔及肛裂出血、直肠癌出血等，黑便或柏油样便见于上消化道出血，白陶土便见于胆道梗阻及行钡餐检查后，变形便如细条便见于直肠狭窄。

（2）粪隐血（OB）

1）正常参考值。阴性。

2）临床意义。粪隐血阳性见于消化性溃疡、消化道肿瘤、肠结核、溃疡性结肠炎等所致的出血，进食含铁丰富的食物如猪血、肝、菠菜等也可出现粪隐血阳性。

4. 肝功能检查及临床意义

（1）血清丙氨酸氨基转移酶（ALT）

1）正常参考值。成人 <40 U/L。

2）临床意义。ALT 可反映肝细胞损伤程度。ALT 升高常见于：①肝胆疾病，如肝炎、肝硬化、肝癌、脂肪肝、胆管炎、胆囊炎等；②接触化学品，如乙醇、四氯化碳、铅、汞等；③应用某些药物后，如抗结核药如异烟肼、大环内酯类如红霉素、抗真菌药如两性霉素 B、降脂药如他汀类等。

（2）血清天门冬氨酸氨基转移酶（AST）

1）正常参考值。成人 <45 U/L。

2）临床意义。AST 升高主要见于肝损伤和心肌、骨骼肌损伤。在肝损伤时，ALT 与 AST 往往同时升高。AST/ALT 有助于肝病的鉴别诊断：急性或轻型肝细胞损伤时，AST 升高幅度不如 ALT 明显，AST/ALT<1；在急性病程中，该比值明显升高；慢性肝炎、肝硬化，AST 往往高于 ALT。

（3）血清 γ- 谷氨酰转移酶（γ-GT）

1）正常参考值。成人 <50 U/L。

2）临床意义。γ-GT 增高见于肝胆疾病如胆管阻塞、急性肝炎、慢性肝炎、脂肪肝、药物中毒、肝硬化等，持续升高常提示病变活动或恶化。患肝癌时 γ-GT 也明显升高，可用于诊断恶性肿瘤有无肝转移、肝癌术后有无复发。

（4）血清碱性磷酸酶（ALP）

1）正常参考值。成人 40 ~ 150 U/L。

2）临床意义。ALP 升高见于：①肝胆疾病，如阻塞性黄疸、肝癌等；②骨骼疾病，如骨损伤、骨疾病（纤维性骨炎、佝偻病、骨软化症、成骨细胞瘤等）。

（5）血清总蛋白、白蛋白、球蛋白

1）正常参考值。成人总蛋白 60 ~ 80 g/L、白蛋白（A）40 ~ 55 g/L、球蛋白（G）20 ~ 30 g/L、A/G 1.5 ~ 2.5 ∶ 1。

2）临床意义

①血清总蛋白及白蛋白增高。常见于各种原因，如脱水所致的血液浓缩。

②血清总蛋白及白蛋白降低。a. 合成障碍，常见于肝病，白蛋白 <30 g/L 提示肝合成白蛋白功能下降，如慢性肝炎、肝硬化等。b. 蛋白质摄入不足或吸收不良，如长期饥饿、慢性腹泻等。c. 蛋白质丢失过多，如肾病综合征、严重烧伤、急性大失血、结核病、恶性肿瘤等。

③球蛋白增高。a. 自身免疫性疾病，如系统性红斑狼疮、风湿热、类风湿关节炎等。b. 多发性骨髓瘤、淋巴瘤、原发性巨球蛋白血症等。c. 慢性感染，如结核病、疟疾、麻风病及血吸虫病等。

④球蛋白降低。主要因合成减少，见于小于 3 岁的婴幼儿、长期应用肾上腺皮质激素或免疫抑制剂者、先天性低 γ 球蛋白血症。

⑤ A/G 值。A/G 值反映了肝生成白蛋白功能受损情况，比值减小程度与肝病严重性相关。$A/G<1$ 称为白球比倒置，见于慢性肝炎、肝硬化等。

（6）胆红素

1）正常参考值。总胆红素 1.7 ~ 17 μmol/L，直接胆红素 0 ~ 6.8 μmol/L，间接胆红素 1.7 ~ 10.2 μmol/L。

2）临床意义。总胆红素、间接胆红素增高见于溶血性贫血、新生儿黄疸等；总胆红素、直接胆红素、间接胆红素均增高见于各种肝炎，如急性黄疸型肝炎、中重度慢性肝炎、中毒性肝炎及肝硬化等；直接胆红素增高为主见于胆汁排泄受阻，常见病因有肝内及肝外阻塞、胰头癌、毛细胆管型肝炎等。

5. 肾功能检查及临床意义

（1）尿素氮（BUN）

1）正常参考值。3.2 ~ 7.1 mmol/L。

2）临床意义。血中尿素氮增高见于：①各种肾实质损伤，如急、慢性肾炎，严重的肾盂肾炎；②脱水、循环功能衰竭；③体内蛋白质分解过多，如高热、大面积烧伤；④一次性蛋白质吸收过多，如高蛋白饮食、上消化道出血等。因受体内外因素影响较多，BUN 一般不作为反映早期肾功能受损的指标。

（2）血肌酐（Cr）

1）正常参考值。男性 53 ~ 106 μmol/L，女性 44 ~ 97 μmol/L。

2）临床意义。Cr 升高见于各种肾实质性损害，如急、慢性肾炎。Cr 在早期或轻度肾损害时正常，中重度肾损害时明显升高，Cr 和 BUN 同时增高则表明肾功能严重受损。Cr 越高，预后越差。其他如休克、心衰、脱水等引起心血输出量减少、肾灌注下降也可导致 Cr 轻度增高。因肾小球滤过率（GFR）的测定相对困难，目前临床上一般用 Cr 值应用公式计算肾小球滤过率表示肾小球滤过功能，称为估算的肾小球滤过率（eGFR）。

（3）尿酸（UA）

1）正常参考值。男性 150 ~ 416 μmol/L，女性 89 ~ 357 μmol/L。

2）临床意义。血尿酸增高见于痛风、核酸代谢增加时，如白血病、多发性骨髓瘤、真性红细胞增多症、肾功能减退、食用富含嘌呤的食物等。

6. 血糖检查及临床意义

（1）正常参考值。空腹血糖 3.9 ~ 6.0 mmol/L 且糖负荷后 2 h 血糖 <7.8 mmol/L。

（2）临床意义

1）血糖增高。血糖生理性增高见于摄入高糖食物后、饭后 1 ~ 2 h；情绪紧张时由于肾上腺素分泌增加也可引起血糖升高。

血糖病理性增高见于：①胰腺 β 细胞损害导致胰岛素分泌缺乏，或胰岛素功能不足引起的糖尿病；②某些疾病导致对抗胰岛素的激素（如生长素、肾上腺皮质激素、甲状腺素等）分泌过多引起的高血糖；③颅内压增高，如颅外伤、颅内出血、脑膜炎等；④脱水，如呕吐、腹泻、高热等也可使血糖轻度增高。

2）血糖降低。血糖生理性降低见于饥饿、剧烈运动。

血糖病理性降低见于：①胰岛素 β 细胞增生或肿瘤所致胰岛素分泌过多；②对抗胰岛素的激素（如生长素、肾上腺皮质激素、甲状腺素等）分泌不足；③严重肝病；④胰岛素或其他降糖药物使用过量等。

7. 血脂检查及临床意义

（1）甘油三酯（TG）

1）正常参考值。0.56 ~ 1.70 mmol/L。

2）临床意义。甘油三酯增高见于：家族遗传性高甘油三酯血症，食物中能量物质摄取过多，糖尿病、甲状腺机能减退、肾病综合征、阻塞性黄疸、妊娠、口服避孕药等继发引起的甘油三酯增高。甘油三酯降低见于：甲状腺功能亢进、肾上腺皮质功能减退、重症肝病等，消化吸收不良疾病继发引起的甘油三酯水平下降。

（2）总胆固醇（TC）

1）正常参考值。正常参考值：<5.18 mmol/L。边缘升高：5.18 ~ 6.19 mmol/L。升

高：≥6.22 mmol/L。

2）临床意义。总胆固醇增高见于原发性高胆固醇血症、肾病综合征、甲状腺机能减退、糖尿病、脂肪肝等。总胆固醇降低见于严重肝病、营养不良、甲状腺功能亢进及慢性消耗性疾病等。

（3）高密度脂蛋白胆固醇（HDL–C）

1）正常参考值。正常参考值：≥1.04 mmol/L。减低：<1.04 mmol/L。

2）临床意义。HDL–C 与动脉粥样硬化的发病呈负相关，是心血管疾病的保护因素。体内 HDL–C 病理性降低常见于冠心病、脑血管病、糖尿病、肥胖症、吸烟等。

（4）低密度脂蛋白胆固醇（LDL–C）

1）正常参考值。正常参考值：<3.37 mmol/L。边缘升高：3.37 ~ 4.12 mmol/L。升高：≥4.14 mmol/L。

2）临床意义。LDL–C 与动脉粥样硬化的发病及损害程度呈高度正相关，是动脉粥样硬化的主要危险因素。LDL–C 的控制水平应根据心血管病危险程度确定。

8. 常用肿瘤标志物检查及临床意义

（1）癌胚抗原（CEA）

1）正常参考值。<5 μg/L。

2）临床意义。CEA 增高见于 60% 的结肠癌、直肠癌患者，也可见于肝癌、胃癌、肺癌等。吸烟会引起 CEA 升高。CEA 动态观察对肿瘤患者的诊断、监测恶性肿瘤是否转移及判断预后有价值。

（2）甲胎蛋白（AFP）

1）正常参考值。阴性。

2）临床意义。AFP 阳性见于原发性肝癌：敏感性 70% ~ 80%，特异性 >80%。另外，AFP 阳性也见于睾丸癌、畸胎瘤、肝硬化、重症肝炎、消化道肿瘤等。

（3）前列腺特异性抗原（PSA）

1）正常参考值。0 ~ 4 ng/mL。

2）临床意义。90% ~ 97% 的前列腺癌患者血清 PSA 水平明显升高，外科手术后 90% 患者 PSA 水平降低；若又见 PSA 水平升高，即有转移或复发可能。此外，前列腺良性肿瘤、前列腺肥大或前列腺炎时，约 14% 患者血清 PSA 水平升高。

（4）癌抗原 19–9（CA19–9）

1）正常参考值。<3.7 万 U/L。

2）临床意义。CA19–9 是癌细胞所含的一种糖蛋白，主要与消化道的癌症有关，以胰腺癌和胆囊癌的阳性率较高。有部分的良性疾病如急性胰腺炎、胆石症、肝硬化等也可能出现 CA19-9 升高的现象。若结合 CEA 检测，胃癌的诊断符合率可达 85%。

（5）癌抗原 125（CA125）

1）正常参考值。<3.5 万 U/L。

2）临床意义。CA 125 是癌细胞所含的一种糖蛋白，对卵巢癌的诊断有很高的阳性率（97%），故一般视为卵巢癌的标志物，尤其对观察治疗效果和判断复发较为灵敏。另外，子宫内膜癌 CA 125 也会出现滴度增高，阳性率为 78.8%。CA 125 在宫颈癌、胰腺癌、胆道癌、肝癌、胃癌、结肠直肠癌、肺癌时可呈阳性。良性卵巢肿瘤 CA 125 也可呈阳性，但多数不超过 10 万 U/L。

9. 乙型肝炎病毒标志物检查及临床意义

（1）乙型肝炎病毒表面抗原（HbsAg）

1）正常参考值。阴性。

2）临床意义。HbsAg 阳性提示感染乙型肝炎病毒，见于肝炎活动期、与乙肝病毒感染有关的肝硬化或原发性肝癌患者以及乙肝病毒携带者，是乙肝病毒感染的标志。

（2）乙型肝炎病毒表面抗体（HbsAb）

1）正常参考值。阴性。

2）临床意义。HbsAb 阳性说明已获得乙型肝炎保护性抗体，无传染性。

（3）乙型肝炎病毒 e 抗原（HbeAg）

1）正常参考值。阴性。

2）临床意义。HbeAg 阳性可作为乙型肝炎病毒复制及具有传染性的指标。乙肝病毒感染早期，HbeAg 阳性提示有较强的传染性；HbeAg 持续阳性，表明转为慢性。

（4）乙型肝炎病毒 e 抗体（HbeAb）

1）正常参考值。阴性。

2）临床意义。非中和抗体。出现 HbeAb 阳性的患者，表明乙型肝炎病毒复制降低及传染性降低。

（5）乙型肝炎病毒核心抗体（HbcAb）

1）正常参考值。阴性。

2）临床意义。非中和抗体。IgM 型 HbcAb 阳性存在于急性期或慢性乙肝急性发作期，IgG 型 HbcAb 阳性是曾经感染的标志。

（6）乙型肝炎病毒 DNA 定量检查

1）正常参考值。乙型肝炎病毒 DNA 聚合酶链反应阴性。

2）临床意义。乙型肝炎病毒DNA是乙型肝炎病毒的基因物质，是乙型肝炎病毒感染的直接诊断证据。乙型肝炎病毒DNA定量增高表明乙型肝炎病毒复制及有传染性。

四、医学影像学检查

临床常用的医学影像学检查有X射线检查（X射线体层摄影）、CT检查（计算机层析成像检查）、超声检查、磁共振成像等。

1. X射线检查

X射线检查基于X射线对人体组织的穿透性，不同组织由于厚度、密度差异对X射线吸收衰减不同而形成图像。高密度、高厚度组织在X射线图像中呈白色，低密度、低厚度组织则呈黑色。X射线检查可获得永久性图像记录，对复查疾病的进展有重要意义，因此X射线检查是呼吸系统、骨骼系统等疾病的首选影像学检查方法。随着技术的发展，X射线检查目前也应用于心脑血管、恶性肿瘤等的造影检查与治疗。X射线检查的缺点有：该检查为组织的重叠图像，对于组织密度差小的器官组织较难分辨；具有辐射；部分造影检查为有创性；碘造影剂有发生过敏反应的风险。

（1）检查方法

按照检查手段不同，X射线检查分为普通检查和造影检查两种。普通检查为不引入造影剂的一般性透视或拍片检查。造影检查是将造影剂引入体内的腔隙、管道内的检查。引入器官或组织内的造影剂，按照与正常组织器官的密度比较，分为高密度造影剂和低密度造影剂两种。

按照成像方式不同，X射线检查分为透视检查和摄影检查两种。透视检查简单易行，可以通过不同体位观察，了解心脏大血管搏动、膈运动、胃肠蠕动等，但透视缺乏永久性图像记录，荧光屏亮度较差，对于组织器官的密度、厚度差较小或过大的部位如头颅、骨盆等均不宜透视。摄影检查是目前最常用的检查方法，将组织的厚度、密度改变永久性地记录在照片上，图像清晰，对比度好。缺点是只能得到一个方向的重叠图像。为了立体观察，常需要做相互垂直的两个摄像，不能做动态观察。

数字X射线成像（DR）是将普通X射线摄影装置或透视装置同电子计算机相结合，使X射线成像信息由模拟信号转换为数字信号，从而得到数字图像的成像技术。DR依其结构上的差别可分为计算机X射线成像（CR）、数字X射线荧光成像（DF）和平板探测器数字X射线成像。

数字减影血管造影（DSA）是通过计算机进行辅助成像的血管造影方法。它是应用计算机程序进行两次成像完成的。在注入造影剂之前，首先进行第一次成像，并用电子计算机将图像转换成数字信号储存起来。注入造影剂后，再次成像并转换成数字信号。两次得到的数字信号相减，消除相同的信号，得到一个只有造影剂的血管图像。这种图像较以往所用的常规血管造影所显示的图像，更清晰和直观，一些精细的血管结构亦能显示。

（2）不同疾病 X 射线图像表现

疾病 X 射线图像改变可有：大小改变，如心影增大；位置改变，如关节脱位等；形态改变，如各种呼吸系统、循环系统、消化系统、泌尿生殖系统、骨骼关节系统的发育异常、炎症、肿瘤、外伤等都会产生形态结构变化；轮廓改变，如心脏病、心包病变、骨关节疾病的诊断，需要依靠这些器官外形轮廓的变化；密度改变，如肺内渗出、肿瘤致肺内异常密度增高，骨骼炎症、肿瘤致骨骼密度降低或破坏；功能改变，如心包积液、心脏搏动减弱或消失等。

2. CT 检查

CT 检查不同于 X 射线检查所获得的组织厚度和密度差的重叠图像，而是 X 射线束穿过人体特定层面进行扫描，经电子计算机处理而获得的重建图像。CT 图像的分辨率由图像的像素所代表的对应体素的大小决定，体素由扫描野的大小、矩阵的行列数及层厚决定，扫描野越小、矩阵数越多、层厚越薄，其分辨率越高。

组织对 X 射线吸收衰减可以通过量化 CT 值表示，一般使用 Hounsfield 单位（Hu），规定骨骼为 +1 000 Hu，空气为 –1 000 Hu，水为 0 Hu。

（1）CT 检查优缺点

1）优点。CT 图像为人体组织断面像，其密度分辨率明显优于 X 射线图像，能良好地显示人体内各部位的器官结构，除发现形态改变外，还能检查组织的密度变化，扩大了影像学的检查范围。

2）缺点。CT 检查也是具有放射性的检查方法，较难发现器官组织结构的功能变化，个别部位如颅底部骨伪影可影响后颅凹脑组织检查；因成像野的限制，不宜检查四肢小关节；难以显示空腔器官的黏膜变化；做强化扫描时有造影剂的不良反应存在。

（2）检查方法

按照 CT 检查时造影剂的应用与否，可将 CT 检查分为平扫、造影强化扫描和造影扫描。

1）平扫。平扫为不给予造影剂的单纯 CT 扫描。对腹部扫描有时给予口服造影剂如水、碘剂等，目前也属平扫范围。平扫时根据扫描部位和要求的不同，层厚 1～10 mm，层间距 1～10 mm 连续扫描，要求完成受检部位的全程扫描。拍摄照片根据检查要求，使用不同的窗宽和窗位，如颅外伤要求脑组织窗和骨窗照片，胸部要求肺组织窗和纵隔窗照片，以观察不同组织结构变化。

2）造影强化扫描。为了观察病变组织的血供及其与血管的关系，常进行造影强化扫描。一般从肘静脉注射 60% 碘剂造影剂 100 mL 左右进行病变区扫描。扫描可分为：①一般强化扫描，即注射造影剂后对病变区行常规临床扫描；②病变动态强化扫描，即对病变区行连续动态扫描，以决定病变血供特点。

3）造影扫描。造影扫描为 X 射线造影检查后进行的 CT 扫描，如脑池碘剂或空气造影、脊髓造影后进行脑、脊髓的 CT 检查。

3. 超声检查

超声波是指振动频率在 20 000 次 /s 以上，超过人耳听觉阈值上限的声波。超声检查是利用超声波的物理特性和人体器官组织声学特性间的相互作用，获取信息并处理后，形成图形曲线或其他数据，以诊断疾病。

（1）超声检查的种类

1）二维超声显像诊断法，即 B 型超声诊断法。此法是将回声信号以光点的形式显示出来，为灰度调制型。回声强则光点亮，回声弱则光点暗，称为灰阶成像。光点随探头的移动或晶片的交替轮换而移动扫查。由于扫查连续，可以由点、线呈现出脏器的解剖切面，因是二维空间显示，又称二维法。

2）超声光点扫描法。该法是在灰度调制型中加入慢扫描锯齿波，使回声光点从左向右自行移动扫描，故又称 M 型超声诊断法。它是 B 型超声诊断方法中的一种特殊显示方式，常用于探测心脏，通称 M 型超声心动图。

3）多普勒超声诊断法，即 D 型超声诊断法。该法应用多普勒效应原理，将接收到的多普勒信号显示为频谱图和可闻声信号，以测定心脏、血管内血流方向和速度。该法多用于检查心脏疾病、周围血管疾病、实质器官及其病变的血流灌注、胎儿血液循环等。

（2）超声检查图像特点

根据不同组织的声阻抗及其均质性，可将人体组织器官分成四种声学类型。

1）无回声型。如尿、胆汁、血液、胸水、腹水、心包积液、羊水等，二维超声表现为液性暗区。

2）低回声型。如肝、脾、心肌，在二维超声上表现为均匀、细小、中等强度的光点。

3）强回声型。如心内膜、心瓣膜、肾包膜、胆囊壁等，在二维超声上表现为较强的密集光点回声。

4）含气型。肺、胃肠道等因含较多气体，在二维超声上表现为强反射，界面后方的组织结构不能显示。

（3）超声检查的主要用途

1）检查实质性脏器的大小、形态及物理特性。

2）检测某些囊性器官（如胆囊、胆道、膀胱、胃等）的形态、走向及功能状态。

3）检测心脏、大血管和外周血管的结构、功能及血流动力学状态，包括对各种先天性、后天性心脏病，血管畸形及闭塞性血管病变的诊断。

4）检测脏器内各种占位性病变的物理特性。根据占位性病变的声学分型，鉴别占位病变为实质性、囊性，还是囊实混合性，部分还可鉴别良性、恶性。

5）检测积液（如胸腔积液、心包积液、胆囊积液、肾盂积液及脓肿等）的存在与否，以及对积液量进行估计。

6）产科可确定妊娠，判断胎位、胎儿数量；确定胎龄，评价胎儿生长发育情况；发现胎儿畸形；评定胎儿生理功能。超声引导下还可对羊水、脐血、胎儿组织取样做染色体等实验室检查，或对胎儿进行宫内治疗。

7）在超声引导下进行穿刺做针吸细胞学或组织活检，或进行某些引流及药物注入治疗。

4. 磁共振成像

磁共振成像（MRI）是人体氢原子核（质子）在巨大、恒定、均匀磁场中受射频脉冲激动后发生共振，共振波经接收线圈接收后由电子计算机处理形成的人体断面图像。

（1）检查方法

按照 MRI 检查时造影剂使用与否分为平扫和强化扫描两种。

1）平扫。平扫为不使用造影剂的一般扫描。在腹部检查时有时给患者口服顺磁性药物，如枸橼酸铁胺、钆制剂等以分辨胃肠道，也属平扫范围。根据受检部位不同，使用不同的射频线圈和接收线圈。根据受检部位的病变性质分别做矢状、冠状、横切或斜切成像，采用不同的层厚、层间距、矩阵数，原则上要有 T1 加权、质子加权和 T2 加权检查，以分辨病变性质。

2）强化扫描。MRI 强化扫描同 CT 检查强化扫描一样，用于观察病变的血供及其与血管的关系。目前，用于临床的 MRI 造影剂主要为钆喷酸二甲葡胺（Gd-DTPA），经肘静脉注射，重复受检部位的 T1 加权扫描，该造影剂分布于血管外组织间隙，引起局部 MRI 信号增强，以发现病变的范围，决定病变性质。

（2）MRI 特殊成像技术

MRI 特殊成像技术有 MR 血管成像（MRA）、MR 胰胆管成像（MRCP）、功能 MR 成像（FMR）等。

（3）MRI 图像优缺点

1）优点。MRI 图像无射线损害；通过梯度场和射频场的更换可完成矢状、冠状、横切、斜切等多轴成像；图像不受人体正常组织的干扰，不像 CT 检查有骨骼等干扰伪影；MRI 强化扫描使用钆造影剂，无不良反应。

2）缺点。MRI 成像检查时间较长；患者置于磁体内有恐惧感；因成像线圈和成像野的限制，小关节、小部位的成像开展不普及；机器昂贵，运行费用高，检查费用高。

五、其他临床辅助检查

1. 心电图检查

心脏机械收缩之前，先产生电激动，心房和心室的电激动可经人体组织传到体表。心电图（ECG）是利用心电图机从体表记录心脏每一次心动周期所产生电活动变化的曲线图形。心电图除主要用于心脏疾病的诊断外，也广泛应用于各种危重患者的抢救、手术麻醉、药物作用和电解质紊乱的心脏监测等。

由于心电图主要反映心脏激动的电生理，因此对各种心律失常和传导障碍的诊断分析具有肯定价值，到目前为止尚没有任何其他方法能替代心电图在这方面的作用。特征性的心电图改变和演变是诊断心肌梗死可靠而实用的方法。房室肥大、心肌受损和心肌缺血都可引起心电活动发生和传导的变化，从而在心电图上出现相应的表现，有助诊断。对于瓣膜活动、心音变化、心肌功能状态等，心电图不能提供直接判断，但其作为心动周期的时相标记，可作为其他检查的重要辅助手段。

2. 核医学检查

核医学是一门利用开放型放射性核素诊断和治疗疾病的学科。核医学诊断方法按放射性核素是否引入受检者体内分为体外检查法和体内检查法。体内检查法根据最后是否成像又分为显像和非显像两种。利用放射性核素实现脏器和病变显像的方法称为放射性核素显像，这种显像有别于单纯形态结构的显像，是一种独特的功能显像，为核医学的重要特征之一。核医学的必备物质条件是放射性药物（如锝-99m、碘-131等）、放射性试剂（如γ光子）和核医学仪器（如γ闪烁探测器、γ照相机、单光子发射计算机断层仪、自动型γ计数仪等）。

3. 内镜检查

内镜是一种光学仪器，由体外经过人体自然腔道送入体内，对体内疾病进行检查和治疗。目前临床使用的是纤维内窥镜和电子内窥镜。借助内镜可直接观察到脏器内腔病变，确定其部位、范围，并可进行照相、活检及进行某些治疗。在诊断和治疗中内镜应用最广的是消化道和支气管的检查。上消化道内镜检查包括食管、胃、十二指肠的检查，是应用最早、进展最快的内镜检查，通常亦称胃镜检查。下消化道内镜检查包括乙状结肠镜、结肠镜和小肠镜检查，以结肠镜应用较多，可达回盲部甚至末端回肠，了解部分小肠和全结肠病变。纤维支气管镜（简称纤支镜）可插入段支气管和亚段支气管，可在直视下作活检或刷检，亦可作支气管灌洗和支气管肺泡灌洗，行细胞学或液性成分检查，并可摄影或录像作为科研或教学资料，已成为支气管、肺和胸腔疾病诊断治疗的重要手段。

学习单元 2　基因检测基础知识

一、基因和遗传的概念

1. 基因的概念

基因是含特定遗传信息的核苷酸序列，是遗传物质的最小功能单位，包括脱氧核糖核酸（DNA）序列和核糖核酸（RNA）序列。基因通过复制，把遗传信息传递给下一代，通过指导蛋白质的合成来表达自己所携带的遗传信息，从而控制生物个体的性状表达。基因是人类遗传信息的化学载体。基因“工作”正常，则人体发育及功能正常。如果基因“工作”不正常，甚至基因中一个非常小的片段不正常，就可能引起发育异常、疾病，甚至死亡。现代医学研究证明，除外伤外，几乎所有的疾病都和基因有关。基因异常可以直接引起疾病，这种情况下发生的疾病为遗传病。人体中正常基因可分为不同的基因型，即基因多态性。不同的基因型对环境因素的敏感性不同，敏感基因型在环境因素的作用下可引起疾病。基因引发疾病的根本原因包括基因缺陷，基因的后天突变，正常基因与环境之间的相互作用。基因具有以下 3 种特性。

（1）稳定性

基因的分子结构稳定，不容易发生改变。基因的稳定性来源于基因精确的自我复制，并随细胞分裂将携带的特定遗传信息分配给子细胞，或通过性细胞传给子代，以保持生物的基本特征。

（2）决定性

基因将其携带的特定遗传信息转录给信使核糖核酸（mRNA），在核糖体上翻译成特定的蛋白质，其中包括结构蛋白，更多的是酶。基因正是通过对酶合成的控制，来控制生物体的每一个生化过程，从而控制生物性状的发育。

（3）可变性

由于细胞内外诱变因素的影响，基因可以发生突变。基因的可变性，一方面增加了生物的多样性，提供更多的选择机会；另一方面也增加了疾病发生的可能性。

2. 遗传的概念

遗传是指经由遗传物质的传递，使后代获得亲代特征的过程。遗传基因是指携带有遗传信息的脱氧核糖核酸（DNA）序列片段，属于基本遗传单位。人体的遗传信息存储在细胞核中的染色体，即 DNA 链上。基因通过指导蛋白质的合成来表达自己所携带的遗传信息，从而控制生物个体的性状表现。

遗传相关的疾病大体可分为两类：一是单基因遗传病，即病因明确在一对基因的突变或缺陷，通过基因自父亲或母亲处遗传获得，如地中海贫血、血友病等；二是多基因遗传病，即该疾病受几对基因控制，这类遗传病发病与否，不但取决于遗传，也在很大程度上受饮食、创伤、情绪等环境影响，是多种基因和多种环境因素相互作用的结果，被称为“遗传易感性”。相当一部分慢性非传染性疾病如糖尿病、高血压、冠心病、恶性肿瘤、精神分裂症等，都属多基因遗传病。

二、基因检测方法

基因检测是通过血液、体液或细胞对 DNA 进行检测的技术，是取被检测者外周静脉血或其他组织细胞，应用聚合酶链反应（PCR）技术扩增其基因信息后，通过特定设备对被检测者细胞中的 DNA 分子信息做检测，分析它所含有的基因类型和基因缺陷及其表达功能是否正常的一种方法，从而使人们能了解自己的基因信息，明确病因或预测某种疾病的发病风险。

1. 生化检测

生化检测是通过化学手段，检测血液、尿液、羊水或羊膜细胞样本，检查相关蛋白质或物质是否存在，确定是否存在基因缺陷。生化检测用于诊断某种基因缺陷，这种缺陷是某种维持身体正常功能的蛋白质不均衡导致的。

2. 染色体分析

染色体分析直接检测染色体数目及结构的异常，而不是检查某条染色体上某个基因的突变或异常，通常用来诊断胎儿的异常。

常见的染色体异常是多一条染色体，检测用的细胞来自血液样本；若是胎儿，则通过羊膜穿刺或绒毛膜绒毛取样获得细胞。取得样本后将之染色，让染色体突显出来，然后用高倍显微镜观察是否有异常。

3. DNA 分析

DNA 分析主要用于识别单个基因异常引发的遗传性疾病，如亨廷顿病等。DNA 分析的细胞来自血液或胎儿。

三、基因检测在健康管理中的应用

1. 疾病的快速诊断

如对结核杆菌感染的诊断，以前主要依靠痰、粪便或血液培养，整个检验流程需要在两周以上，采用基因诊断的方法，不仅敏感性大大提高，而且在很短时间内就能得到结果。

2. 基因携带检测

（1）婚育前检查

基因携带者如果与携带某些特殊基因者结婚生育，可能会导致下一代患基因缺陷性疾病。基因携带检测可筛检出此种可能，作为婚前检查、生育的参考。如在广东地区，地中海贫血的婚育前检测对降低因父母双方携带该基因所致后代重症地中海贫血的发生风险有重要作用。

（2）患病风险预测

使用基因芯片分析人类基因组，可找出致病的遗传基因。例如，阿尔茨海默病、高血压、糖尿病等多基因遗传病都是遗传基因缺陷引起的疾病，早期确定致病性的遗传基因，就能够有针对性地调整生活方式，预防或者延缓疾病的发生，达到精准健康管理的目的。

研究表明，10%～15% 的癌症与遗传有关，通过肿瘤基因检测可以筛查乳腺癌、结肠腺瘤、鼻咽癌、肝癌、胃癌、结肠癌等。如乳腺癌的遗传主要与两个基因 BRCA1/2 有关，突变基因可以传给后代，如果 BRCA1 或 BRCA2 突变，那么女性患有乳腺癌的可能性要比正常人高 4～8 倍。好莱坞著名影星安吉丽娜·朱莉通过基因检测得知自己遗传了她母亲的 BRCA1 突变基因，这导致她患乳腺癌的概率高达 80%，所以她进行了预防性双侧乳腺切除术。

3. 基因多态性检测

在人群中，个体间基因的核苷酸序列存在的差异性称为基因多态性。人类基因多态性对于阐明人体对疾病的易感性、毒物的耐受性、药物代谢差异性等具有重要意义。例如，基因多态性可以使同一疾病不同个体生物活性物质的功能及效应出现差异，从而影响药物的代谢过程及清除率，导致治疗反应性上的差异。通过疾病基因多态性检测，临床医生将有可能预测不同的个体在同样的致病条件下会出现的病理改变和临床表现，即临床表型。例如，高血压的治疗将根据基因多态性的检测选择更具针对性的药物，调整其剂量，而不是不加选择地使用血管紧张素转化酶抑制剂（ACEI）、钙拮抗剂或交感神经受体阻断剂。根据基因多态性的特点用药，将会使临床治疗符合精准治疗的个体化要求，临床医疗将进入依据个人遗传基因而异的“精准医疗”时代。

4. 生殖性基因检测

在进行体外人工授精阶段可运用生殖性基因检测，筛检出胚胎是否有基因变异，避免胎儿患有遗传性疾病。

课程 2-5　临床主要治疗方法

学习内容

学习单元	课程内容	培训建议	课堂学时
（1）药物治疗	1）药物在人体内的代谢 2）药物不良反应 3）合理用药	（1）方法：讲授法 （2）重点：合理用药与药物不良反应 （3）难点：药物在人体内的代谢	3
（2）非药物治疗	1）非药物治疗概述 2）非药物治疗方法	（1）方法：讲授法 （2）重点：手术治疗、放射治疗 （3）难点：放射治疗	1

学习单元 1　药物治疗

药物治疗是最常用和最主要的治疗方法。药物是用于预防、治疗、诊断疾病，有目的地调节人的生理功能并规定有适应证或功能主治、用法和用量的物质，包括中药材、中药饮片、中成药、化学原料药及其制剂、抗生素、生化药品、放射性药品、血清、疫苗、血液制品、诊断药品等。根据药物品种、规格、适应证、剂量及给药途径不同，我国对药物分别按处方药和非处方药进行管理。处方药必须凭执业医师处方才可调配、购买和使用；非处方药不需要凭执业医师处方即可自行判断、购买和使用，简称 OTC。OTC 药品制度的实施提高了普通人群掌握药物知识的重要性。健康管理师需要了解一些有关药物动力学及药物不良反应的知识，进而提高对合理用药重要性的认识，指导服务对象合理用药。

一、药物在人体内的代谢

药物进入机体后的变化可归纳为两大方面：一是药物在体内的变化，即药物的转运，如吸收、分布、排泄；二是药物化学结构的改变，即药物的转化（又称生物转化），也称为代谢。在转运和转化作用下，药物在体内的量或浓度发生变化。药物对机体的作用或效应依赖于药物在体内的浓度，因而上述各过程对于药物发生作用都具有重要的意义。定量地描述药物通过各种途径（如静脉注射、静脉滴注、口服给药等）进入体内后吸收、分布、代谢和排泄过程的“量－时”变化或“血药浓度－时”变化的动态规律的科学称为药物动力学。

1. 药物的吸收

药物由给药部位进入血液循环的过程称为药物吸收，其过程受多种因素的影响，从而导致血液中药物浓度的变化。影响药物吸收的因素有以下几种。

（1）药物的理化性质

脂溶性物质因可在生物膜的类脂中溶解扩散，故较易被吸收；小分子的水溶性物质可自由通过生物膜的膜孔而易被吸收。有些药物如硫酸钡，它既不溶于水又不溶于脂肪，虽大量口服也不致引起吸收中毒，故可用于胃肠造影。改变吸收部位环境的 pH 值，影响水溶性药物离解部分的浓度时，吸收就会发生变化。例如，用碳酸氢钠使胃液 pH 值升高时，可使碱性药物在胃中的吸收增加，而酸性药物的吸收则减少。

（2）给药途径

在组织不破损的情况下，除静脉给药（直接进入血液循环）外，以下给药途径药物的吸收速度由快到慢：气雾吸入，舌下给药，肌内或皮下注射，口服，皮肤给药。口服药物因可能存在“首过效应”，进入血液循环的药量相应减少，因此相对于其他服药方法，口服时给药剂量要大些。

（3）药物浓度、吸收面积及局部血流速度等

一般来说，药物浓度大、吸收面积广、局部血流快，可使吸收加快；胃肠道淤血时，药物吸收速度就会减慢。

2. 药物的分布

药物的分布是指药物进入血液后随血液循环向全身分布的过程，多数均匀分布于全身，少数分布并不均匀。有些药物对某些组织有特殊的亲和力，如碘集聚于甲状腺

中，在治疗甲状腺功能亢进症时可应用这一特性；汞、砷等重金属在肝、肾中沉积较多，故在中毒时这些器官常首先受损。

药物分布至作用部位，必须透过不同的屏障，如毛细血管壁、血脑屏障、胎盘屏障等。对于毛细血管壁，脂溶性或水溶性小分子易于透过；非脂溶性药物透过的速度与其分子大小成反比；解离型药物较难透过。对于血脑屏障，水溶性大分子难以通过，脂溶性物质则易于通过。对于胎盘屏障，高脂溶性药物如巴比妥类易于通过，而脂溶性低或水溶性的药物透过率则很低。孕妇用药时，必须考虑药物会不会通过胎盘屏障进入胎儿体内而造成不良后果。

3. 药物的转化

药物的转化是指药物在体内多种药物代谢酶（尤其是肝药酶）的作用下，化学结构发生改变的过程。多数药物在体内都要经过不同程度的结构变化——主要通过氧化、还原、分解、结合等方式进行——以利排泄。多数药物经过代谢转化，其药理作用可被减弱或完全消失。也有少数药物只有经过体内转化才能发挥有效作用。

药物在体内主要的转化场所是肝。肝功能不良时，药物转化必然受到影响，容易引起药物中毒。因此，对肝病患者用药，须注意选择对肝功能损伤小的药物并掌握适当剂量。

肝细胞微粒体混合功能氧化酶（P450）系统是肝代谢、转化药物的主要酶系统，简称肝药酶。肝药酶具有特异性差、个体差异大、易受药物诱导与抑制的特点。某些药物如螺内酯、利福平、苯巴比妥、苯妥英钠等可增加肝药酶的活性，加快其他药物的代谢转化过程；某些药物如异烟肼、西咪替丁、对氨基水杨酸等可减弱肝药酶的活性，从而减慢其他药物的转化过程，延长其作用时间。因此，在同时使用这些药物时，应注意其他药物的使用剂量和间隔时间，以提高效果和减少不良反应。

4. 药物的排泄

药物的排泄是指药物最终从机体排出的过程。药物排泄主要经肾，在使用药物时应注意选择适当剂量以降低肾的负担，降低对肾功能的损害。肾功能不全时，肾排泄药物的能力大大减弱，因此必须酌情减少药物用量以及给药次数，或者换用不经肾排泄的药物。

不同药物其排泄速度有很大差异。一般来说，水溶性药物比非水溶性药物排泄快，挥发性药物比不挥发的药物排泄快。药物的排泄速度，可以用半衰期又称“半寿期”来衡量，即药物血浆浓度从最高值下降一半所需的时间，同时也可依据半衰期确定药物的给药间隔时间。

药物排泄除经肾外，也通过其他途径。口服后未被吸收的药物多随粪便排泄。被吸收的药物有的经肝排入胆汁，再随胆汁进入肠道中，随粪便排泄；进入肠道中的药物可部分被重新吸收，形成肠－肝循环，使药物排泄缓慢，作用时间延长；此类药物中毒时，可采用阻断肠－肝循环等措施以减少吸收，达到解毒的目的。部分药物可通过汗腺排泄。也有部分药物（如吗啡）通过乳腺排出，可能引起乳儿中毒，授乳妇女用药时须注意。

二、药物不良反应

1. 药物不良反应的概念

药物不良反应是指在应用药品预防、诊断、治疗疾病或调节生理功能的过程中，在正常用法、用量下，出现的有害和意外的反应。错误用药、无意或故意超剂量用药、使用假药等所引起的反应称为药品不良事件。统计资料显示，各国住院患者药物不良反应发生率为10%～20%。各种药品都可能存在不良反应，只是程度不同，或是在不同个体身上发生的概率不同；中药尤其是中药注射剂，由于对其成分不完全清楚，更应该注意其不良反应。患者用药时，一定要仔细阅读说明书，了解药物主要不良反应的表现，以便在使用时加以识别及处理。如果出现了较严重或说明书上没有标明的不良反应，要及时就医。

2. 药物不良反应的类型

（1）副作用

一种药物常具有多种药理作用，在正常的用法和剂量下，出现与用药目的无关的反应称为副作用。副作用可以预知但难以避免，一般较轻微，停药后很快消失，在使用有副作用的药物时应知晓发生副作用后的处理方法。例如，在使用阿托品解痉止痛时，会出现心跳加快、口干等反应，即为其副作用，此时应休息、适当饮水，症状会逐渐消失。但也有药物所致副作用较严重，停药后恢复慢，甚至终身不愈，如长期大量使用糖皮质激素后出现的皮质醇增多症、股骨头坏死、骨质疏松等副作用。

（2）毒性反应

毒性反应是药物导致机体发生较严重的生理、生化机能或结构异常的反应，是可以预知及避免的。毒性反应可发生在人体各组织、器官，其严重程度与药物剂量有关，剂量越大，毒性反应越强。毒性反应造成的机能障碍和器质性病变在停药后恢复较慢，有的终身不愈。例如，氨基糖苷类抗生素对第 8 对脑神经的损害所致的听力减退甚至永久性耳聋。

（3）过敏反应

过敏反应是指机体接受药物刺激后发生的不正常的免疫反应。过敏反应是少数具有过敏体质的人在使用常量甚至低于常量的药物时发生的，是患者对药物的特殊反应，反应严重时可致生命危险。此类反应与药物的药理作用无关，而是药物或药物在体内的代谢产物成为抗原，导致人体内产生特异性抗体而发生的反应。主要表现为用药后患者出现皮疹、红斑、血管神经性水肿、哮喘，甚至出现过敏性休克，如青霉素所致过敏性休克。

（4）继发反应

继发反应不是药品本身的效应而是间接结果。例如，大量或长期使用广谱抗生素造成正常菌群失调而发生继发感染（假膜性小肠结肠炎、真菌感染等）。

（5）停药反应

停药反应是指突然停药后原有疾病加剧的现象，又称反跳。例如，长期应用β-受体阻滞剂时突然停药可导致心动过速、血压升高、心绞痛和心律失常加重，甚至引起猝死。在停药时逐渐减量是预防停药反应的主要措施。

（6）药物的相互作用

不同药物同时使用时，药物在体内可发生相互作用，可能有益，也可能有害。

3. 药物不良反应的防治

（1）掌握药物的药理作用

严格选择适应证，做到对症下药，有的放矢。病情不需要或者可用可不用的药物，尽量不用；诊断不明者，尽量不用药或少用药。例如，抢救磷化锌（无机磷杀鼠药）中毒的患者，不可错用解磷定。对于药理作用不清楚者，禁忌使用。此外，许多药物的商品名很相似，要注意鉴别并详细阅读说明书，以免误用。

（2）掌握药物的剂量、剂型

药物不良反应与剂量有关，服药剂量越大，毒性作用越强。因此，须按医嘱服药，不可自行加量或减量。此外，要注意患者机体各脏器的功能情况，如肝、肾功能减退时，应使用对肝、肾功能无损害的药物，并减少用药剂量。老人和儿童对药物耐受性常低于青壮年，用药剂量要适当调整。同一药物的剂型不同，生物利用度不同，往往影响药物的吸收和血药浓度；不当用药，也易引起不良反应。

（3）掌握正确的给药方法

给药途径不同，药物的吸收速度和分布各异，药物发挥作用的快慢、强弱及持续时间都有区别。一般能口服获得疗效的就尽量口服给药，能局部用药者就不全身给药，这样也可以减轻或防止部分药物的不良反应。有些抗肿瘤药局部给药，能提高疗效，不良反应也少；相反，全身给药，疗效低，不良反应也多。

（4）了解药物应用的注意事项和禁忌证

易引起变态反应的药物，使用前须做皮试，皮试阴性者方可使用。有配伍禁忌的药物，应禁止合并用药。尽量减少联合用药的品种。

三、合理用药

1. 合理用药的概念

合理用药是指根据疾病的种类、患者的状况、药理学理论选择最佳的药物制剂，制定和调整给药方案，安全、有效、经济、适当的防治疾病的措施。

合理用药的标准是：处方药应为适宜的药物；在适宜的时间，以公众能支付的价格保证药物供应；正确地调剂处方；以准确的剂量、正确的用法和用药天数使用药物；确保药物质量。临床上对药品的要求不仅仅局限于对疾病的治疗作用，同时也要求所使用的药品应当尽可能少地出现药物不良反应。

2. 合理用药的原则

（1）诊断明确

针对适应证选药，这是合理用药的前提。尽量明确疾病性质和病情严重程度，对因、对症并举，选择有针对性的药物和合适的剂量。

（2）根据药理学特点选药

根据拟用药物的药效学和药物动力学知识，全面考虑可能影响药物作用的各种因素，扬长避短，制定包括用药剂量、给药途径、给药时间、疗程长短、是否联合用药等内容在内的用药方案。

（3）强调个体化

任何药物的作用都有两面性，既有治疗作用，又有不良反应；不同患者对药物的吸收、代谢和排泄能力也不同，使用药情况更为复杂。因此，用药方案要强调个体化。

（4）密切观察，及时完善用药方案

用药过程中既要认真执行已定的用药方案，又要密切观察用药后的反应（包括必要的指标和实验数据），判定药物的疗效和不良反应，并及时调整剂量或更换药物。强调定期检查、追踪。

（5）成本－效果分析

根据药物的价格或效应来选择用药，即比较药物治疗的成本－效果。

3. 特殊人群的合理用药

（1）儿童

儿童正处于生长发育阶段，各器官发育尚未成熟，肝对药物的转化作用和肾对药物的排泄能力较低，血脑屏障的作用也不健全，药物动力学及药效学与成人有着显著的区别，小儿特别是新生儿和婴幼儿更是如此。同时，儿童对疾病的易感性强，应激能力低，加上对药物反应敏感，不合理用药所带来的危害会更大。此外，婴幼儿的体表面积相对较大，黏膜、皮肤角化层薄，局部用药过多、过久也可导致不良反应。

儿童合理用药需注意以下几方面。

1）正确诊断及选择合理药物。正确诊断是合理用药的重要前提。

2）选择合适剂量。给药量不可简单定为成人用量的几分之几，应按年龄、体重或体表面积来计算。

3）选择适当的给药途径。给药途径应根据病情轻重缓急、用药目的及药物本身的性质决定。尽量以口服为主，不能口服的可采用其他途径，急重症采用静脉给药。某些药物如地西泮溶液直肠灌注比肌内注射吸收快，因而更适于迅速控制患儿惊厥。另外，患儿皮肤黏膜用药易被吸收，甚至可引起中毒，体外用药时应注意。

4）及时补充药量。儿童特别是新生儿和婴幼儿服药后容易出现呕吐，发现后应及时、适量补充给药。

（2）孕妇及乳母

1）孕妇。孕期由于人体各器官机能及物质代谢发生变化，负担加重以及体内孕激素水平增高等，抑制了肝对多种药物的转化功能。孕早期的反应（呕吐、厌食等）致营养不足，孕晚期心、肝、肾负担加重，易受损害，易发生药物毒性反应，反应严重程度增加，故孕妇本身用药应慎重。同时孕妇用药不当会殃及胎儿，妊娠早期被认为是药物致畸作用的敏感期，受精卵 3～8 周为胚胎期，从第 4 周开始，胚胎的器官开始发育，并迅速发育至第 3 个月，这期间是器官发育最活跃的时候，也是药物最容易干扰胚胎组织细胞正常分化的时期，可能导致胎儿流产、畸形或器官功能缺陷，故此期尽可能不用药。

妊娠期的合并症、并发症并不少见，但也不能讳疾忌医，应向有经验的医生咨询，全面考虑母体与胎儿两方面的需要后慎重选择，做到合理用药。使用非处方药，同样需要遵医嘱。

一些维生素类和营养药，过量使用同样会对胎儿不利，如维生素 A 长期超过推荐摄入量的 10 倍，可致胎儿颅骨发育异常、先天性心脏病及神经系统畸形。同样的药物，给药途径不同，对胎儿的影响也不一样，以静脉给药的影响最为直接。

孕妇用药要遵循以下原则。

①任何药物均应在医生、药师的指导下使用。

②能少用的药物绝不多用；可用可不用的，则不用。

③必须用药时，则尽可能选择对胎儿无损害或影响小的药物，如因治疗需要而必须应用某种可能致畸的药物，则应终止妊娠。

④根据治疗效果，尽量缩短用药疗程，及时减量或停药。

⑤服用药物时，应详细阅读说明书，注意包装上的“孕妇慎用、忌用、禁用”字样。

⑥孕妇误服致畸或可能致畸的药物后，应向医生咨询，根据妊娠时间、用药量及用药时间长短，通过综合评价，决定是否要终止妊娠。

2）乳母。部分药物可通过乳腺排泄，哺乳期妇女的乳汁中可含浓度较高的药物，通过哺乳可能影响婴儿。医生给乳母用药时应遵循以下原则：有没有必要给乳母使用这种药物，可向儿科医生和其他专家咨询；使用对婴儿最安全的药物；调整母亲服药和哺乳时间，如给婴儿哺乳后母亲立刻用药，或在婴儿的较长睡眠前用药，将婴儿可能接触药物的量降至最低，必要时中止哺乳。

（3）老年人

由于老年人各个重要器官功能逐渐衰退，对药物的吸收、排泄、代谢、分布及其作用与青壮年不同。实验证明，P450 的生成与活性随年龄增长而降低；老年人的肾单位随年龄增长而减少，80 岁以上老年人的肾单位仅为青年人的 1/3，肌酐清除率降至青壮年的 1/3 以下，使药物的排泄受到限制。老年人体内水分和肌肉组织逐渐减少，脂肪相对增加，这会引起药物分布的变化，有的药物如地西泮的半衰期，老年人比青壮年延长 4～5 倍。这些都是老年人对药物的敏感性增强和易发生毒性反应的重要原因。老年人疾病多，用药种类较多，易产生药物的相互作用。老年人自我感觉较迟钝，主诉较少，易被医生忽视，而药物的不良反应与病情本身的恶化常常很难鉴别。

老年人用药应注意以下几点。

1）严格掌握用药指征，合理选择药物。

2）用药种类尽量少，以减少药物相互作用造成的复杂关系；多病并存者，用能兼顾各种疾病的药，避免重复使用相同或类似的药。

3）选择最合适的药物、剂量、疗程。老年人用药剂量多较青年人小，一般 70 岁减少 30%，90 岁仅用青年人剂量的 1/3 ~ 1/2。并且应从小剂量开始，根据年龄、体重、肝肾功能及病情，考虑个体化剂量。

4）给药途径以口服为主，慎用静脉注射。

5）尽量不用损害肝肾的药物（如四环素、氨基糖苷类抗生素），并严密监测肝肾功能。

6）不宜长时期用一种药物（除终身用药的慢性病）。简化用药方案，及时随访，及时评价疗效、修订方案，加强用药指导和监测，避免漏服、错服药。

学习单元 2　非药物治疗

一、非药物治疗概述

非药物治疗包括手术治疗、介入治疗、放射治疗、物理治疗，以及中医治疗中的中医按摩、针灸、艾灸、拔罐、刮痧等。其他治疗方法，如生活方式干预治疗、心理治疗、康复治疗等，可参见本书相关章节。

二、非药物治疗方法

1. 手术治疗

手术是外科治疗中的重要环节，是指用各种器械和仪器对机体组织或器官进行切除、修补、重建或移植等，以解除患者痛苦，达到治疗的目的，有时也作为检查、诊断的方法。外科手术根据专科可分为骨科手术、泌尿外科手术、妇科手术、产科手术、脑外科手术、胸外科手术等；根据急缓程度分为急诊手术、限期手术、择期手术等；根据远期影响分为根治性手术和姑息性手术；根据无菌程度分为无菌手术、污染手术、感染手术等。

手术除治疗作用外，对机体也有不利影响，主要有两方面：一方面是局部损伤，包括出血、组织破损、炎症及感染、瘢痕形成等；另一方面是对全身各系统的影响，如能量代谢增强、内分泌系统活跃、循环系统负担加重、消化系统功能受到抑制、免疫系统受到抑制等。手术后的常见并发症有手术后出血、切口感染、切口裂开、肺不张及感染、尿潴留及感染等。

近几十年来，微创外科手术如显微外科手术和内镜手术逐渐发展和普及，越来越多地取代了传统手术。

（1）显微外科手术。即外科医生在手术显微镜下进行的各类手术，在泌尿外科、神经外科、心血管外科广泛应用。

（2）内镜手术。内镜手术是一种借助进入体腔的内镜，用肉眼直接观察进行手术的方法，广泛用于胃肠外科、肝胆外科、血管外科、妇科、肿瘤外科、胸外科等的诊断与治疗，其最大优点是创伤小、康复快。

2. 介入治疗

介入治疗是指在医学影像或内镜的导引下，利用经皮穿刺和导管技术，通过药物、物理、化学等方法直接消除或减轻局部病变，从而达到治疗的目的。介入治疗具有微创、可重复性强、定位准确等特点，对有些疾病，其疗效优于传统内、外科治疗。目前，介入治疗技术主要有以下几种。

（1）血管性介入技术

血管性介入技术有：经导管血管栓塞术，经导管局部药物灌注术，经导管腔内血管成形术，经皮血管内支架置放术，经颈静脉肝内门腔分流术，经皮血管内异物和血栓取出术，经皮血管内导管药盒系统植入术，心脏瓣膜成形术，射频消融术，选择性血管造影术等。

（2）非血管性介入技术

非血管性介入技术有：经皮针吸活检术，经皮穿刺内、外引流术，经皮椎间盘切割术，输卵管再通术，腹水—静脉转流术，脑积水腹腔或静脉转流术，内支架置放术，经皮胃造瘘术，结石处理技术，T 形管置换术等。

（3）内镜下的介入技术

内镜下的介入技术有：经胃镜食管曲张静脉硬化剂治疗，经胃镜食道癌支架术，经鼻腔镜辅助颅底肿瘤切除术，经皮肾镜下碎石术，经内镜腰椎间盘脱出治疗术等。

3. 放射治疗

放射治疗是利用放射性同位素产生的α、β、γ射线和各类X射线治疗机或加速器产生的X射线、电子束、质子束或其他粒子束等治疗疾病的方法。放射治疗是治疗肿瘤的常用方法之一。射线产生的生物效应有：直接损伤，即作用于细胞核内的DNA，破坏核苷酸间的氢键，甚至切断一条多核苷酸链，导致细胞损伤；间接损伤，即射线作用于体液中的水分子，导致水分子电离或激活，产生了各种自由基，自由基可对细胞造成损伤。

射线导致细胞死亡的形式有两种：①细胞被大剂量射线照射时，发生分裂间期死亡，即在细胞进行下一次分裂前死亡，这种情况在临床上不易遇到；②当细胞受到较小剂量射线照射后，根据照射剂量的大小，细胞经历一次或几次分裂，最后在分裂时死亡，这是在放射治疗时常见的细胞增殖死亡。因此，增殖速度不同的细胞对射线的敏感性不同。处于增殖期的细胞受射线的影响大，不进行分裂增殖的细胞对射线的敏感性差。

放射治疗的副作用取决于不同细胞对射线的敏感性，也与放射治疗部位、面积、剂量及射线的性能等密切相关；此外，与患者的全身情况、以前是否接受过化学治疗及手术等也有关系。放射治疗的全身反应包括：血液系统主要表现为白细胞、血小板降低，胃肠系统表现为食欲下降、恶心、呕吐等，神经系统表现为乏力、嗜睡或失眠等。

4. 物理治疗

物理治疗是应用自然界和人工的各种物理因子作用于机体，达到预防、治疗疾病，使机体康复的方法。现代物理治疗方法很多，包括电疗法、超声波疗法、磁疗法、生物反馈疗法、音乐疗法、光疗法、冷热治疗、水疗法、高压氧疗法等。目前物理治疗已成为临床治疗中的重要部分，广泛用于各种炎症尤其是慢性炎症的恢复治疗，各种神经系统疾病或损伤的康复治疗，各种原因导致的肌肉损伤的治疗，术后并发症的治疗。

（1）电疗

电疗包括直流电疗法、直流电离子导入疗法、低频电脉冲疗法、中频正弦电流疗法及高频电疗法等。直流电疗法使用较低电压（50～80 V）的直流电通过机体治疗疾病，可用于周围神经炎、神经痛、偏头痛、关节炎、淋巴管炎、慢性前列腺炎、术后粘连、过敏性鼻炎等。低频脉冲电流是频率在 1 000 Hz 以下，电压或电流幅度按一定的规律从零或某一电位水平上瞬间出现，然后降低或消失的电流，其治疗作用包括对神经系统的刺激作用、止痛作用、改善血液循环和代谢作用，可用于皮神经炎、急性腰扭伤后腰肌痉挛、产后盆底康复等。

（2）超声波疗法

利用 500 ~ 1 000 kHz 的超声波以各种方式进行治疗的方法称为超声波疗法。目前临床上除一般超声波治疗外，还有超声雾化治疗、超声药物透入治疗，在外科或耳鼻喉科手术中，强超声波还可用来破坏肿瘤组织等。

（3）光疗法

光疗法是利用阳光或人工产生的各种光辐射能作用于人体，以达到治疗和预防疾病作用的一种物理疗法。目前，理疗中的光疗法一般是指利用人工光源辐射能防治疾病的方法，一般分为红外线、可见光、紫外线和激光 4 种疗法。光疗法具有抗炎、镇痛、脱敏、促进皮下淤血的吸收等作用，可用于各种类型的炎症，如疖、痈、神经炎、风湿性关节炎、肌炎等，以及白癜风、银屑病等皮肤病治疗。其中，红外线有改善局部血液循环，促进局部渗出物的吸收，降低肌张力，增加胶原组织的延展性，镇痛，促进新陈代谢，消炎等治疗作用。

近几年激光在医学方面的应用越来越广泛，如氦 - 氖激光、二氧化碳激光被用于多种慢性炎症的治疗。

（4）高压氧疗法

根据其治疗特点，高压氧疗法也被划归为物理治疗法，其适应证有放射性坏死、减压病、急性一氧化碳中毒、急性气栓症、气性坏疽、顽固性骨髓炎、需氧菌和厌氧菌引起的软组织混合感染、急性缺血性挤压伤、烧伤、急性失血性贫血等。

课程 2-6　全科医学基础知识

学习内容

学习单元	课程内容	培训建议	课堂学时
全科医学基础知识	1）全科医学、全科医生和全科医疗的基本概念	（1）方法：讲授法 （2）重点：全科医疗的基本特征、全科医疗的服务特点 （3）难点：健康管理在全科医疗中的应用	4
	2）全科医生的服务模式		
	3）全科医疗的基本特征		
	4）全科医疗的服务特点		
	5）健康管理在全科医疗中的应用		

学习单元　全科医学基础知识

一、全科医学、全科医生和全科医疗的基本概念

1. 全科医学

全科医学是面向个人、家庭与社区，整合临床医学、预防医学、康复医学及人文社会学科等相关内容于一体的综合性临床二级学科，其主旨是强调以人为中心、以家庭为单位、以社区为范围、以预防为先导，以整体健康的维护与促进为方向的长期负责式照顾，将个体与群体健康照顾、预防、治疗和康复有机地融合为一体。

全科医学具有独特的医学观和方法论以及系统的学科理论，其技术方法更适合于

基层医疗卫生服务。全科医学以生物－心理－社会医学模式为理论基础，秉承整体观和系统论的医学思维，建立了一系列独特的基本原则，以此来指导全科医生利用社区内、外有限的卫生资源，为社区中的个体和家庭提供连续性、综合性、协调性、个体化和人性化的医疗保健服务，并最大限度地满足社区居民对健康生活的需求。

现代临床医学的一个显著特征是学科的不断细化，即专科化。由于人类疾病繁多，诊断技术层出不穷，治疗方法也复杂多样，临床医生对日益增长的知识和复杂的技术难以全面掌握，因此形成了各种临床专业学科。临床医学的专科化发展，促进了诊断和治疗水平的提高，但也带来了一系列问题，如重治疗、轻预防，关注疾病而忽略患者，关注本专科问题而忽略其他问题，难以提供连续性的照顾，以及医疗费用的急剧升高等。20 世纪中期以来，人口老龄化、疾病谱的改变、医学模式的转变、医疗费用的快速上涨等问题愈显突出，“全科医学”或“家庭医学”应运而生。在我国，1993 年中华医学会全科医学分会成立，全科医学在我国正式成为一个临床医学专科。目前我国已经逐步形成了适宜全科医学发展的政策环境，逐步建立了全科医学教育体系。

2. 全科医生

全科医生又称家庭医生，是接受过全科医学专门训练的医生，是全科医疗的卫生服务提供者，是健康管理服务的主要提供者，是为个人、家庭和社区提供预防、治疗、康复在内的优质、方便、经济、有效的一体化综合性医疗保健服务，进行生命、健康与疾病全过程、全方位负责式管理的医生。

全科医生是集医疗保健提供者、保健方案决策者、健康知识传播者、社区健康倡导者及健康资源管理者于一身的角色。因此，全科医生的角色是诊治疾病的医生，基本公共卫生服务的组织者和执行者，健康服务团队管理者，健康的咨询者和健康教育的提供者，个人、家庭和社区健康的监护者，动员各级、各类资源提供卫生保健服务的协调者，医疗健康与保险体系的守门人，即“健康守门人”和“费用守门人”。

3. 全科医疗

全科医疗是将全科医学或家庭医学理论应用于患者、家庭和社区照顾的一种基层医疗专业服务，是社区卫生服务的主要医疗服务形式。除了利用医学专业的知识外，还强调运用健康管理、营养学、心理咨询等方面的技能提供服务。

全科医疗的特点：强调连续性、综合性、个体化的照顾；强调早发现并早处理病患；强调预防疾病和维持、促进健康；强调在社区为患者提供服务，并在必要时协调、利用社区内、外的其他资源，尤其强调对服务对象的“长期负责式照顾”，而且任何情况下不能放弃这种责任。

世界卫生组织确定基本卫生保健是提供基本医疗服务的最有效途径，全科医疗是基本医疗服务体系中的主要医疗服务形式，并以合理使用卫生资源、有效节约卫生经费成为整个卫生保健体系的坚实基础。

在美国、英国等欧美国家，大多数家庭医生在社区开办家庭医生诊所，提供的服务内容非常广泛，包括家庭医疗、预防接种、儿童和老年保健、营养指导、精神卫生等。在美国，目前的商业医疗保险形式为管理保健，参保人可自行选择保险公司名下的家庭医生，也可被分配给一名家庭医生，保险公司向家庭医生预付一定比率的保险费用，由家庭医生提供医疗及健康管理服务，同时严格审核患者向上级医疗机构转诊的指征。在这种模式下，家庭医生成为参保人和保险公司的“双重守门人”。美国家庭医生学会（AAFP）目前拥有超过 10 万名会员，是美国最大的全国性医疗组织之一。英国全科医生为患者提供全过程、全方位基本医疗服务与健康管理服务，全科诊所是患者进行医疗保健的第一站，全科医生与患者实行双向选择，每个全科医生平均注册管理 2 000 个居民。

我国逐步建立了全科医生制度，社区卫生服务中心成为基层医疗卫生服务新模式。社区卫生服务在我国的医疗卫生体系建设中扮演着重要角色，是保障人民群众健康的“守门人”，是社区发展建设的重要组成部分。就现阶段实际运行情况而言，在全国开展的社区卫生服务，理论上具有在人群中实施健康管理的理念，但远未达到健康管理的工作要求。因此，社区卫生服务不仅应该成为疾病防治中心，更应该成为健康管理的平台。在我国，私人诊所也是实施全科医疗的重要组成部分，未来有待进一步发挥其在社区卫生服务中的作用。

二、全科医生的服务模式

医学模式是指医学整体的思维方式，即解释和处理医学问题的方式。全科医生是在基层开展全科医疗服务的临床医生，为社区居民提供以人为中心、以家庭为单位、以社区为范围、以预防为导向的连续性、综合性、协调性、整体性、个体化、人性化的医疗服务，服务范围包括常见病、多发病诊疗和转诊，患者康复和慢性病管理，老年服务，儿童保健，预防接种以及妇女保健，旨在为社区群众提供有效、经济、方便、综合、连续的基层卫生服务。

全科医生的主要任务可归纳为四个方面：确认并处理现患问题，对慢性病患者进行连续性健康管理，适时提供预防性照顾，改善患者的求医、遵医嘱行为。合格的全科医生除应该具有专业知识和技能外，还应该具备以下基本能力：处理常见健康和疾病问题的能力，处理医疗相关问题的能力，评价个人心理、行为问题的能力，服务社区的能力，自我完善和发展的能力。

三、全科医疗的基本特征

1. 以人为中心

以人为中心的健康照顾是全科医疗的基本特征，它与专科医疗以疾病为中心的诊疗模式有根本的区别，以生物－心理－社会医学模式为基础。以人为中心的健康管理核心如下。

（1）维护患者尊严和尊重患者。全科医生需要听取患者及其家属的观点，并尊重患者及其家属的选择。患者及其家属的知识范围、价值观、信仰和文化背景都应在提供医疗服务时被考虑到。

（2）信息共享。整个治疗过程中，全科医生应与患者和患者家属共享完整的、无偏倚的信息，并使用患者及其家属能够理解的语言（非专业术语），确保患者及其家属接收到及时、完整和准确的信息，以便有效地参与医疗决策。

（3）共同参与。患者参与是充分体现以人为中心的基础。全科医生应鼓励并支持患者和患者家属参与到整个诊疗和决策过程中。先站在患者角度倾听，收集患者所有的健康问题及其对健康问题的认知或理解；向患者及其家属解释对上述健康问题的评估；允许患者参与讨论，在沟通的基础上获取其对健康问题的一致看法；在达成共识的基础上向患者提出最合适的健康教育和诊疗建议；如患者对诊疗建议存在疑惑，需要与患者进一步协商，然后确定医患双方皆可接受的诊疗和健康管理方案，上述措施增加了患者对诊疗和健康管理的依从性。

（4）互相合作。患者及家庭、全科医生和卫生服务中心合作，共同改善健康。

以人为中心的健康照顾的指导原则：①不仅重视患者所患的疾病，更要重视患病的人，将患者看作是有生命、有感情、有权利、有个性的人，而不仅仅是疾病的载体。②既要关注患者的生理健康，还要关注患者的心理和社会需求。③善于从患者的角度看待问题，除提供常规的生物医学诊治措施外，还要做到个体化和人性化诊治。④通过良好的沟通技巧，让患者参与到医疗的过程中，并把患者的需求和价值观念融入健康照护中。

2. 以家庭为单位

家庭的功能包括六个方面：抚养和赡养功能、满足情感需要、生育和调节生理需要、社会化和经济功能、赋予家庭成员地位、健康照顾功能。家庭可以通过遗传、环境、感情、支持、社会化等途径来影响个人的健康，个人的疾患也会影响家庭各方面功能。家庭资源包括家庭内资源和家庭外资源，当生活压力事件作用于个人和家庭，而家庭内、外资源不足时，家庭就会陷入危机中。

全科医疗非常重视家庭对健康的影响，以家庭为单位的服务主要包括三个方面。

（1）在诊疗过程中，善于了解和评估患者家庭结构和功能，发现和帮助化解家庭中存在的对家庭成员健康的危害。

（2）能适当协助处理家庭生活中的重要事件和压力，避免家庭危机的发生，保护家庭成员的健康。

（3）动员家庭资源，协助对患者的疾病诊疗和长期管理。全科医生以家庭为单位实现健康照顾的主要方式包括建立居民家庭健康档案、慢病随访、家庭咨询、为家庭制订健康计划等。

3. 以社区为基础

社区是以某种经济的、文化的、种族的或某种社会凝聚力，使人们生活在一起的一种社会组织或团体。社区分为地域型社区和功能型社区。一个社区的基本要素是：10 万 ~ 30 万的人口构成，5 ~ 50 km^2 的地域空间，区域内拥有各种服务设施，有共同的文化背景、生活方式、认同的意识形成的心理认同感和归属感，形成相应的管理机构如管理委员会、居民自治组织等。

影响社区人群健康的因素包括环境因素、生物因素、生活方式和健康照顾系统。

环境因素对健康的影响包括自然环境因素对健康的影响，如传染病的地域性和季节性，气候变化，大气、水、土壤等环境污染，等等；以及社会环境因素对健康的影响，如文化背景、教育水平、经济因素、社会心理因素等。

生物因素对健康的影响包括传染性疾病对健康的影响，慢性病对健康的影响，年龄、性别、遗传性疾病对健康的影响。

生活方式对健康的影响包括吸烟、酗酒、饮食不当、缺乏体育锻炼、药物滥用、不良行为、网络成瘾及过度使用手机。

健康照顾系统对健康的影响具体体现为：全科医生在以患者个体化诊疗为主的同时，要具备群体健康照顾的理念，关注社区人群的整体健康，即在基层医疗中，充分认识个人与家庭、社区的互相关系，重视影响社区人群健康的相关因素，把健康照顾的范围从个体扩大到社区层面来提供相应的健康照顾，主动服务于家庭和社区，维护家庭和社区的健康，从而更好地维护个体健康。

社区诊断，又称社区需求评估。通过社区诊断，可发现社区的健康问题，分析社区内影响健康的因素，明确社区的健康需求；判断造成社区健康问题的原因，确定社区中需要优先解决的卫生问题；动员全社区的力量，实现以社区为范围的健康目标。人群能否得到有效的健康照顾，与社区有无高水平的全科医生及医疗的可及性相关，是确保常见病、多发病能否在社区得到合理治疗的关键。当前，缺乏合格的全科医生和有效的廉价药物，以及卫生服务的真诚态度成为我国社区健康照顾发展的瓶颈。国家的规划目标是，到 2030 年，15 分钟基本医疗卫生服务圈基本形成，城乡每万名居民拥有 5 名合格的全科医生。

4. 以预防为导向

全科医生的主要任务是在基层为居民提供基本医疗服务，同时，提供一体化的、综合的预防保健、健康管理服务。以预防为导向的健康服务是指全科医生在全科医疗服务过程中，针对健康人群、高危人群和患者以及康复期人群，提供一级预防、二级预防和三级预防，提供主动的、有针对性的健康管理服务，如健康教育和健康促进、计划免疫、周期性健康体检、筛检、营养指导等服务，为居民提供连续的、综合的、长期的负责式照顾。

四、全科医疗的服务特点

1. 连续性服务

连续性服务是全科医疗非常重要的原则和特点，也是区别于临床医学其他二级学科的主要特征。在连续性服务中，留住患者是关键，能否留住患者是全科医疗的责任，也是连续性服务的核心。

（1）连续性服务的内容

连续性服务的内容通常包括以下三个方面。

1）针对生命周期各阶段的服务。全科医疗提供婚育、婴幼儿、儿童、青少年、中老年直到死亡的人生各个阶段的医疗卫生服务。

2）疾病周期（健康 – 疾病 – 康复）各阶段的服务。全科医疗为服务对象提供不间断责任的一、二、三级预防，从健康促进、危险因素的监控，到疾病的早、中、晚各期的长期健康管理。

3）任何时间、地点的服务。无论何时、何地，包括服务对象出差或旅游期间，甚至住院或会诊期间，全科医疗对服务对象都负有持续性责任，依据服务对象的需要，事先或随时提供服务。

（2）连续性服务的基础和保证条件

1）固定的服务关系。全科医生要与个人或家庭签订服务协议或合同，以明确服务的内容与双方的职责、义务等关系。

2）顺畅的联络渠道。有健全的预约、随访制度，良好的应急服务体系等。

3）完整的健康档案。全科医疗健康档案有个人健康档案、家庭健康档案和社区健康档案 3 种类别，内容主要包括个人和家庭基本情况，医疗保健记录，转诊与会诊记录，个人、家庭及医生或医疗机构联系的信息等。长期累积记录的档案对实现连续性服务具有重要价值，即使医患双方的合约服务关系发生改变，只要有完整的档案能够及时传递给新的全科医生，同样能起到承上启下的作用，保持服务的连续性。

2. 综合性服务

综合性服务是全科医疗综合性、整体性的表现，体现全科医疗提供全方位的、整体性的、立体化的服务。具体表现在以下几方面。

（1）服务对象综合

服务对象不分年龄、性别、健康状况与疾病类型。从理论上讲，全科医生不能拒绝责任范围内任何人、任何疾病的医疗保健服务要求。

（2）服务内容综合

服务内容包括预防、医疗、保健与康复。需要强调的是这些服务的一体化提供，既要有机结合，又要融合在对健康与疾病问题的处理中。

（3）服务层面综合

服务层面包括生理、心理和社会层面。全科医生要重视服务的个性化，要以“整体人”为视角，不仅要掌握其生理上的问题，还要熟悉其心理特质与个性类型，以及生活、工作、社会背景、环境等状况，并全面、综合地考虑这些因素在影响与解决健康问题中的作用。

（4）服务手段综合

根据患者需求可提供现代的或传统的各种医学方法，如中医药、针灸等。

（5）服务范围综合

全科医生提供以个人为中心、以家庭为单位、以社区为范围的全方位服务，同时要注重这三方面在健康与疾病管理上的相互关系与作用。

3. 可及性服务

可及性服务指全科医疗服务在地理位置上接近服务人群，使用方便，关系亲切，结果有效，价格比较便宜，是社区居民触手可及的基层医疗卫生服务方式，是“老百姓能够看病、看得起病、看得好病”的基础。

可及性的含义还包括全科医疗主要采用基本医疗技术，包括问诊、叩诊、触诊、听诊等方式、方法，尽量少用高新技术手段，其优势是费用比较低，减少不必要的支出，避免过度医疗，降低全社会医疗成本开支。

4. 协调性服务

全科医疗并非“全能医疗”，全科医生也不是“万能医生”。全科医生要承担好“健康代理人”和“守门人”的角色，以及持续性和综合性保健服务的责任，就必须以协调性服务为依托。如果没有协调性服务，持续性和综合性服务的实施也会非常困难。由于全科医生是民众进入医疗保健系统的“守门人”和“桥梁”，自然有责任根据对象的不同需要，提供或安排适当的医疗卫生资源，包括动用家庭、社区及有关医疗保健的资源，以更好地服务于人群和家庭。

协调性服务是指全科医生协调各级、各类资源帮助患者及其家庭的服务。需要协调的资源有：医疗资源，如提供会诊、转诊的医疗机构和医疗专家的信息；社区资源，联系社区相关机构、组织或人员，帮助患者获得支援或支持；患者家庭资源，帮助患者家属了解病情、理解患者状况，指导患者家属看护和照顾患者，获得其家庭的支持。

全科医生有效协调的前提：①对问题或疾病有较准确、及时的判断，这样才能尽量避免可能的漏诊、误诊，甚至延误或错误的治疗与处理；②充分掌握有关资源信息，如相关专科医生与机构，家庭和社区的情况；③拥有调动资源的能力与渠道，具有专科医生、医疗机构等关系储备，有健全的双向转诊机制，等等。

会诊与转诊是协调性服务的常用方法，善用转、会诊符合医患双方的利益。另外，转诊资料应完整（包括目的、过程和结果），尤其是要对患者及家庭进行必要的说明，转诊只是将患者特定问题的照顾责任暂时转移给其他医生，全科医生仍负有连续性照顾的责任。

5. 团队合作的工作方式

全科医疗因其服务的综合性、持续性、协调性等特征，需要团队合作来完成。全科医疗团队以全科医生为核心，由全科护士、公共卫生医生、中医师、康复理疗师、社区临床药师、健康管理师、营养师、心理咨询师、社区志愿者等组成的服务团队，共同为服务对象提供立体网格式健康维护和疾病管理。在基层医疗和各级、各类医疗保健网之间，也存在双向转诊和继续医学教育的团队合作关系，可以为服务对象提供全面的卫生服务。

五、健康管理在全科医疗中的应用

健康管理是全科医疗的核心内容和基本服务方法，全科医疗要求全科医生关注人的全生命周期的健康管理。健康管理的基本工作方法、工作内容、基本步骤和服务模式贯穿在全科医生整个卫生服务过程中。

全科医生具备独特的身份优势，与个人、家庭、社区建立了良好的感情联系，具备协调社区资源的能力，是有效实施健康管理的理想角色，在团队中起核心作用。全科医生掌握健康管理的技能，可以就健康管理步骤和策略进行整合，为个人和社区建立和提供多层次、多水平的健康管理，采用多样化的手段，不断拓展健康管理的内容、服务对象和服务范围，为民众、社区提升健康水平。

健康管理的层级可以分为个人和家庭的健康管理、工作场所或社区的健康管理、地区国家层面的健康管理、国家间和全球范围的健康管理。对个人和社区的健康管理是由多学科专家团队协作实施的，全科医生的工作是以社区为基础提供卫生保健服务。正如《阿斯塔纳宣言》提到的："我们期望各地训练有素的、有技术和有热情并勤勉负责的卫生专业人员，以同情、尊重和体面的方式为所有人提供高质量、安全、全面、综合、便利、可获得的和负担得起的基本卫生保健和卫生服务。"全科医生所提供的有质量的全科医疗服务，就是以人为本、富于同理心和关怀、善于沟通和有良好关系、采用适宜和具有成本效益干预、合理实验室检查和合理处方、响应当地人民健康需要、具有文化敏感性、符合医学伦理和法律的服务。

结合社区卫生服务的特点和需求，健康管理可在以下方面提供帮助和支持。①建立健康档案，识别、控制健康危险因素，实施个性化健康教育。②进行健康和医疗需求指导，指导医疗需求和医疗服务，辅助临床决策。③搭建个人健康信息网络平台，方便社区和指定医院之间实现信息共享，实现全程健康信息管理。个性化的健康评估体系和完善的信息管理系统，有望成为社区利用健康管理服务的突破点和启动点。目前，我国健康管理产业还处于起步阶段，社区卫生服务建设也有诸多不足，将两者相结合可获得双赢的效果。

健康管理师和全科医生在职业功能上既有一致性，又有差异性。一致性主要表现在：二者均着眼于个体疾病危险因素的控制，致力于改善其健康状况并减少医药花费。差异性主要表现在：健康管理师的主要工作职责是针对慢性病的发生、发展规律，使人们远离生活中的危险因素，阻断它的发展，从而维持健康，使人们远离慢性病的困扰；全科医生是社区卫生服务的主角，在社区医疗工作中，是健康管理的实施者，主要职责是完成政府布置的，包括预防、医疗、保健、康复、健康教育、计划生育在内的“六位一体”的工作任务。全科医生的执业地点一般局限在社区卫生服务中心，健康管理师的执业地点则相对广泛。由于目前国内体制和机制上的限制，健康管理师的工作积极性要比全科医生更容易调动起来。如果健康管理师队伍在建立的过程中能够做到高质量、高层次、规范化、专业化，健康管理师职业一定具有广阔的发展空间，从而不断满足日益增长的市场需要。

课程 2-7　中医学及中医保健基础知识

学习内容

学习单元	课程内容	培训建议	课堂学时
（1）中医学基础知识	1）中医学的基本特点	（1）方法：讲授法 （2）重点：中医基本特点、阴阳五行学说、中医体质辨识 （3）难点：中医体质辨识	6
	2）精气学说		
	3）阴阳学说		
	4）五行学说		
	5）藏象学说		
	6）气血津液理论		
	7）经络学说		
	8）中医体质辨识		

续表

学习单元	课程内容	培训建议	课堂学时
（2）中医养生学基础知识	1）中医养生的概念 2）中医养生的应用原则 3）常见的中医养生保健方法	（1）方法：讲授法 （2）重点：中医养生的应用原则 （3）难点：常见的中医养生保健方法	2
（3）常用中药类保健食品	1）中药类保健食品的概念与分类 2）中药类保健食品的应用原则 3）常用中药类保健食品	（1）方法：讲授法 （2）重点：常用中药类保健食品举例 （3）难点：中药类保健食品的应用原则	4

学习单元 1　中医学基础知识

中医学认为人体生命是气的产物，精、气、神是生命的构成要素，善养生者，定会养其精，精气充盈则气盛，气盛则神全，神全则身体健康。

随着人们健康观念的变化、医学模式的转变，中医健康管理服务受到前所未有的关注。中医“治未病”是预防为主、注重养生思想的集中体现。“未病”不仅指疾病的萌芽状态，而且包括疾病在动态变化中可能出现的趋向和未来时段可能表现出的状态。这种“未病”状态在体检中可能没有任何生化指标和影像学的改变。

中医健康管理就是运用中医“治未病”“整体观”“辨证论治”的核心思想，结合现代健康管理学的理论，通过对健康人群、亚健康人群及患病人群进行全面信息采集、监测、分析、评估，提供中医方面的健康咨询指导和健康教育，并对健康危险因素利用中医理论和中医适宜技术进行干预。

一、中医学的基本特点

中医学是以整体观念为指导思想，以精气、阴阳、五行等学说为思维方法，以脏腑、经络、精气血津液为生理病理基础，以辨证论治为诊疗特点的一门学科。

1. 整体观念

整体观念是中医学关于人体自身的完整性及人与自然、社会环境统一性的认识。中医学认为，人体是一个有机的整体，构成人体的脏腑、形体、官窍等各个组成部分之间在结构上不可分割，在生理上相互协调、相互作用，在病理上相互影响。人体与自然界和社会有着密不可分的关系，自然（如季节气候、昼夜晨昏、地方区域等）和社会（如工作环境、家庭氛围、情绪因素等）的各种变化随时影响着人体，人体则产生相应的反应：属于生理范围内的，即是生理的适应性；超越了这个范围，即是病理性反应。人类在能动地顺应自然和社会变化的过程中，维持着正常的生命活动。这种机体自身整体性和内、外环境统一性的思想，叫作整体观念。

2. 辨证论治

辨证论治是中医学重要特点之一，是中医预防和治疗疾病的基本法则。所谓辨证，就是将四诊（望、闻、问、切）所收集的资料，包括症状和体征，通过分析综合，辨清疾病的原因、部位、性质和发展趋向以及邪正之间的关系，概括、判断为某种性质的证，冀以探求疾病的本质。论治又称施治，是根据辨证的结果，确定相应的治疗原则和方法，选择适当的治疗手段和措施来处理疾病的实践过程。辨证是手段，论治是目的，辨证论治是认识疾病和诊治疾病的过程，是中医理法方药在临床中的具体运用，是指导中医临床工作的基本原则。

辨证论治这一特点说明，中医治病首先着眼于证，而不是病的异同。因此，同一疾病的不同证候，治疗方法就不同；而不同疾病，只要证候相同，便可以用同一方法治疗。这就是中医治疗上常讲的“同病异治、异病同治”。这种针对疾病发展过程中不同性质的矛盾用不同方法去解决的法则，是中医辨证论治的精神实质。

二、精气学说

1. 精气学说的基本概念

精，又称精气，在中国古代哲学中，一般泛指气，是一种充塞宇宙之中的无形而运动不息的极细微物质，是构成宇宙万物的本原。

精气，指一切细微、精粹的物质，是生成宇宙万物及人类的原始物质，也是万物运动、变化和发展的共同物质基础和客观存在。

2. 精气学说的基本内容

精气自身的运动变化分为天地阴阳二气，天地阴阳二气交感合和，是宇宙万物包括人类的发生、发展与变化的根本机制。精气是活动力很强、运行不息的精微物质。自然界一切事物的纷繁变化，都是精气运动的结果。气的运动，称为气机。气的运动产生宇宙各种变化的过程称为气化。

人为宇宙万物之一，皆由精气构成，由天地阴阳精气交感聚合而化生。气聚则成形，气散则形亡，人的生死过程，也就是气的聚散过程。

三、阴阳学说

1. 阴阳学说的基本概念

阴阳学说的基本内容包括阴阳对立制约、阴阳互根互用、阴阳交感互藏、阴阳消长和阴阳转化 5 个方面。

阴和阳既可以表示相互对立的事物，又可用来分析一个事物内部所存在的相互对立的两个方面。一般来说，凡是剧烈运动的、外向的、上升的、温热的、明亮的都属于阳；凡是静止的、内守的、下降的、寒冷的、晦暗的都属于阴。以天地而言，天气轻清为阳，地气重浊为阴；以水火而言，水性寒而润下属阴，火性热而炎上属阳。

任何事物均可以用阴阳的属性来划分，但必须是相互关联的一对事物，或是一个事物的两个方面；如果被分析的两个事物互不关联，或不是统一体的两个对立面，就不能用阴阳来区分其相对属性及其相互关系。

事物的阴阳属性并不是绝对的，而是相对的。阴阳的这种相对性，一方面表现为在一定的条件下，阴和阳之间可以发生相互转化，即阴可以转化为阳，阳也可以转化为阴；另一方面，也体现为事物的无限可分性。

2. 阴阳学说在中医学中的运用

中医学认为，人体的正常生命活动是阴阳两个方面保持对立统一协调关系的结果，疾病发生是人体阴阳失调所致。所谓“阴平阳秘，精神乃治；阴阳离决，精气乃绝”。阴阳失调的表现形式很多，大体可归纳为阴阳的偏盛偏衰，以及阴损及阳、阳损及阴等。

阴阳偏盛包括阴偏盛和阳偏盛，是指在邪气作用下（或本身机能病理性亢奋）所致的阴或阳的任何一方高于正常水平的病变，阴阳偏衰包括阴偏衰（阴虚）和阳偏衰（阳虚），指阴或阳低于正常水平的病理变化。

中医诊断学认为，任何疾病无论其病情如何复杂多变，四诊所收集的症状和体征都可以用阴阳加以概括。例如，望诊色泽鲜明者属阳，晦暗者属阴；闻诊声音洪亮者属阳，语声低微者属阴；切诊脉象浮、数、洪大者属阳，沉、迟、细小者属阴；等等。从疾病证型看，病位在表、实证、热证属阳；病位在里、虚证、寒证属阴。

中医治疗学同样遵循阴阳学说的法则。例如，对于阳邪过盛所致的实热证，用寒凉药物以清热；对于阴盛所致的寒实证，用温热药物以祛寒；对于阴虚所致的虚热证，用滋阴药物以补阴；对于阳虚引起的虚寒证，用温阳药物以补阳。

四、五行学说

1. 五行学说的基本概念

五行是指木、火、土、金、水 5 种物质及其运动变化。五行学说以五行的特性对事物进行归类，将物质世界（包括人体各组织器官）各种事物和现象的性质及作用与五行的特性相类比后，分别归属于五行之中（见表 2–7–1）。

表 2–7–1　事物属性的五行分类表

五行	五脏	五腑	五味	五季	五气	五方	五体	五志	五官	五化	五色
木	肝	胆	酸	春	风	东	筋	怒	目	生	青
火	心	小肠	苦	夏	暑	南	脉	喜	舌	长	赤
土	脾	胃	甘	长夏	湿	中	肉	思	口	化	黄
金	肺	大肠	辛	秋	燥	西	皮毛	悲忧	鼻	收	白
水	肾	膀胱	咸	冬	寒	北	骨	惊恐	耳	藏	黑

五行学说认为，世界上的一切事物都是由木、火、土、金、水 5 种基本物质之间的运动变化生成的。一般而言，具有生长、升发、条达、舒畅等作用或性质的物质，均归属于木；具有温热、升腾、光明等作用或性质的物质，均归属于火；具有生化、承载、受纳等作用或性质的物质，均归属于土；具有清洁、肃降、收敛等作用或性质的物质，均归属于金；具有寒凉、滋润、向下、闭藏等作用或性质的物质，均归属于水。

五行学说用生克乘侮规律来阐述木、火、土、金、水 5 类物质相互之间的关系。

相生和相克，是自然界的正常现象，在人体则属于相互促进、相互制约的生理现象。相生是指这一事物对另一事物具有促进、助长和滋生的作用，相克是指这一事物对另一事物的生长和功能具有抑制和制约的作用。

五行相生的次序是：木生火，火生土，土生金，金生水，水生木。

五行相克的次序是：木克土，土克水，水克火，火克金，金克木。

相生与相克是不可分割的两个方面。没有生，就没有事物的发生和成长；没有克，就不能维持其正常协调关系下的变化和发展。只有依次相生相克，才能生生不息，并维持万事、万物的动态平衡（见图 2–7–1）。

五行的相乘相侮是指五行之间正常的生克关系遭遇破坏后出现的不正常相克现象，在人体则属于病理现象。

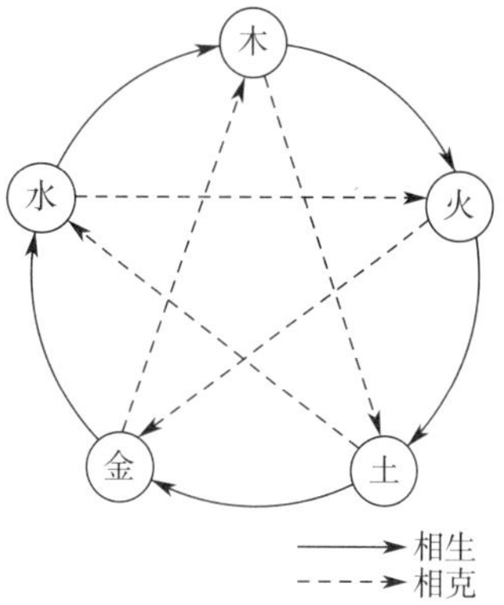

图 2–7–1　五行相生相克图解

2. 五行学说在中医学中的运用

中医学利用五行学说，主要说明五脏的生理功能特点和人体脏腑、组织之间生理功能的内在联系。例如，肝喜条达，有疏泄的功能，木有生发的特性，故肝属“木”；心阳有温煦的作用，火有阳热的特性，故心属“火”；脾为生化之源，土有生化万物的特性，故脾属“土”；肺气主肃降，金有清肃、收敛的特性，故肺属“金”；肾有主水、藏精的功能，水有润下的特性，故肾属“水”。肾（水）之精以养肝，肝（木）藏血以济心，心（火）之热以温脾，脾（土）化生水谷精微以充肺，肺（金）清肃下行以助肾水。这就是五脏相互滋生的关系。肺（金）气清肃下降，可以抑制肝阳的上亢；肝（木）的条达，可以疏泄脾土的壅郁；脾（土）的运化，可以制止肾水的泛滥；肾（水）的滋润，可以防止心火亢烈；心（火）的阳热，可以制约肺金清肃得太过。这就是五脏相互制约的关系。

五、藏象学说

1. 藏象学说的基本概念

“藏”，即藏于体内的脏腑、器官；“象”，是指表现于外的生理、病理现象及与自然界相通应的事物和显象。藏是象的内在本质；象是藏的外在反映；藏象，即为机体内脏的生理活动和病理变化反映于外的征象。藏象学说是研究人体各脏腑、组织、器官的生理功能、病理变化及其相互联系的学说。古代脏与藏字相通，故又称脏象学说。

2. 藏象学说的主要内容

按照藏象学说的理论，脏腑主要由五脏（肝、心、脾、肺、肾）、六腑（胆、小肠、胃、大肠、膀胱、三焦）和奇恒之腑（脑、髓、骨、脉、胆、女子胞）3 个方面组成。区分脏与腑的主要依据是生理功能特点的不同。五脏共同的生理特点是化生和储藏精气；六腑共同的生理特点是受盛和传化水谷。奇恒之腑形态中空有腔与六腑相似，功能储藏精气与五脏相同，与五脏和六腑均有明显区别，故称奇恒。一般来说，病理上“脏病多虚”“腑病多实”，治疗上“脏病宜补”“腑病宜泻”。

藏象学说认为，心为君主之官，五脏六腑之大主，具有主神志、主血脉等功能，与小肠互为表里，其华在面，其充在血脉，开窍于舌；肺为华盖之脏，具有主气、司呼吸、通调水道、朝百脉、主治节、主宣发肃降等功能，与大肠互为表里，其华在毛，其充在皮，开窍于鼻；肝为将军之官，具有主疏泄而调畅气机、主藏血等功能，与胆互为表里，其华在爪，其充在筋，开窍于目；脾为后天之本，具有主运化、主升清、主统血等功能，与胃互为表里，其华在唇，其充在肌，开窍于口；肾为先天之本，主藏精、主水、主纳气、主骨生髓，与膀胱互为表里，其华在发，开窍于耳和二阴。

藏象学说不仅研究脏腑的形态、部位、生理功能和病理变化，而且探究脏与脏、脏与腑、腑与腑的关系，脏腑与组织器官的关系，脏腑与气血津液的关系，以及脏腑与精神情志的关系，等等。藏象学说是以五脏为中心组成的 5 个系统，其中心、肺、肝、脾、肾等脏器的名称，虽与现代人体解剖学的脏器名称相同，但生理、病理的含义却不完全相同。藏象学说中的一个脏腑的生理功能，可能包含着现代解剖生理学中几个脏器的生理功能；而现代解剖生理学中的一个脏器的生理功能，则可能分散在藏象学说中几个脏腑的生理功能之中。

六、气血津液理论

气血津液是构成人体和维持人体生命活动的基本物质，既是脏腑、经络等组织、器官功能活动的产物，又是脏腑功能活动的物质基础。

气具有推动、温煦等作用，属于阳；血和津液，都为液态物质，具有濡养、滋润等作用，属于阴。此外，构成人体的基本物质中还有“精”。狭义之精，即通常所说的生殖之精，与肾的关系最为密切。广义之精，泛指一切精微物质，包括气、血、津液、水谷精微等。

1. 气

（1）气的基本概念

气是一种不断运动变化着的物质，是天地万物的本原。气的运动变化是一切事物和现象发生、发展和变化的根源。

（2）气在中医学中的运用

中医学认为，气是一种不断运动变化着的物质，气运动变化的具体表现形式为升降出入。气的这种变化，体现于自然界，有生、长、化、收、藏的季节更迭；体现于人体，则有生、长、壮、老、已的生命活动过程。气的运动称为气机，由于气的运动而产生的变化，称为气化。

气对于人体具有十分重要的作用。气作为构成人体和维持人体生命活动的最基本物质，其运动变化推动和调控着人体内的新陈代谢，是人体生命活动的基本特征。气的运动变化停止，则意味着生命活动的终结。人的生老病死、健康与疾病，皆本于气。所谓“气聚则生，气壮则长，气衰则老，气散则死”，气在人体的主要功能有以下几点。

1）推动功能。气对人体具有激发和推动作用。气是活力很强的精微物质，能激发和促进人体的生长发育，维持各脏腑、经络的生理功能，推动血液的生成、运行，以及津液的生成、输布、排泄等。

2）防御功能。气对人体有护卫肌肤、抗御邪气的作用。中医学用气的观点解释病因和病理现象，用“正气”代表人体的抗病能力，用“邪气”表示一切致病因素；用正气不足，不能抵御邪气的侵袭来说明疾病的产生，所谓“正气存内，邪不可干”。

3）固摄功能。气对人体血、津液、精液等液态物质具有稳固、统摄，防止其无故流失的作用。

4）气化功能。气化功能泛指人体内气的运行变化。气化是在气的作用下，脏腑的功能活动、精气血津液等不同物质之间的相互化生，以及物质与功能之间的转化，包括物质转化和能量转化等过程。

5）温煦功能。气对人体有温暖作用。气是机体能量的来源，是体内产生能量的物质基础。气的温煦作用是通过激发和推动各脏腑、器官生理功能，促进机体的新陈代谢来实现的。

2. 血

（1）血的基本概念

血循脉而流于全身，发挥营养和滋润作用，为脏腑、经络、形体、官窍的生理活动提供营养物质，是人体生命活动的根本保证。人体任何部位缺少血液的供养，都影响其正常生理活动，造成生理功能的紊乱以及组织结构的损伤，严重的缺血还可危及生命。

（2）血的功能

1）濡养作用。血由水谷精微所化生，含有人体所需的丰富的营养物质。血在脉中循行，内至五脏六腑，外达皮肉筋骨，不断地对全身各脏腑、组织、器官起着濡养和滋润作用，以维持各脏腑、组织、器官发挥生理功能，保证了人体生命活动的正常进行。

血的濡养作用，较明显地反映在面色、肌肉、皮肤、毛发、感觉、运动等方面。血量充盈，濡养功能正常，则面色红润、肌肉壮实、皮肤和毛发润泽、感觉灵敏、运动自如。如若血量亏少，濡养功能减弱，则可能出现面色萎黄、肌肉瘦削、肌肤干涩、毛发不荣、肢体麻木或运动无力失灵等。此外，血也是化生经水、乳汁，养育胎儿，哺育婴儿的物质基础。若血虚，可使经水无源，或经少，甚者经闭；乳汁缺少。

2）化神作用。若人体血气充盛、血脉调和，其精力充沛、神志清晰、感觉灵敏、思维敏捷。反之，血液亏耗、血行异常时，可能出现不同程度的精神情志方面的病症，如精神疲惫、健忘、失眠、多梦、烦躁、惊悸等。

3. 津液

（1）津液的基本概念

津液是机体一切正常水液的总称，包括各脏腑、形体、官窍的内在液体及其正常的分泌物。津液是构成人体和维持生命活动的基本物质之一。

（2）津液的功能

1）滋润濡养作用。津液是液态物质，含有营养物质，有滋润作用和濡养作用。津的质地较清稀，其滋润作用较明显，而液的质地较浓稠，其濡养作用较明显。滋润和濡养相辅相成，难以分割。若津液不足，失去滋润与濡润的作用，则会使皮毛、肌肉、孔窍、关节、脏腑，以及骨髓、脊髓、脑髓的生理活动受到影响，脏腑、组织的生理功能也会受到损伤。

2）充养血脉作用。津液入脉，成为血液的重要组成部分。津液在营气的作用下，渗注于脉中，化生为血液，以循环全身发挥滋润、濡养作用。

另外，津液的代谢对调节机体内外环境的阴阳平衡起着重要的作用。气候炎热或体内发热时，津液化为汗液向外排泄以散热，而天气寒冷或体温低下时，津液因腠理闭塞而不外泄，如此可维持人体体温相对恒定。

七、经络学说

1. 经络的概念

经络是经脉和络脉的总称。经络是人体运行气血、联络脏腑形体官窍、沟通上下内外的通道。灸法、推拿及刮痧，无不通过作用于经络而获得效果。

人体经络系统是由经脉、络脉及其连属部分构成的，且与内部的脏腑之气相通的，有规律地连贯形成的网络结构。经，又称经脉，有路径之意。经脉贯通上下，沟通内外，是经络系统中纵行的主干，大多循行于人体的深部，且有一定的循行部位。络，又称络脉，有网络之意。

经脉是经络系统的主干，包括十二经脉、奇经八脉，以及附属于十二经脉的十二经别、十二经筋、十二皮部。十二经脉包括手三阴经（手太阴肺经、手厥阴心包经、手少阴心经）、手三阳经（手阳明大肠经、手少阳三焦经、手太阳小肠经）、足三阳经（足阳明胃经、足少阳胆经、足太阳膀胱经）、足三阴经（足太阴脾经、足厥阴肝经、足少阴肾经），是运行气血的主要通道。奇经八脉，即督脉、任脉、冲脉、带脉、阴跷脉、阳跷脉、阴维脉、阳维脉，具有统率、联络和调节全身气血盛衰的作用。十二经别是从十二经脉中的同名经分出的纵行支脉，多从四肢肘膝以上部位分出，然后由浅入深，进入机体内部，同各经所络属的脏腑相联系，再浅出于体表。阳经经别在浅出体表到头、颈等部位时，仍归入同名的经脉；而阴经经别在浅出体表后，则与其相为表里的阳经经别相会合。这种关系进一步加强了十二经脉与脏腑的表里联系，并可使十二经脉的分布和联系更为周密。十二经脉对内连属脏腑，对外连于皮肤、筋肉。十二经筋，是十二经脉之气濡养和支持筋肉骨节的体系，为十二经脉的附属部分，具有约束骨骼、屈伸关节的作用。十二皮部是十二经脉及其所属络脉在体表的分区，经气不散所在，具有保卫机体、抵御外邪的作用，并能反映十二经脉的病证。

络脉是经脉的分支，循行于较浅部位，网络全身，无处不至。有别络、浮络、孙络之分。别络有加强十二经脉中表里两经在体表的联系和渗灌气血的作用。浮络是循行于人体浅表部位、且常浮现于体表的络脉，主要作用是输布气血以濡养全身。孙络是最细小的络脉。

2. 经络的主要作用

（1）沟通联系作用

经络联系作用加强了脏腑与体表、脏腑与官窍、脏腑与脏腑，以及经脉与经脉之间的联系，构成表里、上下相互之间紧密联系、协调共济的统一体。

（2）感应传导作用

经络是人体各组成部分之间的信息传导网络，当体表腧穴受到刺激时，刺激就沿着经脉传于体内有关脏腑，使该脏腑的功能发生变化，从而达到疏通气血和调整脏腑功能的作用。

（3）运行气血作用

经络是运行气血的主要通道，气血通过经络循环贯注而通达全身，发挥其营养脏腑、形体、官窍，抗御外邪，保卫机体的作用。

（4）调节作用

经络通过其沟通联系、感应传导和运行气血作用，对脏腑、形体、官窍的机能活动进行调节，使人体生理机能保持相对平衡。当人体发生疾病时，可运用针灸、推拿等治疗方法激发经络的调节作用。

八、中医体质辨识

1. 基本概念

中医体质辨识，即以人的体质为认知对象，根据不同体质的特性，判断健康与疾病的整体要素与个体差异，从而选择相应的治疗、预防、养生方法，进行“因人制宜”的干预与指导。人的体质分为 9 种类型，某些疾病的发生与人的体质因素与类型有关，如高血压、糖尿病、高脂血症、中风较多出现于痰湿体质，通过干预可以使人的体质偏颇失衡状态得到改善与调整，从而使个体恢复健康。

2. 不同体质特点与调养

（1）平和质

1）特征。阴阳气血调和，体形匀称健壮，性格随和开朗，对自然环境和社会环境适应能力较强。以面色红润、精力充沛等为主要特征。

2）常见表现。面色、肤色润泽，头发稠密有光泽，目光有神，鼻色明润，嗅觉通利，唇色红润，不易疲劳，精力充沛，耐受寒热，睡眠良好，胃纳佳，二便正常，舌色淡红，苔薄白，脉和缓有力。

3）发病倾向。平素患病较少。

4）调养方式。日常养生应采取中庸之道，饥饱冷热适宜。多吃五谷杂粮、蔬菜瓜果，少食过于油腻及辛辣之物。年轻人可选择一些强度大的运动，如跑步、打球；老年人则适当选择散步、打太极拳等。

（2）气虚质

1）特征。元气不足，肌肉松软不实，性格内向，不喜冒险，不耐受风、寒、暑、湿邪。以疲乏、气短、自汗等气虚表现为主要特征。

2）常见表现。平素语音低弱，气短懒言，容易疲乏，精神不振，易出汗，舌淡红，舌边有齿痕，脉弱。

3）发病倾向。易患感冒、内脏下垂等病，病后康复缓慢。

4）调养方式。多吃具有益气健脾作用的食物，如黄豆、白扁豆、鸡肉、泥鳅、香菇、大枣、桂圆、蜂蜜等。少食具有耗气作用的食物，如槟榔、空心菜、生萝卜等。以柔缓运动，如散步、打太极拳等为主，不宜做大负荷运动和出汗的运动，忌用猛力和长久憋气。平时可按摩足三里穴。

（3）阳虚质

1）特征。阳气不足，肌肉松软不实，性格多沉静、内向，耐夏不耐冬，易感风、寒、湿邪。以畏寒怕冷、手足不温等虚寒表现为主要特征。

2）常见表现。平素畏冷，手足不温，喜热饮食，精神不振，舌淡胖嫩，脉沉迟。

3）发病倾向。易患痰饮、肿胀、泄泻等病，感邪易从寒化。

4）调养方式。多吃容易“发”（甘温益气）的食物，如牛羊狗肉、葱、姜、蒜、花椒、鳝鱼、韭菜、辣椒、胡椒等。少食生冷寒凉食物，如黄瓜、藕、梨、西瓜等。秋冬注意保暖，尤其是足下、背部及下腹部丹田部位的防寒保暖；夏季避免吹空调、电扇。多与别人交谈，平时多听一些激扬、高亢、豪迈的音乐。以舒缓柔和的运动，如慢跑、散步、打太极拳、做广播操为主。自行按摩气海、足三里、涌泉等穴位，或经常灸足三里、关元等穴位。可适当蒸桑拿、泡温泉浴。

（4）阴虚质

1）特征。阴液亏少，体形偏瘦，性情急躁，外向好动，活泼，耐冬不耐夏，不耐受暑、热、燥邪。以口燥咽干、手足心热等虚热表现为主要特征。

2）常见表现。手足心热，口燥咽干，鼻微干，喜冷饮，大便干燥，舌红少津，脉细数。

3）发病倾向。易患虚劳、失精、不寐等病，感邪易从热化。

4）调养方式。多吃甘凉滋润的食物，如瘦猪肉、鸭肉、龟、鳖、绿豆、冬瓜、芝麻、百合等。少食羊肉、狗肉、韭菜、辣椒、葱、蒜、葵花子等性温燥烈的食物。中午保持一定的午休时间。避免熬夜、剧烈运动和在高温酷暑下工作。宜节制房事。宜克制情绪，遇事要冷静，正确对待顺境和逆境。可以用练书法，下棋，听曲调舒缓、轻柔、抒情的音乐来怡情悦性，用旅游来寄情山水、陶冶情操。防止恼怒。适合做中低强度、间断性的运动，如打太极拳等。锻炼时要控制出汗量，及时补充水分。不适合蒸桑拿。

（5）痰湿质

1）特征。痰湿凝聚，口黏苔腻，体形肥胖，腹部肥满松软，性格偏温和、稳重，多善于忍耐，对梅雨季节及湿重环境适应能力差。

2）常见表现。面部皮肤油脂较多，多汗且黏，胸闷，痰多，口黏腻或甜，喜食肥甘，苔腻，脉滑。

3）发病倾向。易患消渴、中风、胸痹等病。

4）调养方式。饮食清淡为原则，少食肥肉及甜、黏、油腻的食物。可多食葱、蒜、海藻、海带、冬瓜、萝卜、芥末等食物。平时多进行户外活动，长期坚持运动锻炼。衣着应透气散湿，经常晒太阳或进行日光浴。

（6）湿热质

1）特征。湿热内蕴，形体中等或偏瘦，容易心烦急躁，对夏末秋初湿热气候、湿重或气温偏高环境较难适应。以面垢油光、口苦、苔黄腻等湿热表现为主要特征。

2）常见表现。面垢油光，易生痤疮，口苦口干，身重困倦，大便黏滞不畅或燥结，小便短黄，男性易阴囊潮湿，女性易带下增多，舌质偏红，苔黄腻，脉滑数。

3）发病倾向。易患疮疖、黄疸、热淋等病。

4）调养方式。饮食清淡，多吃甘寒、甘平的食物，如绿豆、空心菜、苋菜、芹菜、黄瓜、冬瓜、藕、西瓜等。少食辛温助热的食物。应戒除烟酒。不要熬夜、过于劳累。适合进行高强度、大运动量的锻炼，如中长跑、游泳、爬山、打球、练武术等。盛夏暑湿较重的季节应减少户外活动。

（7）血瘀质

1）特征。血行不畅，胖瘦均见，易烦，健忘，不耐受寒邪，以肤色晦暗、舌质紫黯等血瘀表现为主要特征。

2）常见表现。肤色晦暗，色素沉着，容易出现瘀斑，口唇黯淡，舌黯或有瘀点，舌下络脉紫黯或增粗，脉涩。

3）发病倾向。易患中风、冠心病等痛证、血证。

4）调养方式。可多食黑豆、海藻、海带、紫菜、萝卜、胡萝卜、橙、柚、桃、李子、山楂、醋、玫瑰花、绿茶等具有活血、散结、行气、疏肝解郁作用的食物，少食肥肉等。保持足够的睡眠，但不可过于安逸。适当进行有助于促进气血运行的运动项目，如打太极拳、舞太极剑、跳舞、步行等。

（8）气郁质

1）特征。气机郁滞，形体瘦者为多，性格内向不稳定、敏感多虑，对精神刺激适应能力较差，不适应阴雨天气。以神情抑郁、忧虑脆弱等气郁表现为主要特征。

2）常见表现。神情抑郁，情感脆弱，烦闷不乐，舌淡红，苔薄白，脉弦。

3）发病倾向。易患脏躁、梅核气、百合病及郁证等。

4）调养方式。多吃小麦、蒿子秆、葱、蒜、海带、海藻、萝卜、山楂等具有行气、解郁、消食、醒神作用的食物。睡前避免饮用茶、咖啡等提神醒脑的饮料。多参加集体性的活动，多结交朋友，及时向朋友倾诉不良情绪。尽量增加户外运动，坚持锻炼，如跑步、登山、游泳、练武术等。

（9）特禀质

1）特征。先天失常，适应能力差，如过敏体质者对易致过敏季节适应能力差，易引发宿疾。以生理缺陷、过敏反应等为主要特征。

2）常见表现。过敏体质者常见哮喘、风团、咽痒、鼻塞、喷嚏等；患遗传性疾病者有垂直遗传、先天性、家族性特征；患胎传性疾病者具有母体影响胎儿个体生长发育及相关疾病特征。

3）发病倾向。过敏体质者易患哮喘、荨麻疹、花粉症及药物过敏等；遗传性疾病如血友病、唐氏综合征等；胎传性疾病如五迟（立迟、行迟、发迟、齿迟和语迟）、五软（头软、项软、手足软、肌肉软、口软）等。

4）调养方式。饮食宜清淡、均衡，粗细搭配适当，荤素配伍合理。少食荞麦（含致敏物质）、蚕豆、白扁豆、牛肉、鹅肉、鲤鱼、虾、蟹、茄子、酒、辣椒、浓茶、咖啡等辛辣之品、腥膻发物及含致敏物质的食物。保持室内清洁，被褥、床单要经常洗晒。春季减少室外活动时间，防止花粉过敏。不宜养宠物，起居应有规律，积极参加各种体育锻炼，避免情绪紧张。

3. 体质判定标准与计算

中医体质分类判定标准见附表 7。

学习单元 2　中医养生学基础知识

一、中医养生的概念

中医养生学根据中医理论研究人体生命规律，探讨衰老机制，增强体质、预防疾病，从而达到延年益寿的目的。

二、中医养生的应用原则

1. 天人合一，身心共养

中医学认为，人体的整体性是以五脏为中心，通过经络将五体、九窍、五声、五音、五志、五液、五味等密切联系而形成的 5 个系统。心主神，神是人体生命活动的主宰。这种形神合一、以神统形的观念，说明精神意识、情绪是人体健康的重要部分。人的精神意识、情绪状态正常，机体适应环境的能力以及抵抗疾病的能力就会增强，从而可以起到防病的作用。因此，中医养生既强调顺应自然、天人合一，又强调身心同养，注重身心的修炼。

2. 调整阴阳，以平为期

中医学认为阴阳分别代表人体内相互对立的两个方面，阴代表物质基础，阳代表功能活动。在人体正常生理状态下，阴阳相对平衡，如果出现一方偏衰或一方偏亢，就会使人体正常的生理功能紊乱，出现病理状态。在中医养生中，饮食起居、精神调摄、自我锻炼等都离不开协调、平衡阴阳的宗旨。人的疾病或衰老，或为阴虚，或为阳虚，或阴阳俱虚。阴虚则阳亢，阳虚则阴盛；阴盛则阳病，阳盛则阴病。故强体延年，贵在调和阴阳，补其不足，泄其有余，使阴阳平衡，正所谓“阴平阳秘，精神乃治”。

3. 强身健体，动静结合

《周易》中提出“动静有常”。老子说：“清静为天下之正。”明代蔡清云：“天地之所以长久者，以其气运于内而不泄耳，故仁者静而寿。”中国的道家、佛家思想都是主静的，如禅宗的坐禅、道家气功等。中医养生学受此影响，发展成动静结合的养生、修身理论。这里的“静”有两个含义：一是指内心的宁静，使身心处于万虑皆息、独存一念的境地，所谓“恬惔虚无，真气从之，精神内守，病安从来”(《黄帝内经·素问》)。二是指另一种动中有静的运动形式，如太极拳、气功等。中医养生偏重于静中有动，动中有静，动静结合，相辅相成的健身理念。

4. 注重调补，辨证施养

中医养生吸取辨证论治理论精华，强调因时、因地、因人制宜，亦即强调养生保健要根据时令、地域和个人的体质、性别、年龄的不同，而制定相应的方法。中医养生学将这一原则概括为“辨证施养”。

合理膳食是保证气血充盈的重要措施。中医养生强调以食为本，所谓“先食之而后药之”“善用药者，使病者而进五谷者，真得补之道也”。《黄帝内经》云：“五谷为养，五果为助，五畜为益，五菜为充”，与现代营养学膳食指南中食物多样、谷类为主，适量鱼、禽、蛋、肉类，多吃果蔬的理论不谋而合。

顺应四时而调补是中医养生的重要措施，所谓“顺四时而适寒暑”(《黄帝内经·灵枢》)，讲的就是这个道理。例如，春季阳气初升，故春宜升补，但应注意升而不散，温而不热，宜多食蔬菜，如菠菜、韭菜、芹菜、春笋、荠菜等；夏季气候炎热，故夏宜清补，可选用解暑清热、清淡芳香的新鲜水果及菊花、芦根、绿豆、冬瓜、苦瓜、黄瓜、生菜、豆芽等；长夏地湿上蒸，湿气最盛，故宜用淡补，如茯苓、藿香、山药、莲子、薏米、扁豆、冬瓜、丝瓜等；秋季秋风劲急，气候干燥，宜食用濡润类食物以保护阴津，如沙参、麦冬、玉竹、阿胶、百合、五谷、鱼虾、家畜、家禽等；冬季天寒地冻，阳气深藏，精气涵养，故宜选用温热助阳之品，如姜、桂、胡椒、羊肉、牛肉、鹿脯、枣、狗肉、鳝鱼、龟、鳖等。

肾主藏精，主元气，为人体先天之本。肾精不仅是繁衍人类的生命之源，也是人体生命活动最重要的基本物质。故肾与精气的充坚与否，是决定人体是否健康长寿的关键因素。中医养生提倡养肾重在养精蓄锐、节欲保精，同时还主张运动保健、引导固肾、按摩益肾、食疗补肾、药物调治等。

脾胃为后天之本、气血生化之源，五脏六腑皆受气于脾胃，方能发挥其正常作用。

故脾胃的强弱与人体的盛衰、生命的寿夭关系很密切。中医养生调理脾胃之法重在益脾气、养胃阴，并注意调节饮食以和胃健脾，调精神以疏肝理脾，常运动以和胃化食，防劳累以养脾气。

三、常见的中医养生保健方法

1. 起居养生法

起居养生法是指人们在日常生活中遵循传统的养生原则而合理安排起居，达到增进身体健康、延年益寿的方法。

（1）和谐自然

古代养生历来十分强调人与自然的和谐。中国古老的风水术，又称堪舆，即是探讨人与环境的和谐关系。“风”与“堪”指“天道”，是人周围的天文条件；“水”与“舆”指“地道”，是人周围的地理环境。中医认为，自然环境的优劣直接影响人的寿命长短。居住在空气清新、气候寒冷的高山地区的人多长寿；居住在空气污浊、气候炎热的低洼地区的人常短寿。唐代孙思邈在《千金翼方》中也提到：“山林深远，固是佳境；背山临水，气候高爽，土地良沃，泉水清美，地势好，亦居者安。”自古僧侣皇族的庙宇行宫，多建筑在高山、海岛、多林木地区，说明古人对理想养生环境的选择十分重视，如住宅选址要依山傍水，建房最佳是坐北朝南。

（2）起居有常

《黄帝内经·素问》提到：“饮食有节，起居有常，不妄作劳，故能形与神俱，而尽终其天年，度百岁乃去。”中医养生认为起卧休息只有与自然界阴阳消长的变化规律相适应，才能有益于健康。例如，平旦时阳气从阴始生，到日中时阳气最盛，黄昏时分阳气渐虚而阴气渐长，深夜时则阴气最为隆盛。人们应在白昼阳气隆盛时从事日常活动，而到夜晚阳气衰微时安卧休息，也就是古人所说的“日出而作，日落而息”。

（3）劳逸适度

孙思邈说：“养生之道，常欲小劳，但莫疲及强所不能堪耳。”古人主张有常有节，认为劳逸过度、精竭形弊是导致内伤虚损的重要原因。

2. 药膳养生法

药膳是在中医学理论指导下，将具有保健强身、辅助治疗作用的中药与特定的食物相配伍，采用传统烹调方法制作而成，具有一定保健、防病、治病等作用的特殊膳食。药膳属于食疗的范畴。药膳的功能与组成药膳的药物及食物的功能有关。

（1）补益气血，调养正气

按中医“虚则补之”的治疗原则，药膳主张通过调整膳食或用“血肉有情之品”来滋补。例如，用羊肉滋补精血，猪骨髓填精生髓，藕汁、荸荠汁生津止渴，黑芝麻补血、生津、润肠、乌发，百合补益心肺等。常用药膳有温补气血的当归生姜羊肉汤、滋补肝肾的虫草炖老鸭、润肺养颜的乳鸽炖燕窝等。

（2）调整阴阳，顺时养生

由于人的体质、年龄、性别等存在差异，食养也因人而异。阳虚体质，宜用羊肉、狗肉、干姜、肉桂等温补阳气；阴虚体质，宜用甲鱼、银耳、甘蔗、梨、黄精等滋补阴精；气虚体质，宜用黄芪、山药、人参等补气健脾；湿热体质，宜用茵陈、土茯苓、绿豆、溪黄草等清热利湿。常用药膳有温补阳气的巴戟炖狗肉、滋阴养肾的生熟地煲脊骨、清热消暑利尿的绿豆炖乳鸽等。

人体顺应四时气候，才能维持阴阳平衡。

春季宜养肝健脾，初春阳气升发，稍食辛温的食物，如花生、大枣等可发散阳气。因“春困”脾气易乏，故饮食不宜过量，宜清淡、忌油腻。粮谷类可以选用性温味甘的燕麦、糯米、黑米等；蔬菜类可选用性温味辛的胡萝卜、洋葱、蚕豆、菜花等；鱼肉类可选用清淡的各种鱼类、禽类，如鲤鱼、鲫鱼、鹌鹑等。

夏季人体阳气旺而阴气弱，宜利湿消暑。粮谷类可选用玉米、小麦、高粱、绿豆等；蔬菜可选用丝瓜、苦瓜、番茄、黄瓜等；肉类可选用白鸭肉、兔肉、猪肚、鲫鱼、青鱼等。

秋燥易伤阴津，宜润肺养阴，饮食安排当以滋阴润燥为准则，多选择芝麻、蜂蜜、甘蔗等润肺滋阴的食物，少食葱、姜、蒜等辛味伤阴的食物。粮谷类可选用百合粥、莲子粥、栗子粥等；蔬菜可选用木耳、海带、紫菜等；肉类可选用鸭肉、鹅肉、野鸡肉、甲鱼等。

冬季宜补肾益精，粮谷类可选用稻、麦、玉米、红薯等；蔬菜可选用胡萝卜、油菜、菠菜、青菜、韭菜等；肉类可选用羊肉、狗肉、黄牛肉、鸡肉、黄鳝等。

（3）泻实祛邪，辅助疗疾

按中医“实则泻之”的治疗原则，药膳主张应用药食来泻实祛邪、辅助治疗疾病。例如，用薏苡仁祛湿除痹，赤小豆、冬瓜利尿消肿，山楂消食化积，南瓜子驱虫，苏叶散风驱寒，菊花疏风清热等。由于动植物所含成分复杂，许多食物或药物具有多方面调理作用。例如，生姜既可健胃，又可祛风寒；黑豆既有补肾功能，又有利尿作用。常用药膳有解暑利湿排毒的绿豆薏米粥、消食导滞的荷叶茶等。

3. 运动养生法

活动筋骨、调节气息来畅达经络、疏通气血、和调脏腑，达到增强体质、益寿延年的目的，这种养生方法称为运动养生法，又称传统健身术。“动则不定”是养生、健身的传统观点。运动养生法有以下三大特点。

（1）以中医理论指导养生运动

无论哪一种运动养生法，都是以中医的阴阳、脏腑、气血、经络等理论为基础，以养精、练气、调神为运动的基本要点，以动形为基本锻炼形式，用阴阳理论指导运动的虚、实、动、静；用开阖升降指导运动的屈伸、俯仰；用整体观念说明运动健身中形、神、气、血、表、里的协调统一。所以，传统运动的每一招式，都与中医理论密切相关。

（2）注重意守、调息和动形的谐调统一

强调意念、呼吸和躯体运动的配合，即所谓意守、调息、动形的统一。意守指意念专注，调息指呼吸调节，动形指形体运动，统一指三者之间的谐调配合。要达到形、神一致，意、气相随，形、气相感，使形体内外和谐、动静得宜，方能起到养生、健身的作用。

（3）融导引、气功、武术、医理为一体

千百年来，人们在养生实践中总结出许多宝贵的经验，使运动养生法不断得到充实和发展，形成了融导引、气功武术、医理为一体的具有中华民族特色的养生方法。源于导引气功的功法有五禽戏、八段锦等，源于武术的功法有太极拳、太极剑等。然而，无论哪种功法，运用到预防保健方面，都讲究调息、意守、动形，都是以畅通气血经络、活动筋骨、和调脏腑为目的。融诸家之长为一体，是运动养生法的一大特点。

锻炼身体并非一朝一夕的事，要经常而不间断，只有持之以恒、坚持不懈，才能收到健身效果。同时，还要注意掌握运动量的大小。运动量太小则达不到锻炼目的，起不到健身作用；运动量过大则超过了机体耐受的限度，反而会使身体因过劳而受损。运动养生不仅是身体的锻炼，也是意志和毅力的锻炼。目前国家体育总局普及推广的传统健身运动有太极拳、易筋经、五禽戏、六字诀、八段锦等。

4. 精神养生法

精神养生是在“天人相应”整体观念的指导下，通过怡养心神、调摄情志、调剂生活等方法，保护和增强人的心理健康，达到形神高度统一、提高健康水平的目的。由精神因素引起的心身疾患已是当代人类普遍存在的多发病和流行病。人的精神状态正常，机体适应环境的能力以及抵抗疾病的能力均会增强，从而起到防病作用；患病之后，精神状态良好可加速康复。精神养生包括清静养神、立志养德、开朗乐观、调畅情志等方面。

（1）清静养神

清静是指精神情志保持淡泊宁静的状态。因神气清净而无杂念，可达真气内存、心神平安的目的。此处“清静”是指思想清静，即心神之静。心神不用不动固然属静，但动而不妄动、用之不过、专而不乱，同样属于“静”。养心敛思即保养心神，专心致志，志向专一，排除杂念，驱逐烦恼。

（2）立志养德

正确的精神调养，必须要有正确的人生观。只有对生活充满信心、有目标、有追求，才能更好地促进身心健康，此乃“立志养德”。明代的《寿世保元》提到：“积善有功，常存阴德，可以延年。”明代王文禄也在《医先》中说道：“养德、养生无二术。”由此可见，古代把道德修养视作养生之本，养生和养德是密不可分的。

（3）开朗乐观

性格是人的一种心理特征，它主要表现在人已经习惯了的行为方式上。开朗乐观是胸怀宽广、气量豁达所反映出来的一种心理状态。精神乐观可使营卫流通、气血和畅，从而身心健康。

（4）调畅情志

调畅情志即保持心理平衡。庄子提出“宠辱不惊”的处世态度。现代医学研究证明，情志刺激与免疫功能息息相关。任何过激的刺激都可使人体内防御系统的功能低下而致病。

1）节制法。节制法就是调和、节制情感，防止七情过极，达到心理平衡。重视精神修养，首先要节制自己的感情才能维护心理的协调平衡。

2）疏泄法。把积聚、抑郁在心中的不良情绪，通过适当的方式发泄出来，以尽快恢复心理平衡，称为疏泄法。具体做法可采取下面几种方式。

①直接发泄。用直接的方法把心中的不良情绪发泄出去。例如，当遇到不幸，悲痛万分时，不妨大哭一场；遭逢挫折，心情压抑时，可以通过急促、强烈、粗犷、无拘无束的喊叫，将内心的郁积发泄出来，从而使精神状态和心理状态恢复正常。不良情绪，必须采用正当的途径和渠道来发泄和排遣，决不可用不理智的冲动性的行为方式。否则，非但无益，反而会带来新的烦恼，引起更严重的不良情绪。

②疏导宣泄。出现不良情绪时，借助于别人的疏导，也可以把闷在心里的郁闷宣泄出来。所以，扩大社会交往，广交朋友，互相帮助，是解忧消愁、克服不良情绪的

有效方法；另外，还可以寻求心理咨询师的帮助。研究证明，建立良好的人际关系，缩小人际关系心理距离，是医治心理不健康的良药。

③转移法。转移法又称移情法，即通过一定的方法和措施改变人的思想焦点，或改变其周围环境，使其与不良刺激因素脱离接触，从而让个体从情感纠葛中解放出来，或将思想焦点转移到其他事物上去。情绪苦闷、烦恼，或情绪激动时，最好的方法是转移注意力，去参加体育锻炼如打球、散步、爬山等，也可采用传统的运动健身法如打太极拳、舞太极剑等。此外，适当的运动和劳动都可以有效地把不良情绪排解出去，调整机体平衡，使人精神愉快。

5. 经络保健养生法

灸法、推拿、穴位贴敷等是在经络学说指导下的重要中医治疗手段，同样也可以利用上述方法进行保健强身，这是中医养生法的特色之一。灸法、推拿、贴敷是根据有关经络腧穴的理论，运用不同的方法调整经络气血，借以通达营卫，谐调脏腑，达到增强体质、防病治病的目的；而用于保健强身、益寿延年者，则属于养生范畴。

6. 其他养生法

各种娱乐活动如琴棋书画、旅游观光、艺术欣赏等，也可怡神养性，防病健身。琴、棋、书、画被古人称为四大雅趣，也是娱乐养生的主要形式和方法。

琴主要指音乐，养生的音乐可抒发情感、调节情志、调和血脉、怡养五脏、动形健身。

棋类也有很多，如围棋、象棋等。弈棋之时，精神专一，意守棋局，杂念皆消，神情有弛有张。弈棋可养性益智，使人身心舒畅。古时就有“善弈者长寿”之说。

书指书法，画指绘画。以书画养生，一是习书作画，二是书画欣赏。习书作画是指自己动手，或练字或作画，融学习、健身及艺术欣赏于一体。书画欣赏是指对古今名家的书画、碑帖、艺术珍品的欣赏，享受艺术美的同时，达到养生健身的目的。

学习单元 3　常用中药类保健食品

一、中药类保健食品的概念与分类

1. 中药类保健食品的基本概念

以预防保健、增强体质为主要功能的药食兼用的中药称为中药类保健食品，或称“药食同源”的中药。“药食同源”理论是食物防治疾病的基础。

2. 中药类保健食品的性能与分类

（1）中药及中药类保健食品的性能

中药类保健食品具有中药的一般特性，主要有四性、五味、升降浮沉、归经等。

1）四性。四性又称四气，指寒、热、温、凉 4 种药性，它反映中药（也包括食物，下同）在影响人体阴阳盛衰、寒热变化方面的作用倾向。一般认为，寒与凉为阴，温与热为阳；温次于热，凉次于寒；温为热之渐，凉为寒之渐。此外，有些中药和食物寒、热、温、凉性质不明显，称为平性。

中药的寒热温凉，是从其作用于机体所发生的反应概括出来的。能够减轻或消除热证的药物，属于寒性或凉性，如黄芩、金银花对发热、口渴、咽痛等热证有清热解毒作用，表明其具有寒凉性。反之，能够减轻或消除寒证的药物，属于温性或热性，如附子、干姜对腹中冷痛、四肢厥冷等寒证具有温中散寒作用，表明其具有温热性。所谓“寒者热之”“热者寒之”说的就是治疗寒性病要用温热药物，治疗温热病要用寒凉药物。

2）五味。五味是指酸、苦、甘、辛、咸 5 种味道，此外还有淡味和涩味。一般认为，“淡附于甘”“涩附于酸”，所以仍称作五味。五味指药物的真实滋味，是通过口尝而得来的感性认识，如甘草味甘、黄连味苦。另外，五味也指药物的作用特点，并非味觉器官所能感知的真实味道，如知母甘味，玄参咸味。

酸味药物具有收敛固涩的作用，如山茱萸、五味子、乌梅；苦味药物具有清热泻火、解毒明目的作用，如大黄、栀子、黄芩、苦瓜；甘味药物具有补益和中、缓急止痛、调和药性的作用，如人参、饴糖、甘草；辛味药物具有发散、行气、行血的作用，如薄荷、木香、生姜、桂枝；咸味药物具有软坚散结和泻下作用，如芒硝、海参、蛤蛎肉、海带等。淡味食物具有渗湿、利尿的作用，涩味食物具有收敛固涩的作用。

3）升降浮沉。升降浮沉是指药物的四种作用趋势。升指药效上行，降指药效下降，浮指药效发散，沉指药效内行泻下。

凡升浮的药物，多具有升阳、发表、祛风、散寒、开窍、涌吐、引药上行的作用，常用于阳虚气陷、邪郁肌表、正气不能宣发等疾病，如麻黄、桂枝、菊花、升麻等；凡沉降的药物，多主下行向内，具有清热、泻下、利水渗湿、潜阳镇逆、止咳平喘、消积导滞、安神镇惊、引药下行等作用，常用于病势上逆或不能下降等疾病，如沉香、大黄、杏仁、龙骨等。

4）归经。归即归属，经即人体的脏腑经络，归经即指药物作用的定位。具体来说就是把中药的作用与人体的脏腑经络密切联系起来，以说明中药作用对机体某部分的选择性，从而为临床辨证用药提供依据。

中医学用归经的概念概括药物的选择性作用。例如，同为寒性药物，都具有清热作用，但黄芩偏于清肺热，黄连偏于清心热，黄柏偏于清下焦之火；同为补益药物，又有偏于补脾、补肾、补肺的区别。也就是说，当某经络发生病变时，选用某药能减轻或消除这些病证。可见，归经理论是认识药物性能和提升治疗效果的重要前提。

（2）中药类保健食品的分类

我国的保健食品大多以中药为制造原料。为了明确保健中药的使用范围，2002—2020 年，国家卫健委陆续公布了既是食品又是药品的中药名单以及保健品禁用的中药。

1）既是食品又是药品的中药名单。人参、人参叶、人参果、三七、土茯苓、大蓟、女贞子、山茱萸、川牛膝、川贝母、川芎、马鹿胎、马鹿茸、马鹿骨、丹参、五加皮、五味子、升麻、天门冬、天麻、太子参、巴戟天、木香、木贼、牛蒡子、牛蒡根、车前子、车前草、北沙参、平贝母、玄参、生地黄、生何首乌、白及、白术、白芍、白豆蔻、石决明、石斛、地骨皮、当归、竹茹、红花、红景天、西洋参、吴茱萸、怀牛膝、杜仲、杜仲叶、沙苑子、牡丹皮、芦荟、苍术、补骨脂、诃子、赤芍、远志、麦冬、龟甲、佩兰、侧柏叶、制大黄、制何首乌、刺五加、刺玫果、泽兰、泽泻、玫瑰花、玫瑰茄、知母、罗布麻、苦丁茶、金荞麦、金樱子、青皮、厚朴花、姜黄、枳壳、枳实、柏子仁、珍珠、绞股蓝、葫芦巴、茜草、筚茇、韭菜子、首乌藤、香附、骨碎补、党参、桑白皮、桑枝、浙贝母、益母草、积雪草、淫羊藿、菟丝子、野菊花、银杏叶、黄芪、湖北贝母、番泻叶、蛤蚧、越橘、槐实、蒲黄、蒺藜、蜂胶、酸角、墨旱莲、熟大黄、熟地黄、鳖甲。

2）保健食品中禁用的中药。八角莲、八里麻、千金子、土青木香、山莨菪、川乌、广防己、马桑叶、马钱子、六角莲、天仙子、巴豆、水银、长春花、甘遂、生天南星、生半夏、生白附子、生狼毒、白降丹、石蒜、关木通、农吉痢、夹竹桃、朱砂、米壳（罂粟壳）、红升丹、红豆杉、红茴香、红粉、羊角拗、羊踯躅、丽江山慈姑、京大戟、昆明山海棠、河豚、闹羊花、青娘虫、鱼藤、洋地黄、洋金花、牵牛子、砒石（白砒、红砒、砒霜）、草乌、香加皮（杠柳皮）、骆驼蓬、鬼臼、莽草、铁棒槌、铃兰、雪上一枝蒿、黄花夹竹桃、斑蝥、硫黄、雄黄、雷公藤、颠茄、藜芦、蟾酥。

二、中药类保健食品的应用原则

同一般中药的应用一样，保健中药也应遵循中医整体观念和辨证论治的原则，因人、因地、因时的不同而区别应用。同时要注意食补重于药补，以及食药有度、适可而止。

三、常用中药类保健食品

1. 人参

人参是五加科植物人参的干燥根，主产于我国吉林、辽宁东部一带。根据人参生长环境区分，野生者称野山参，栽培者称园参，园参移栽于野外者称移山参。根据加工方法区分，经晒或烘干者称生晒参；蒸制后干燥者称红参，其须根称红参须；经沸水涝浸糖后干燥者称糖参。

（1）性味归经。性微温，味甘、微苦。归肺、脾、心经。

（2）功能。大补元气，复脉固脱，补脾益气，生津安神。

（3）主治。元气虚弱，气血不足，精神倦怠，食少无力，劳伤喘咳，惊悸健忘，津伤口干，大汗厥脱。

（4）用法用量。水煎，研末，切片，煲汤。常用 3 ~ 9 g，救急用 20 ~ 30 g。研末、切片酌情减量。保健补虚，抗衰老，一般每日 3 ~ 5 g，炖服，每周休息 1 ~ 2 日，不宜连服。

（5）注意事项

1）无虚体实，实证热证者不用。

2）夏季暑热少用，用时不可过量，过量则见兴奋、烦躁、鼻出血、便血、咯血等症。

3）不宜与茶、萝卜同用，以防影响药效。

4）据《中国药典》记载，本品不宜与藜芦、五灵脂同用。

2. 西洋参

西洋参为五加科植物西洋参的干燥根，原产北美，我国已有栽培。

（1）性味归经。性凉，味甘、微苦。归肺、心、肾、脾经。

（2）功能。补气养阴，清热生津。

（3）主治。病后虚弱、产后虚弱、老年体虚、热病伤津、过度疲劳等症。

（4）用法用量。水煎，研磨，切片，煲汤。内服一般 2 ~ 6 g，入丸散等适量。

（5）注意事项。据《中国药典》记载，本品不宜与藜芦同用，脾胃寒湿者慎用。

3. 绞股蓝

绞股蓝为葫芦科植物绞股蓝的干燥全草，以质地干净、新鲜、叶片比较完整、色绿者为佳。

（1）性味归经。性凉，味甘、苦。归肺、脾经。

（2）功能。轻身益气，扶正抗衰，化痰止咳。

（3）主治。病后虚弱、产后虚弱、老年体虚、精神不振、慢性咳嗽等症，绞股蓝有降低血脂的作用，可用于高脂血症、高血压病、冠心病等。

（4）用法用量。泡茶，水煎，煲膳，浸酒。一日 6 ~ 15 g。

（5）注意事项。脾胃虚寒者慎用。

4. 党参

党参属桔梗科植物党参的干燥根，以根系粗壮、坚实，皮色淡黄或棕黄，横纹多，气香浓，嚼之少渣者为佳。

（1）性味归经。性平，味甘。归脾、肺经。

（2）功能。补中益气，养血生津。

（3）主治。脾肺虚弱，气血不足，体倦无力，食少便溏，气虚喘咳，心悸气短，气虚下陷。多用于老人体虚、病后虚弱、产后体虚，放化疗后恢复体力，贫血等。

（4）用法用量。水煎，煲汤。常用 9 ~ 15 g。

（5）注意事项。据《中国药典》记载，本品不宜与藜芦同用。

5. 黄芪

黄芪为豆科植物蒙古黄芪或荚膜黄芪的干燥根，以根条粗壮、坚实、断面纤维性强，粉性多，皮部白黄，气清香，味甜，嚼之有豆腥气者为佳。

（1）性味归经。性温，味甘。归脾、肺经。

（2）功能。补气固表，利尿消肿，托毒排脓，敛疮生肌。

（3）主治。气虚乏力，食少便溏，中气下陷，崩漏便血，表虚自汗，气虚水肿，疮疡肿毒。治小儿表虚自汗常用玉屏风散，脾虚水肿、慢性肾炎常用黄芪鲤鱼汤。

（4）用法用量。水煎，煲汤。常用 9 ~ 15 g，大剂 30 ~ 50 g。

（5）注意事项。凡邪盛表实、气滞湿阻、阴虚阳亢者应禁用。剂量大而久服可导致水钠潴留，引起浮肿。

6. 山药

山药为薯蓣科植物薯蓣的干燥根茎，《神农本草经》将其列为上品。

（1）性味归经。性平，味甘。归脾、肺、肾经。

（2）功能。健脾养胃，益肺生津，补肾涩精。

（3）主治。脾虚食少，久泻不止，肺虚咳喘，肾虚遗精，久虚咳喘，带下尿频，虚热消渴。

（4）用法用量。水煎，煲汤，蒸食。常用 15 ~ 30 g，也可用至 60 ~ 250 g。

（5）注意事项。湿盛中满、邪实者禁用，炎症腹泻者忌用，大便干结者慎用。

7. 枸杞子

枸杞子属茄科植物宁夏枸杞的干燥成熟果实，以宁夏枸杞为道地药材，色深红个大；津枸杞色深红，稍小于宁夏枸杞。

（1）性味归经。性平，味甘。归肝、肾经。

（2）功能。滋补肝肾，益精明目，强腰膝。

（3）主治。肝肾不足、视物昏花、面色黧黑、劳伤虚损、年老体衰、消渴、小便频数、肝血亏虚、心悸失眠、筋骨酸痛无力等，有清肝明目的作用。

（4）用法用量。煮粥，煲汤，水煎，浸水代茶饮。常用量 6 ~ 15 g。

（5）注意事项。外邪实热、脾虚肠滑者不宜用。

8. 灵芝

灵芝为多孔菌科灵芝属植物赤芝与紫芝的子实体。《神农本草经》将其列为上品。灵芝主要分为赤芝和紫芝两种。

（1）性味归经。性平，味苦。归心、肺、肝、脾经。

（2）功能。补虚扶正，止咳平喘，宁心安神。

（3）主治。年老体虚，积年喘咳，心神不宁，心悸失眠。具有久食轻身延年、抗肿瘤等功用。

（4）用法用量。水煎，研粉，泡酒，煲汤。常用 6 ~ 12 g，研粉 2 ~ 4 g。

（5）注意事项。灵芝注射液有过敏反应发生，使用时应注意。

9. 百合

百合为百合科植物卷丹、百合或细叶百合的肉质鳞叶，是中华民族很早就发现的食物，至《神农本草经》始入药，被列为中品。

（1）性味归经。性微寒，味甘。归肺、心经。

（2）功能。养阴润肺，清心安神。

（3）主治。阴虚久咳，痰中带血，虚烦惊悸，失眠多梦，精神恍惚。

（4）用法用量。水煎，煲汤，煮粥。水煎 9 ~ 15 g，煲汤煮粥适量。

（5）注意事项。外感咳嗽或痰多者慎用。

10. 龙眼肉

龙眼肉为无患子植物龙眼的成熟假种皮。因其种圆黑有光泽，种脐突起呈白色，看似传说中“龙”的眼睛而得名。

（1）性味归经。性温，味甘。归心、脾经。

（2）功能。补益心脾，养血安神。

（3）主治。病后体虚，气血不足，神疲食少，血虚萎黄，心悸，失眠健忘。

（4）用法用量。煲汤，水煎，煮粥。常用量 9 ~ 15 g，煲汤煮粥适量。

（5）注意事项。内有痰火及湿滞停饮者不宜用。

11. 天麻

天麻为兰科植物天麻的干燥根茎。《神农本草经》将其列为上品。天麻古时均为野生，今多为栽培。

（1）性味归经。性平，味甘。归肝经。

（2）功能。平肝息风，祛风通络。

（3）主治。肝阳上亢、肢体麻木、小儿惊风、癫痫抽搐，对头痛、失眠、高血压有保健作用。

（4）用法用量。水煎，煲汤，研末。常用 6 ~ 15 g，研末冲服。

（5）注意事项。气血亏虚引起的头晕、头痛慎用。

12. 菊花

菊花为菊科植物菊花的干燥头状花序，《神农本草经》将其列为上品。菊花栽培品种众多，药用以亳菊、滁菊、贡菊、怀菊、杭菊为有名。

（1）性味归经。性凉，味甘、苦。归肺、肝经。

（2）功能。疏散风热，清肝明目，平肝息风。

（3）主治。风热外感，头痛眩晕，目赤肿痛，眼目昏花，心胸烦热。

（4）用法用量。泡茶，水煎。每次用 9 ~ 15 g。

（5）注意事项。使用时注意品种。黄菊花长于疏散风热，白菊花长于平肝明目，野菊花长于清热解毒。水煎服时间不宜过长，以防药效丧失。

13. 三七

三七为五加科植物三七的干燥根。三七早年为野生，近代已有栽培，以广西、云南所产为道地药材。

（1）性味归经。性温，味甘、微苦。归肝、胃经。

（2）功能。和营止血，通脉行瘀，消肿定痛，益气养血，调补五脏，益智安神。

（3）主治。跌打瘀滞、各种血症、气虚血瘀等。

（4）用法用量。水煎，煲汤，研末入丸散。常用 3 ~ 6 g 水煎，粉剂 2 ~ 3 g。

（5）注意事项。出血兼有热者慎用。

14. 川芎

川芎为伞形科植物川芎的干燥根茎，《神农本草经》将其列为中品。川芎为血中之气药，能行气调血。药材以个头大，质坚，断面黄白，有菊花心，油性大，有浓郁香气者为佳。

（1）性味归经。性温，味辛。归肝、胆、心包经。

（2）功能。理气活血，祛风止痛。

（3）主治。气滞血瘀、胸痹心痛、风中经络、半身不遂、肝风头痛、胸胁疼痛、风寒头痛，跌打肿痛；症瘕积聚；月经不调，经闭经痛。

（4）用法用量。煲汤，水煎，研末。常用 3 ~ 10 g；研末吞服，每次 1 ~ 2 g。

（5）注意事项。阴虚火旺、劳热多汗、月经过多者慎用。

15. 决明子

决明子为豆科植物马蹄决明、钝叶决明和望江南决明的干燥成熟种子。《神农本草经》将其列为上品。以种子身干、颗粒均匀、质重、饱满、光滑、绿棕或黄褐色、新鲜者为佳。

（1）性味归经。性微寒，味甘、苦、咸。归肝、大肠经。

（2）功能。清肝明目，润肠通便，祛风止痛，轻身延年。

（3）主治。阴虚阳亢，视昏眼暗，目赤肿痛，头痛眩晕，大便秘结，肥胖。有明目、轻身、减肥的作用。

（4）用法用量。泡茶，水煎。常用 12 ~ 18 g。

（5）注意事项。脾虚便溏者慎用。

16. 酸枣仁

酸枣仁为鼠李科植物酸枣的干燥种子，以种仁粒大饱满、红棕色、有光泽、富油性、无核壳、新品为佳。

（1）性味归经。性平，味甘。归心、肝、胆经。

（2）功能。养肝除烦，宁心安神，生津敛汗。

（3）主治。虚烦不眠、惊悸多梦、体虚多汗、津伤口渴。

（4）用法用量。煮粥，煲汤，水煎。保健用量 6 ~ 9 g，治病用量 9 ~ 18 g。

（5）注意事项。实热或暑湿内停者慎用。

17. 薏苡仁

薏苡仁为禾本科植物薏苡的干燥成熟种仁。以粒大、饱满、色白、完整、新鲜者为佳。

（1）性味归经。性微寒，味甘、淡。归脾、胃、肺经。

（2）功能。健脾渗湿，除痹止泻，清热排脓。

（3）主治。脚气水肿、小便不利、湿痹拘挛、脾虚泻泄、肠痈肺痈、扁平疣、癌肿等。长期服用薏苡仁可使皮肤润泽、白净、细腻，抑制黑色素生成；使头发乌润、光亮，促毛发生长，防止脱发。

（4）用法用量。煮粥，水煎。常用量 10～30 g。

（5）注意事项。津液不足者及孕妇忌用。

18. 罗汉果

罗汉果为葫芦科植物罗汉果的成熟干燥果实。果实有长、圆两种类型，以个大、新鲜、完整、无裂痕、摇之不响、果瓤黄白者为佳。本品虽有野生，但主要为栽培，主产于广西、广东。

（1）性味归经。性凉，味甘。归肺、大肠经。

（2）功能。清热润肺，润喉止渴，润肠通便。

（3）主治。肺热燥咳、咽痛失音、肠燥便秘。

（4）用法用量。水煎，煲汤。煎剂常用量 3～9 g；煲汤适量。

（5）注意事项。注意防潮、长霉，宜放在干燥、通风、凉爽处保存。

（吕永恒　周伟康　邓海静　周丕明）

模块 3 预防医学及流行病学基础知识

课程设置

课程	学习单元	课堂学时
3-1 预防医学基础知识	（1）疾病预防与控制策略	4
	（2）基本卫生保健基础知识	4
	（3）社区公共卫生服务基础知识	4
3-2 流行病学基础知识	流行病学基础知识	8
3-3 生物统计学基础知识	生物统计学基础知识	6
3-4 循证医学基础知识	循证医学基础知识	2

课程 3-1 预防医学基础知识

学习内容

学习单元	课程内容	培训建议	课堂学时
（1）疾病预防与控制策略	1）预防医学的概念及特点 2）我国卫生工作方针 3）分级预防策略 4）疾病监测 5）临床预防服务	（1）方法：讲授法 （2）重点：分级预防策略 （3）难点：疾病监测	4
（2）基本卫生保健基础知识	1）基本卫生保健的概念 2）基本卫生保健的原则 3）基本卫生保健的内容 4）基本卫生保健的特点 5）基本卫生保健的意义	（1）方法：讲授法 （2）重点：基本卫生保健的内容、基本卫生保健的特点、基本卫生保健的意义 （3）难点：基本卫生保健的内容	4

续表

学习单元	课程内容	培训建议	课堂学时
（3）社区公共卫生服务基础知识	1）社区的概念 2）社区公共卫生服务的实施原则 3）国家基本公共卫生服务简介	（1）方法：讲授法 （2）重点：社区公共卫生服务及实施原则 （3）难点：国家基本公共卫生服务规范	4

学习单元 1　疾病预防与控制策略

一、预防医学的概念及特点

1. 预防医学的概念

预防医学是以人群为研究对象，应用宏观与微观技术手段，研究健康影响因素及其作用规律，阐明这些因素与人群健康间的相互关系，制定公共卫生策略与措施，以达到预防疾病、增进健康、延长寿命、提高生命质量的一门科学。它是研究预防和消灭病害，讲究卫生，增强体质，改善和创造有利于健康的生产环境和生活条件的科学。

预防医学与临床医学不同之处在于它是以人群为对象，而不是仅限于以个体为对象。预防医学是以“环境—人群—健康”为模式，以人群为研究对象，以预防为指导思想，运用现代医学知识和方法研究环境对健康的影响规律，制定预防人类疾病发生的措施，实现促进健康、预防伤残和疾病为目的的一门科学。预防医学的特点有：工作对象包括个体和群体，工作重点是健康和无症状患者，对策与措施更具积极预防作用，更具人群健康效益，研究方法上更注重微观和宏观相结合，研究重点是环境与人群健康之间的关系。随着医学模式的发展，该专业日益显示出其在医学科学中的重要性。

2. 预防医学的学科体系

从大的门类分，预防医学体系可分为流行病学、生物统计学、环境卫生科学、社会与行为科学及卫生管理学五大学科。在理论体系上，流行病学和生物统计学为预防医学学科的基础方法学，用以了解和分析不同疾病的分布规律，找出决定健康的因素，评价干预方法的效果。环境卫生科学（主要包括环境卫生、职业卫生、食品卫生、卫生毒理学、卫生微生物学、卫生化学）主要研究人们周围环境尤其是物质环境对人群健康影响的发生与发展规律，并通过识别、评价、利用或控制与人群健康有关的各种物质环境因素，达到保护和促进人群健康的目的。社会与行为科学（主要包括社会医学、健康教育与健康促进）主要研究社会因素和行为对人群健康的影响，从而采取有针对性的社会卫生和行为干预措施来促进人的健康。卫生管理学（主要包括卫生法、卫生政策、卫生经济、医院管理、卫生体系）则是从管理学的角度，研究卫生体系内部有关政策、经济效益、管理制度和机制，从而保证卫生服务质量、效果和效用。另外，还有针对不同特定人群特点而设立的妇幼卫生、少儿卫生、老年健康等学科。

近年来，医学模式和健康观在以下学科得到了长足的发展。

①流行病学。流行病学的应用范围已经由传染性疾病扩展到慢性非传染性疾病、伤害、健康相关领域等的研究。

②营养学。随着营养科学微观研究的深入发展，营养学开始注重如何在疾病预防方面发挥更大的作用。

③食品卫生。食品卫生在综合应对各类食品污染、食物中毒等突发性事件中发挥重要作用。

④慢性非传染性疾病（慢病）。我国慢病流行病学、慢病监测、危险因素控制、慢病经济学、法学、心理学等多学科发展，在我国慢病流行的防控工作中发挥着重要的作用。

⑤伤害。伤害研究和预防控制工作纳入我国疾病控制的内容之一。

⑥社会医学。社会医学不断探索健康观的新理念和新内涵。在传统健康测量的基础上，新的健康指标对疾病和健康状态的评价、心理健康等丰富了社会医学学科研究的内涵。

⑦媒介生物学。媒介生物学在媒介传播机理、媒介效能、媒介生物分布调查等基础研究方面得到了较大发展，先进的技术手段（如地理信息系统、全球定位系统及遥感、机器深度学习等）被引入病媒生物和媒介生物性传染病的监测预警研究。

⑧环境与健康。在环境与健康方面，我国启动了《国家环境与健康行动计划》。

⑨健康教育。健康教育学科在促进全社会对健康的认识和需求上有了长足的进步。各个分支学科的发展，极大地促进了预防医学的发展。

3. 预防医学的特点

（1）预防医学的研究对象包括个体及确定的群体，主要着眼于健康和无症状患者。

（2）预防医学重点研究自然因素和社会因素对人类身心健康的影响，探讨人类与环境的相互依存关系。

（3）预防医学注重宏观和微观相结合，客观、定量地描述和分析各种生物因素和社会环境因素对健康的影响，以及与身心疾病发生的内在联系和规律。

（4）预防医学从群体的角度进行疾病预防和控制，制定卫生政策，实现社区预防保健。

（5）预防医学采取的对策既针对个体，更重视保障和促进人群健康。

4. 预防医学与公共卫生

公共卫生是通过有组织的社区活动来预防疾病、延长生命、促进心理和生理健康，并使其能发挥更大潜能的科学。预防医学和公共卫生工作目标一致，都是通过保障人民健康来满足社会利益。预防医学提供的是一种策略，而公共卫生则是在这个学科基础上的社会实践，更像是一种执行手段。公共卫生的工作范围包括环境卫生、传染病防控、健康教育、组织医护人员早期诊断和治疗疾病、建立社会机制，确保人人健康地出生、生长、长寿，并维持一定的生活水平。总体上看，预防医学是公共卫生措施的理论基础，并通过公共卫生来实现其功能；公共卫生涵盖了预防医学，是预防医学服务于民众的落脚点。

二、我国卫生工作方针

我国卫生工作方针根据经济和社会发展的不同阶段进行调整，1997 年，《关于卫生改革与发展的决定》提出，将发展城市社区卫生服务和农村初级卫生保健作为推进卫生综合改革和缓解群众看病难、看病贵的基础性工作，积极推进以城镇社区卫生服务及农村县级医疗卫生机构为龙头、乡镇卫生院为主体、村卫生室为基础的卫生服务体系三级卫生网络建设。

2016 年，《“健康中国 2030”规划纲要》正式将习近平总书记在全国卫生与健康大会讲话中的“以基层为重点，以改革创新为动力，预防为主，中西医并重，将健康融入所有政策，人民共建共享”38 个字确立为新时期我国卫生与健康工作方针，俗称“38 字卫生方针”。新的卫生工作方针将人民健康保障工作从过去的医疗卫生领域拓展为“大卫生、大健康”理念，卫生工作进入医疗卫生、环境保护、食品安全、旅游、养老、体育等多行业相互融合、统筹发展的大格局。

三、分级预防策略

疾病是机体在外界和体内某些致病因素作用下，因机体自稳态调节紊乱而发生的生命活动障碍过程。在此过程中，机体对病因及其造成的损伤产生抗损伤反应，组织、细胞发生功能、代谢和形态结构的病理变化，患者出现各种症状、体征及社会行为的异常，对环境的社会适应能力降低，生命质量下降。

疾病从发生到结局（死亡或痊愈等）的全过程称为疾病自然史，可分为几个阶段：①潜伏期。从病因作用机体起到出现最初的临床表现止称为潜伏期，为病理发生期。从表面上看，此时的机体没有出现任何临床表现。②前驱期。前驱期出现非典型症状，如疲劳不适、食欲不振、头痛、发热等，症状不明显也不固定。如机体的抗损害作用强，疾病可不再发展。③临床症状明显期。该期出现疾病的特异症状，机体在形态、功能、代谢等方面已经出现明显的病理改变，以及相应的临床症状和体征。④转归期。疾病发展到最后阶段，即疾病的结局。疾病的转归取决于疾病发展过程中损害和抗损害斗争的发展趋势，包括完全康复（又叫痊愈）、不完全康复和死亡。

疾病自然史的几个阶段是连续的、渐变的，在生命的连续过程中，疾病是处于完全健康和绝对死亡之间的一种生命状态。身体内部系统的平衡是动态的，在完全失去平衡之前，有一个不断调整的中间过程。当身体某个系统出现部分失衡时，可以发生早期病理改变。例如，宫颈癌的癌前病变，身体组织的形态结构已出现异常，但失衡与平衡的调整还在进行之中，因此可以没有疾病表现。若平衡恢复，则早期病理改变可消除；若无法恢复，系统的部分失衡就会扩展到全身系统失衡，也就产生了疾病。生命连续过程示意图如图 3-1-1 所示。

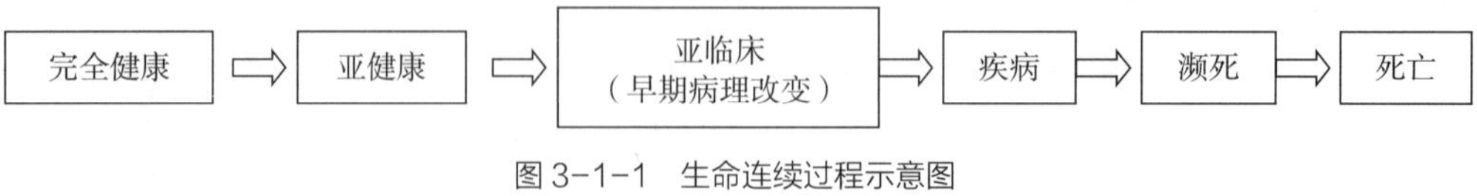

图 3-1-1　生命连续过程示意图

早期诊断和干预可以改变疾病的自然史。根据疾病发生、发展过程及健康决定因素的特点，把预防策略按等级分为三级预防策略。目前，我国面临着传染病和慢性非传染性疾病防治的双重任务。为预防慢性非传染性疾病的发生，应采取分级预防策略，即根据疾病自然史的不同阶段，采取相应的措施。

1. 一级预防

一级预防也称病因预防，是指在疾病尚未发生时针对致病因素（或危险因素）采取的综合性预防措施。一级预防是预防和消灭疾病的根本措施。WHO 提出的人类健康四大基石“合理膳食、适量运动、戒烟限酒、心理平衡”是一级预防的基本原则。一级预防包括针对环境的预防措施和针对机体的预防措施。

（1）针对环境的预防措施

环境因素是疾病发生、发展的基本因素，特别是环境污染已造成一些慢性非传染性疾病高发，如肿瘤发病率不断升高。预防措施主要有：制定和执行各种与健康有关的法律及规章制度，推进、落实有益于健康的公共政策；利用各种媒体开展公共健康教育，提高公众健康意识和自控能力，防止致病因素危害公众的健康；提供清洁、安全的饮用水，保证食品安全；制定针对大气、水源、土壤的环境保护措施，防止和消除环境污染，减少因环境污染造成的危害；修建公众体育场所；公共场所禁止吸烟；等等。

（2）针对机体的预防措施

机体的良好状态以及个体对疾病的认识，对疾病的发生和发展有很大的影响。预防措施主要有：加强个人健康教育，培养良好的行为与生活方式；有计划地进行预防接种，提高机体免疫水平；禁止近亲结婚，做好婚前咨询和检查，以预防遗传性疾病的发生；做好孕产妇、婴幼儿和老年人的卫生保健；慎重对待医疗措施和药物，预防医源性疾病的危害；对某些疾病的高危个体进行必要的化学预防。

2. 二级预防

二级预防又称临床前期预防，是指在症状发生前期，早期发现、早期诊断、早期治疗疾病，以阻止或延缓疾病进展。为实现“三早”预防，可采取普查、人群筛检、定期健康体检、高危人群的重点监测及专科门诊等措施。

达到“三早”的根本办法是健康教育，提高医务人员诊断水平和建立社会性、高灵敏且可靠的疾病监测系统。对于传染病，除了“三早”的措施，还需要做到疫情早报告及患者早隔离，即“五早”，防止传染病蔓延和扩散。

3. 三级预防

三级预防也称临床预防，是指在疾病的临床期或康复期，采取积极治疗和康复措施，以减少患者痛苦和伤残程度，防止出现并发症、残疾甚至死亡，延长寿命并提高生存质量。对已丧失劳动力或残疾者，通过康复医学措施促使功能恢复，使患者尽量恢复生活和劳动能力，能参加社会活动并延长寿命。

对不同类型的疾病，有不同的三级预防策略。但任何疾病，不论其致病因素是否明确都应强调一级预防。如大骨节病、克山病等，病因尚未肯定，但综合性的一级预防还是有效的。又如肿瘤，更需要一级和二级预防。有些疾病，病因明确而且是人为的，如职业因素所致疾病、医源性疾病，采取一级预防较易见效。有些疾病的病因是多因素的，则要按其特点，通过筛检、早诊断和治疗改善预后，如心脑血管疾病、代谢性疾病，除针对其危险因素，致力于一级预防外，还应兼顾二级和三级预防。对病因和危险因素不明，又难以觉察的疾病，只有施行三级预防这一途径。

对许多传染病来讲，针对个体的预防同时也是针对公众的群体预防。例如，个体的免疫接种达到一定的人群比例后，就可以保护整个人群。而传染病的早发现、早隔离和早治疗，阻止其向人群传播，也是群体预防的措施。有些危险因素的控制既可能是一级预防，也是二级、三级预防。例如，高血压的控制，就高血压本身来讲是三级预防，但对脑卒中和冠心病来讲是一级预防。

三级预防措施的落实，可根据干预对象是群体或个体，分为社区预防服务和临床预防服务。社区预防服务是以社区为范围，以群体为对象开展的预防工作。临床预防服务是在临床场所，以个体为对象实施个体的预防干预措施。社区预防服务实施的主体是公共卫生人员，而临床预防服务实施的主体则是临床医务人员。

四、疾病监测

1. 疾病监测的概念

疾病监测是指通过系统、持续地收集、整理、分析、评价疾病和死亡报告及其他有关信息，连续监视疾病的动态发展分布趋势和影响因素，及时将这些资料报告卫生行政管理部门，并分发给有关人员，以指导制定疾病预防控制策略和措施，从而达到控制或消灭可预防疾病的目的。

疾病监测是公共卫生监测最为重要的组成部分。疾病监测强调长期、连续、系统地收集资料，发现疾病的分布规律、发展趋势及其影响因素的变化，强调信息的利用和反馈。疾病监测资料对评价公共卫生策略而言是必不可少的，最终目的是为控制疾病服务。

制定预防控制的策略和措施，需要以疾病监测提供的信息为依据，而控制的策略和措施是否有效，则要通过疾病监测来评价。实践中根据疾病监测的结果，制定相应的疾病预防策略和措施，如果控制的策略和措施得当，则继续实施；如果不当，进行修改；修改后再通过疾病监测重新予以评价。如此周而复始、不断循环，使疾病预防控制的策略和措施不断完善。

2. 疾病监测的任务

疾病监测的任务包括：①对人群中疾病的暴发，以及疾病的发生率、现患率、死亡率及其分布进行长期的监测，收集医院、诊所等来源的患者登记、病例报告。②对疾病暴发地区进行调查。③调查个体病例，特别是新来的患者、不常见的疾病。④调查医院、诊所、居民委员会漏报的病例。⑤死亡登记、死因调查。⑥分离、鉴定致病因素。⑦评价生物制品、药物，以及其他措施对防治疾病的效果。⑧研究人群抵抗疾病的免疫情况。⑨收集环境、社会因素相关资料。⑩研究人口统计数字，以及与公共卫生有关的信息。

3. 疾病监测的工作过程

疾病监测的工作过程包括信息资料收集、资料的整理和分析、监测信息的交流及其反馈、信息的利用 4 部分。

（1）信息资料收集

采用统一标准和方法，制定规范的工作程序，建立完善资料信息系统，长期收集和管理有关疾病的信息资料。具体包括人口学资料、疾病发病或死亡资料、实验室检测资料、危险因素调查资料、干预措施记录、专题调查报告等。

（2）资料的整理和分析

将收集到的原始资料认真核对、整理，同时了解其来源和收集方法；利用统计学方法把各种数据转变为有关指标；解释这些指标究竟说明什么问题。

（3）监测信息的交流及其反馈

疾病监测过程中收集的大量信息，经整理、分析，定期交流、反馈，以产生疾病的防治效应。例如，WHO 的疫情周报、美国疾病预防控制中心的发病和死亡周报以及中国疾病预防控制中心的疾病监测报告等。

（4）信息的利用

充分利用信息是疾病监测的目的。通过监测获得的信息可以了解疾病分布特征、预测流行特点、确定主要的卫生问题、评价干预效果等，为制定预防控制疾病的策略和措施提供依据。

4. 疾病监测系统及其功能

世界范围的疾病监测任务由 WHO 承担，我国主要由中国疾病预防控制中心和各级疾病预防控制机构负责，主要监测系统有以下几种。

（1）以人群为基础的监测系统

该系统以人群为对象现场开展工作，如我国的法定传染病报告系统、综合疾病监测网。

（2）以医院和社区卫生服务中心为基础的监测系统

该系统以医院为现场开展工作，主要是对医院内感染、病原菌耐药情况及出生缺陷进行监测。

（3）以实验室为基础的监测系统

该系统主要利用实验室方法对病原体或其他致病因素开展监测。例如，我国的流行性感冒监测系统和耐药菌监测系统不但开展常规的监测工作，而且有信息的上报、流通和反馈制度。

（4）国家法定报告的传染病监测系统

该系统从宏观上监测主要传染病的动态变化，并有法律或强制性的制度作保障。

（5）行为学监测系统

该系统针对传染病和非传染病相关行为进行监测，如共用注射器、性乱等可能使艾滋病传播的行为；一些不良的生活习惯，如吸烟、饮酒、营养缺乏或过剩、缺乏身体活动等可能使慢性非传染性疾病发生的行为。

五、临床预防服务

1. 临床预防服务的概念

临床预防服务又称个体预防，指在临床场所由临床医务工作者向健康人、无症状患者、患者提供的一级预防和二级预防措施。临床场所包括医院、保健机构、社区卫生服务工作者工作地点等。临床预防的内容包括健康咨询、健康筛检、化学预防等。

临床预防服务的特点包括：①服务主体是临床医务工作者。②主要服务对象是健康人、无症状患者、高危因素的个体或患者，强调社会、家庭和患者的共同参与。③服务方式是积极主动地在诊疗过程中提供机会性预防，方法具有针对性。④服务内容是沿生命周期、家庭周期和疾病周期的防治相结合的综合性预防。⑤服务重点是社区慢性病的综合预防。⑥服务宗旨是评价和干预个体健康的危险因素，预防疾病发生、发展，促进和维护健康。

2. 临床预防服务的内容

（1）健康咨询

健康咨询是指以单独或现场咨询的形式解答个体提出的有关健康问题，帮助他们解除疑虑，确定健康行为，保持或促进其身心健康。健康咨询是个体教育的一种形式，咨询师应由有经验的相关专业人员承担。健康咨询应建立相互信任、亲切友好的关系；了解和分析个体需求；调动个体的主观能动性，使其积极参与改变不良行为的行动，对自身健康负有责任；同时，对咨询师咨询内容应严格保守秘密。基本步骤有评估、劝告、达成共识、协助、安排随访等。

（2）健康筛检

健康筛检是指运用快速、简便的体格检查或实验室检查等手段，在表面健康的人群中发现未被识别的患者或有健康缺陷的人以及高危个体，以便及早进行干预，属于二级预防。

健康筛检的方法包括：①周期性健康检查。周期性健康检查运用格式化的健康筛选表格，针对不同年龄、性别、职业等健康危险因素设计项目和检查，一般以无症状个体为对象，以发现早期病患及危险因素为目标。周期性健康检查的常规检查项目包括个人生活习惯、饮食习惯、身高、体重、心率、血压、视力、尿常规、血常规、肝功能、肾功能、血糖、血脂、尿酸等。②发现病例，又称机会性筛检，是对就诊患者实施的一种检查、测试或问卷形式的调查，目的是发现患者除就诊原因以外的其他疾病。例如，建议因感冒就医的女性患者做宫颈涂片，以检测患者是否有宫颈问题。

人的生命周期涵盖从受孕形成胚胎到生命终结的全过程。作为生物视角的人，其生理过程是连续不断的，直到新陈代谢完全停止才终止。为了有效地提供健康服务，世界卫生组织推荐将人的生命周期人为地划分为“围生和婴幼儿期、青少年期、成年期、晚年期”4 个阶段，沿生命周期提供疾病筛检。我国学者在借鉴国外经验的基础上，也提出了我国不同年龄段建议开展的健康检查内容（见表 3–1–1）。

表 3-1-1　我国建议开展的健康检查内容

年龄段	检查内容
0~6 岁	进行生长发育测量及评价、内科检查、口腔检查（乳牙萌出情况、龋齿发生及龋齿填充情况）、听力检查、视力检查、智力筛查、血红蛋白测定、遗传性疾病检查等
7~9 岁	进行生长发育测量评价，口腔卫生和视、听检查，测定血红蛋白浓度，寄生虫检查等
10~19 岁	进行第一次心电图描记，血压、空腹血糖、血脂测定，身高、体重、腰围、臀围测量等
20~34 岁	5 年中进行一次心电图描记，血压、空腹血糖血脂测定，身高、体重、腰围、臀围测量等，脱落细胞检查等
30~34 岁	5 年中进行一次 X 射线乳腺检查，有乳腺癌家族史者以后每 3 年进行一次复查，其他对象每 5 年复查一次
35~44 岁	10 年中进行一次 X 射线胸部检查，5 年进行一次心电图描记，血压、空腹血脂测定，身高、体重、腰围、臀围测量等，脱落细胞检查等。高血压、糖尿病、肥胖、慢性支气管炎、有慢性病家族史和检查结果异常吸烟者根据检查结果进行健康评价
40~49 岁	每 5 年男、女均进行一次粪便潜血试验，男性进行一次前列腺 B 超检查，女性进行一次妇科病理检查，骨关节和精神疾患检查，对于恶性肿瘤家族史者和检查异常者根据检查结果进行健康评价
50~65 岁	每 5 年复查 X 射线胸部摄片，粪便潜血试验，前列腺 B 超检查，女性妇科病理检查，心电图描记，血压、空腹血糖血脂测定，身高、体重、腰围、臀围测量等，重点筛检恶性肿瘤、内分泌和代谢性疾病、心脑血管疾病
66~80 岁	除 35~44 岁、40~49 岁和 50~65 岁列举的检查内容 5 年复查外，主要是慢性病的并发症检查、骨关节疾病、生活能力等

（3）化学预防

化学预防是指对无症状的人使用药物、营养素（包括矿物质）、生物制剂或其他天然物质作为一级、二级预防措施，提高人群抵抗力以防治某些疾病。有既往病史者使用预防性化学物质预防疾病复发则属于化学预防。已出现症状的患者，服用上述任何一种物质来治疗疾病不属于化学预防，而是化学治疗。目前国内外公认的化学预防项目有：备孕及孕期妇女补充叶酸预防胎儿神经管缺陷；对育龄或怀孕的妇女和幼儿补充含铁物质来降低罹患缺铁性贫血的危险；绝经后妇女使用雌激素及其类似物预防骨质疏松和心脏病；对特定人群使用小剂量阿司匹林预防心脑血管疾病；缺碘地区食用加碘盐预防碘缺乏病；补充氟化物降低龋齿患病率。需要注意的是，化学预防必须在医生的指导下进行。

学习单元 2　基本卫生保健基础知识

1977 年，WHO 提出“2000 年人人享有卫生保健”。1978 年，《阿拉木图宣言》重申健康是基本人权，强调人民有个别地及集体地参与卫生保健的权利与义务，明确基本卫生保健是实现全球性战略目标的基本途径和关键。2018 年，《阿斯塔纳宣言》指出，基本保健服务是在所有地方，由训练有素、具备熟练技能、有动力和有坚定信念的保健专业人员为每一个人提供有同情、有尊严、高质量、安全、全面、综合、可获得和负担得起的基本卫生保健服务；承诺不加任何区别地致力于每个人享有能达到的最高标准健康的基本权利；在所有领域为健康问题做出令人瞩目的政治选择；建立可持续的基本卫生保健，共同实现人人享有健康和幸福的目标，没有一个人被忽略。

一、基本卫生保健的概念

基本卫生保健是指最基本的、人人都能得到的、体现社会平等权利的、人民群众和政府都能负担得起和全社会积极参与的卫生保健服务。

依据《阿斯塔纳宣言》，基本卫生保健的定义包含以下几方面内容：①从居民角度来看，基本卫生保健是一种必不可少、人人都能享有和充分参与、费用能为国家和人民负担得起的卫生保健。②从技术方法上看，基本卫生保健是切实可行的，学术上可靠的，为社会和社区的个人、家庭所乐于接受的卫生保健。③从卫生系统的角度来看，基本卫生保健为全体居民提供最基本的卫生保健服务，是最基层的卫生保健，是卫生系统的核心部分，是卫生保健最基础的工作。④从政府部门的角度来看，基本卫生保健是各级政府的职责，是各级政府全心全意为人民服务、关心人民健康的重要体现，是各级政府组织有关部门和社会各界人士参与卫生保健的有效形式。⑤从社会经济发展的角度来看，基本卫生保健是社会经济发展的重要组成部分，是精神文明建设的重要内容。

二、基本卫生保健的原则

1. 合理布局

卫生资源的布局要使不同地区、不同人群获得卫生服务的机会是均等的，不受民族差异、城乡分布、经济发展不同的影响。

2. 社区参与

WHO 强调人们具有以个体和集体参与卫生保健的权利与义务。所以支持社区中的个人、家庭、民间组织参与制定和执行对健康有影响的政策和计划是尊重人民健康权的体现。基本卫生保健促进卫生知识的普及，努力满足个人和社区对有关健康的可靠信息的期望，使人们获得必要的知识、技能和资源，以维护他们的健康或他们所关心的人的健康。让更多人生活在有利于健康的环境中，这是基本卫生保健的重要原则。

3. 预防为主

基本卫生保健以预防和保健为重点，以健康为中心，在研究社会人群健康和疾病的客观规律及它们与人群所处的内外环境、人类社会活动的相互关系的基础上，采取积极有效措施，预防各种疾病的发生、发展和流行，促进健康服务。医疗及相关部门应该将以疾病为中心的观念转变为以健康为中心的理念，积极参与预防保健工作。

4. 适宜技术

在基本卫生保健中提供的服务，应该是适用的和能够被接受的服务，包括技术、方法等，如保健按摩、保健艾灸、砭石术等适宜技术。

5. 综合利用

在实施基本卫生保健过程中，对与健康相关的各种因素要进行综合干预和利用，如健康教育、饮食指导、身体活动、住房和环境改善等。

三、基本卫生保健的内容

1. 四个方面

根据《阿拉木图宣言》，基本卫生保健工作内容可以分为以下四个方面。

（1）促进健康

包括健康教育、保护环境、合理营养、饮用安全卫生水、改善卫生设施、开展体育锻炼、促进心理卫生、养成良好生活方式等。

（2）预防保健

在研究社会人群健康和疾病的客观规律，以及它们和人群所处的内外环境、人类社会活动的相互关系的基础上，采取积极有效措施，预防各种疾病的发生、发展和流行。

（3）合理治疗

及早发现疾病，及时提供医疗服务和有效药品，避免疾病的发展与恶化，促使患者早日好转、痊愈。药物应用以“节约、有效”为原则，避免造成药物浪费和增加患者经济负担，防止或减少药物不良反应的发生。

（4）社区康复

对丧失了正常功能或功能上有缺陷的残疾者，通过医学的、教育的、职业的和社会的综合措施，尽量恢复其功能，减少残疾的发生，降低劳动能力丧失的程度，使他们重新获得生活、学习和参加社会活动的能力。

2. 八项内容

根据《阿拉木图宣言》，基本卫生保健工作内容具体包括：对当前主要卫生问题及其预防和控制方法的健康教育；改善食品供应和合理营养；供应足够的安全卫生水和基本环境卫生设施；妇幼保健和计划生育；主要传染病的预防接种；预防和控制地方病，常见病和外伤的合理治疗；提供基本药物。

1981 年第三十四届世界卫生大会，在以上八项内容的基础上，增加了使用一切可能的方法，通过影响生活方式、控制自然环境和社会心理环境，来预防和控制非传染性疾病，促进精神卫生等内容。2018 年，《阿斯塔纳宣言》增加了预防、控制和管理非传染性和传染性疾病，阻止诸如抗菌药物耐药性在不同国家之间传播导致的疾病暴发和全球健康威胁等内容。由此可见，基本卫生保健的内容是随着社会发展不断丰富的。

四、基本卫生保健的特点

1. 社会性

人的社会性是指人作为社会的一员，不能脱离社会而孤立生存的属性。人的社会性包括自然属性、社会属性和道德属性，属性之间存在相互作用。当人的社会属性得到满足时，个体就会心情愉快、身体健康，使自然属性处于正常状态。因此，影响居民健康的因素，既有社会经济、自然环境、生态环境和医疗卫生条件的影响，又有生物因素、理化因素、心理因素、道德认可，以及居民卫生习惯的影响。基本卫生保健是一项系统的社会工程，工作具有广泛的社会性，其服务对象是全体社会成员。

2. 群众性

基本卫生保健的对象是社区的全体居民，关系到每个居民、每个家庭和每个社区本身。群众不仅有享受健康的权利，也有共同参与实施基本卫生保健的义务。没有群众的积极参与，无法实现人人享受基本卫生保健的目标。因此，要持续不断地对居民个人、家庭、社区进行健康教育，组织群众共同与不良的卫生习惯和各种疾病做斗争，让群众接受并主动采纳健康的生活方式，培养健康行为，提高自我保健、家庭保健和社区保健的能力，确保基本卫生保健的有效实施。

3. 艰巨性

基本卫生保健的服务对象是全世界人民，不分地域，不分种族，但由于世界上不同国家、不同地域的经济社会发展很不平衡，要实现“人人享有卫生保健”的目标本身就是一项非常艰巨的工作。在我国，虽然经济、文化、教育已经得到巨大的发展，但相对于发达国家仍较为落后，表现在卫生事业的发展与社会经济发展不同步，基本卫生保健经费不足，缺乏实现基本卫生保健所需要的人才和适宜技术，卫生事业的发展还无法满足人民对医疗、健康、保健日益增长的需求。同时，慢性非传染性疾病，如心血管疾病、脑血管疾病、恶性肿瘤等已经成为危害人民健康的主要疾病，并在今后一段时间内仍将持续发展。因此，无论是从解决影响人民健康的卫生状况等社会问题，还是从亟待解决危害人民健康的主要疾病问题来看，基本卫生保健的任务都是非常艰巨的。

4. 长期性

我国当前基本卫生健康存在的问题及面临的挑战：人们在追求健康长寿的同时，对卫生保健和健康的需求越来越高，这是现有卫生保健体系尚无法满足的，需要努力完善卫生服务体系的建设；随着人民生活水平的提高和生活方式的改变，以及人口结构快速进入老龄社会的现状，慢病已经成为危害人民健康的主要疾病，短时间难以控制；从以疾病为中心的医疗卫生模式向以健康为中心的卫生健康模式转变，需要培养大量的人才和卫生工作队伍；需要培育和发展更多的适宜技术；需要进行管理体制的改革；等等。这些都需要假以时日。可见，基本卫生保健是一项长期的战略任务。

五、基本卫生保健的意义

1. 体现人民的健康权

基本卫生保健代表了全世界人民的利益，体现了社会的公正和人人享有健康的权利。基本卫生保健对任何国家都适用，发展中国家尤其急需。在不同的国家和地区之间，由于发展水平差异，居民的健康状况、卫生资源分配、卫生服务水平存在巨大的差异，国家内部、地区之间、城乡之间也存在严重的发展不平衡。基本卫生保健策略把卫生保健转变为面向全社会、面向基层，为每个家庭和个人的服务。基本卫生保健是消除卫生供给不平等现象，实现“人人享有卫生保健”全球性战略目标的基本途径和关键。

2. 促进社会经济发展

基本卫生保健保护社会劳动生产力，能够让人人达到比较满意的健康水平，对保障生产力的发展起到重要作用，进而促进社会经济的发展。而经济的发展又为基本卫生保健提供保障，形成良性循环，促进整个社会的发展。

3. 提高全民健康水平

由于全世界许多国家的卫生状况和有关社会经济状况存在着严重的问题，人们在不断的探索中认识到，只有通过基本卫生保健才能够真正做到人人享有社会所提供的预防疾病和促进健康的各项措施。基本卫生保健立足于基层、进入家庭，重视健康教育，从预防保健入手，通过每一个人和全社会的共同努力，实现人人享有健康和幸福的目标，不让任何一个人被忽略，真正实现提高全民健康水平的目的。

4. 提高精神文明水平

居民的社会环境质量是由多方面因素构成的，其基本因素包括一个国家的经济、社会、科技和文化状况，国家的卫生工作方针、政策，卫生事业的发展，以及自然地理状况、生活方式、当地的风俗习惯等，这些因素都与居民健康息息相关。基本卫生保健能够提高居民维护公共卫生的意识，激发群众的积极性和创造性。因此一个国家的基本卫生保健的水平是社会精神文明的重要标志和具体体现，也是建设健康中国的重要途径。

学习单元 3　社区公共卫生服务基础知识

一、社区的概念

社区是指若干社会群体（家庭、氏族）或社会组织（机关、团体）聚集在某一地域所形成的一个生活上相互关联的大集体。社区不完全等同于行政区。两者既有联系，也有区别。有联系的是有的行政区与社区在地域上可能是重合的，如我国城市街道和农村的镇，它既是行政区，主要社会生活又是同类型的，所以，我国常把它们称为社区。不同之处在于，行政区是为了实施社会管理，依据政治、经济、历史文化等因素，人为划定的，边界比较清楚；而社区则是人们在长期共同的社会生产和生活中自然形成的，其边界比较模糊。有时同一社区可划分为不同的行政区，同一行政区也可能包含不同的社区。

社区分为地域型社区和功能型社区。一个社区的基本要素是 10 万 ~ 30 万的人口构成，5 ~ 50 km^2 的地域空间，区域内拥有各种服务设施，有共同的文化背景、生活方式、心理认同感和归属感，形成相应的管理机构如管理委员会、居民自治组织等。

社区是个人及其家庭日常生活、社会活动和维护自身健康的重要场所和可用资源，也是影响个人及其家庭健康的重要因素。就预防工作来讲，服务的群体一般都是周围人群，有特定的服务半径和范围；许多疾病的传播和流行常带有地域性；当地环境条件的优劣直接影响人的健康。从文化上讲，一定区域有着特定的风土人情，直接影响着人的健康行为。所以，以社区为公共卫生服务范围开展健康促进和疾病防治就有非常明确的针对性。从医疗卫生服务来说，以社区为公共卫生服务范围，便于医患交往，便于家庭、亲属对患者的照顾。对卫生资源消费来说，加强社区卫生也有利于节约和减轻患者的负担。更为重要的是，社区服务网络能有组织地动员群众，依靠社区群众自身的力量改善社区的卫生环境，加强有利于群体健康发展的措施，实现提高社会健康水平的目的。

二、社区公共卫生服务的实施原则

社区公共卫生服务是人群健康的策略和原则在社区水平上的具体应用，即根据社区全体居民的健康问题，开展有针对性的健康维护、健康促进及疾病预防的项目，提高社区人群健康水平和生活质量，实现人群健康的均等化。在促进社区全体居民健康的实践中应遵循以下原则。

1. 以健康为中心

人群健康策略的第一要素是关注整个人群的健康。确定社区公共卫生服务以人的健康为中心，要求服务应超越治疗疾病的范围，关注人群的健康问题，树立“健康为人人，人人为健康”的正确观念，努力维护和增进健康，促进社会的发展。对卫生部门来说，必须将工作重点从疾病治疗转移到管理导致疾病的危险因素上来，促进健康和预防疾病，在扮演的角色上也应从提供者转换为参与者。

2. 以人群为对象

社区公共卫生服务应以维护社区内的整个人群的健康为准则。例如，以提高社区人群的健康意识和改变不良健康行为特点为目标的社区健康教育、社区计划免疫、妇幼和老年保健等，都是从整个社区人群的利益和健康出发的。

3. 以需求为导向

社区公共卫生服务以需求为导向强调了服务的针对性和可及性。针对性是因为每个社区都有其自己的文化背景和环境条件，社区公共卫生服务应针对社区本身的实际情况和客观需要，了解居民存在的健康问题、应优先解决的问题，并明确产生问题的主要原因，以寻求解决问题的方法。可及性是指根据居民的经济水平以及社区自己所拥有的资源，发展和应用适宜的技术为居民提供经济、有效的卫生服务。坚持以需求为导向的原则，就要一切从实际出发，自下而上，克服“长官意志”和“专家说了算”的传统思维模式。

4. 多部门合作

相互关联的因素共同影响着人们的健康。例如，要降低社区内孕产妇死亡率，除需要社区内卫生人员做好产前检查，教会孕产妇自我保健知识外，夫妻双方的文化程度、家庭的经济收入、卫生设施的远近都与孕产妇死亡有密切的关系。这些问题涉及民政、教育、体育等各部门。但可利用的资源总是有限的，只有通过建立有效的合作机制，明确各部门的职责，避免重复，才能产生更高的效率和更优的效果。因此，解决社区的任何一个健康问题都需要打破部门的界限，各部门要增进了解、明确职责、齐心协力、优势互补，共同促进社区卫生和人群健康工作。卫生部门在社区卫生的责任体系中，承担组织和管理功能，对社区卫生服务中心和各站点的设置标准、技术规范、人员配备等进行业务指导和监督。

5. 人人参与

社区健康的重要内涵是支持由社区确定卫生需求，帮助群众解决自己的健康问题。因此，动员全社区的参与是社区公共卫生服务的关键环节。要群众参与首先要让群众明确与他们切身利益密切相关的健康问题，行使自己的权利去改造环境，控制与健康有关的因素以促进健康。人人参与不仅是要群众开展与自己健康有关的事情，还应让他们参与到确定社区的健康问题、制定社区公共卫生服务计划和评价等决策活动中来。这样既能有效地提高服务水平和扩大服务的覆盖面，同时又能激发个人和社区对促进和改善健康的责任感，提高社区居民自我保健的能力，达到“授人以渔”的良性循环效果。

三、国家基本公共卫生服务简介

国家基本公共卫生服务是指由政府根据特定时期危害国家和公民的主要健康问题的优先次序以及当时国家可供给能力综合选择确定，并组织提供的非营利的卫生服务。实施国家基本公共卫生服务项目是促进基本公共卫生服务逐步均等化的重要内容，也是我国公共卫生制度建设的重要组成部分。

《国家基本公共卫生服务规范（第三版）》（以下简称《规范》）是实施国家基本公

共卫生服务的基本依据。《规范》包括 12 项内容，即居民健康档案管理、健康教育、预防接种、0～6 岁儿童健康管理、孕产妇健康管理、老年人健康管理、慢性病患者健康管理（包括高血压患者健康管理和 2 型糖尿病患者健康管理）、严重精神障碍患者管理、肺结核患者健康管理、中医药健康管理、传染病及突发公共卫生事件报告和处理、卫生计生监督协管。在各服务规范中，分别对国家基本公共卫生服务项目的服务对象、内容、流程、要求、工作指标及服务记录表等作出了规定。

《规范》是乡镇卫生院、村卫生室和社区卫生服务中心（站）等基层医疗卫生机构为居民提供免费、自愿的基本公共卫生服务的参考依据，也可作为各级卫生计生行政部门开展基本公共卫生服务绩效考核的依据。基层医疗卫生机构开展国家基本公共卫生服务应接受当地疾病预防控制、妇幼保健、卫生计生监督等专业公共卫生机构的相关业务指导。地方各级卫生健康行政部门可根据《规范》的基本要求，结合当地实际情况制定本地区的基本公共卫生服务规范。

根据国家卫健委《新划入基本公共卫生服务相关工作规范（2019 年版）》，新划入的基本公共卫生服务相关工作共包括 19 项：地方病防治，职业病防治，重大疾病及危害因素监测，人禽流感、SARS 防控项目管理，鼠疫防治项目管理，国家卫生应急队伍运维保障管理，农村妇女“两癌”检查项目管理，基本避孕服务项目管理，贫困地区儿童营养改善项目管理，贫困地区新生儿疾病筛查项目管理，增补叶酸预防神经管缺陷项目管理，国家免费孕前优生健康检查项目管理，地中海贫血防控项目管理，食品安全标准跟踪评价项目管理，健康素养促进项目管理，国家随机监督抽查项目管理，老年健康与医养结合服务管理，人口监测项目，卫生健康项目监督管理。其中，地方病防治、职业病防治和重大疾病及危害因素监测 3 项工作为每年确保完成的工作，其余 16 项工作由各省份结合本地实际实施。相关工作不限于基层医疗卫生机构开展。

国家基本公共卫生服务内容根据经济社会发展、公共卫生服务需要和财政承受能力等因素适时调整。具体目标是：①防治措施全面落实，病区人居环境普遍改善，环境危险因素得到有效控制，群众防治意识有效提高，形成正确的健康行为和生活习惯。②需要救治的现症地方病患者全部得到有效救治，助力脱贫攻坚。③防控体系得到稳固加强，防治技术有新突破，科技成果得到推广应用。

（何　群）

课程 3-2　流行病学基础知识

学习内容

学习单元	课程内容	培训建议	课堂学时
流行病学基础知识	1）流行病学概述 2）疾病的分布 3）常用的流行病学研究方法 4）筛检基础知识	（1）方法：讲授法 （2）重点：常用的流行病学研究方法 （3）难点：筛检基础知识	8

学习单元　流行病学基础知识

一、流行病学概述

1. 流行病学概念

流行病学是研究特定人群中疾病、健康状况的分布及其影响因素，并研究防治疾病、促进健康的策略和措施的科学。其基本内涵包括：①流行病学不仅研究防治疾病的具体措施，更应研究防治疾病的对策，以达到有效地控制或预防疾病、伤害，促进和保障人类健康的目的。研究范围包括疾病分布及影响分布的原因；疾病的流行因素和病因；疾病的自然史；患病概率的预测；研究制定预防对策和措施。②流行病学的研究对象是人群，包括各类患者和健康人。③流行病学的主要研究方法是到人群中进行调查研究。④流行病学的任务是探索病因、阐明分布规律、制定防制对策并考核其效果，以达到预防、控制和消灭疾病的目的。早期，传染病在人群中广泛流行，曾给人类带来极大的灾难，后来人们针对传染病进行深入的流行病学调查研究，采取诸多防治措施。随着主要慢性非传染性疾病患病率逐渐增高，流行病学逐渐注重研究非传染病特别是慢性病如心脑血管疾病、恶性肿瘤、糖尿病，以及伤、残等的防治。流行病学是预防医学的一个重要组成部分。

流行病学研究有疾病、伤害和健康 3 个层次。疾病包括传染病、寄生虫病、地方病、非传染病等一切疾病；伤害包括意外、残疾、弱智和身心伤害；健康状态包括身体生理生化的各种功能状态、疾病前状态和长寿。

流行病学的工作任务可以分为 3 个阶段：第一阶段为“揭示现象”，即揭示疾病流行（主要是传染病）或分布（其他疾病、伤害与健康）的现象；第二阶段为“找出原因或影响因素”，即从分析现象入手找出流行与分布的规律、原因或影响因素；第三阶段为“提供措施”，即合理利用前两阶段的结果，找出预防或处置的策略与措施，并进一步验证措施的有效性。

2. 流行病学常用指标

（1）率和比

1）比例。比例是表示同一事物局部与总体之间数量上的比值，分子和分母的单位相同，而且分子包含于分母之中。常用 $P=a/(a+b)$ 来表示。

比例有两类，一是反映事物静止状态内部构成成分占全体的比重，通常也称构成比例，它可以反映某种概率的数值；二是发生频率比例，它与动态的发生变化概率密切相关，反映一定时间内，发生某种变化者占全体的比例。

2）比或相对比。比也称相对比，是两个数相除所得的值，说明两者的相对水平，常用倍数或百分数表示。相对比 = 甲指标 / 乙指标（或 ×100%）。

3）率。率表示在一定条件下某现象实际发生的例数与可能发生该现象的总例数之比，来说明单位时间内某现象发生的频率或强度。一般用百分率、千分率、万分率或 10 万分率表示。

$$率 =（某现象实际发生的例数 / 可能发生该现象的总例数）\times K$$

$$K=100\%，1\ 000‰，10\ 000/万，100\ 000/10万$$

受累人群数目（可以是某病的临床症状、死亡、残疾、实验室异常等）、被观察到的受累人群所处的总体数目和规定的时间三方面共同构成“率”。

（2）发病指标

1）发病率。发病率表示一定期间内（通常为 1 年）特定人群中某病新病例出现的频率。

发病率＝（某段时期内某人群某病的新病例数 / 同期该人群暴露的总人口数）× K

K=100%，1 000‰，10 000/ 万，100 000/10 万

发病率通常以年为时间单位，常用 10 万分率来表示。发病率的分子为新病例数，新病例是指观察期间发生某病的患者，有时一个人在观察期间内可能多次发生同种疾病，应分别计算为多个新病例。分母中所规定的暴露人口也称危险人口，是将观察期间内观察地区的人群中有可能发生所要观察的疾病的人作为分母；对那些不可能患该病的人，如研究传染病的发病率时，已获得免疫者不应包括在分母之中。由于在实际工作中暴露人口数不易获得，一般使用观察地区观察期间的平均人口数。

发病率是一个重要和常用指标，对于死亡率极低或不致死的疾病尤为重要，反映得该病的风险。发病率常用来描述疾病的分布，探讨发病因素，提出病因假设和评价防治措施的效果。

发病率的准确性受很多因素的影响，如报告制度不健全、漏报、诊断水平不高等，在比较不同地区人群的发病率时，应考虑人口的年龄、性别构成不同，即需要进行发病率的标化。

2）罹患率。罹患率用以衡量小范围短时间的发病率。

罹患率＝（观察期间某病的新病例数 / 同期暴露人口数）× K

K=100%，1 000‰，10 000/ 万，100 000/10 万

3）患病率。患病率是指某特定时间内的总人口中，患有某病（某病新旧病例）者所占的比例，也称现患率、流行率。按观察时间不同分为时点患病率和期间患病率，以时点患病率较常用，时点以不超过一个月为度；期间患病率时间范围较长，通常多超过一个月。

患病率＝（特定时期某人群中某病新旧病例数 / 同期观察人口数）× K

时点患病率＝（某一时点某人群中某病新旧病例数 / 该时点病例数）× K

期间患病率＝（某观察期间某人群中某病新旧病例数 / 同期平均人口数）× K

K=100%，1 000‰，10 000/ 万，100 000/10 万

患病率受多种因素影响，主要受发病率和病程影响，当某地某病的发病率和病程在相当长的时间内保持稳定时，则三者存在以下关系：

患病率＝发病率 × 病程

患病率对病程长的一些慢性非传染性疾病的流行状况能提供有价值的信息，可反映某地区慢性非传染性疾病的流行情况及其对人群健康的影响程度，如恶性肿瘤、糖尿病等；对于病程短的疾病价值不大。

患病率与发病率的区别：①患病率的分子为特定时间所调查人群中正在患有所调查疾病的新旧病例数，而不管这些病例的发病时间；发病率的分子为一定时期暴露人群中新发生的病例数。②患病率是由横断面调查获得的疾病频率，衡量疾病的存在或流行情况，是一种静态指标，其本质是一种比例，不是一种真正的率；而发病率是由发病报告或队列研究获得的疾病频率，衡量疾病的出现，为动态指标，是一种真正的率。

（3）死亡指标

1）死亡率。表示在一定时间（通常为 1 年）内，一定人群中死亡的频率，即死亡人数与该人群同期人口数之比。死亡率是测量人群死亡危险最常用的指标，其分子为死亡人数，分母为该人群年平均人口数。

$$死亡率 =（某期间死亡总数 / 同期平均人口数）\times K$$

$$K=1\ 000‰或\ 100\ 000/10万$$

死于所有原因的死亡率是一种未经调整的死亡率，称为粗死亡率。按疾病种类、年龄、性别、职业、种族等分类计算的死亡率称为死亡专率。

2）病死率。表示一定时期内，患某种疾病的全部患者中因该疾病死亡的比例。

$$病死率 =（某时期内因某病死亡人数 / 同期患某病的患者数）\times 100\%$$

当某疾病的发病情况和病程处于稳定状态时，病死率可用死亡率和发病率推算。

$$某疾病病死率 =（某疾病死亡专率 / 某疾病发病专率）\times 100\%$$

病死率通常多用于病程短的急性疾病，如各种急性传染病、恶性肿瘤等，较少用于慢性非传染性疾病，可反映疾病的严重程度。病死率受疾病严重程度和医疗水平的影响，也与能否被早期诊断、诊断水平及病原体毒力有关。用病死率评价不同医院的医疗水平时，要注意不同医院入院患者病情的严重程度和医疗设备条件，如大医院接收危重患者多，病死率可能高于小医院，因此要注意可比性。在不同场合下病死率的分母是不同的，如计算住院患者中某病的病死率，分母为该病患者的住院人数；如计算某种急性传染病的病死率，其分母为该病流行时的患者数。

3）累计死亡（发病）率。累计死亡（发病）率是指在一定时间内死亡（发病）人数在某确定人群中的比例。为了说明在某一年龄以前死于恶性肿瘤的累积概率的大小，累计死亡率有时由各年龄死亡率相加获得，多用百分率表示。

4）生存率。生存率又称存活率，指在接受某种治疗的患者或患某病的人群中，经若干年的随访（通常为 1 年、3 年、5 年）后，到随访结束时尚存活的患者数所占的比例。

$$n\ 年生存率 =（随访满\ n\ 年尚存活的病例数 / 随访满\ n\ 年的该病总病例数）\times 100\%$$

生存率反映了疾病对生命的危害程度，常用于评价某些慢性非传染性疾病如癌症、心血管病的远期疗效。应用该指标时，应确定随访开始日期和截止时间。开始日期一般为确诊日期、出院日期或手术日期；截止时间可以是 1 年、3 年、5 年、10 年后，即计算 1 年、3 年、5 年或 10 年的生存率。为了更充分地利用随访观察所获得的信息，近年来生存率分析较多地应用于多种疾病队列研究中对结局的衡量。

（4）相对危险度

1）相对危险度。相对危险度也叫危险度比（*RR*）或率比，是队列研究中常用指标，是指暴露组发病率（I_e）与对照组发病率（I_0）之比，它反映了暴露与疾病的关联强度。

计算公式：$RR=I_e/I_0$

RR 的意义：说明暴露组的发病或死亡的危险是对照组的多少倍。相对危险度无单位，*RR* 绝对值越大，表明暴露的效应越大，暴露与结局的关联强度越大。$RR=1$，表明暴露与疾病无联系；$RR<1$，表明两者存在负联系（提示暴露是保护因子）；反之 $RR>1$ 时，表明两者存在正联系（提示暴露是危险因子）。

例如，调查某国 35 岁以上男性医生中，不吸烟者的肺癌年死亡率（I_0）为 0.07‰，而中度吸烟者（15～24 支 / 日）的肺癌年死亡率（I_e）为 1.39‰。其 $RR=I_e/I_0=1.39/0.07\approx19.8$，说明中度吸烟者死于肺癌的危险性约为不吸烟者的 19.8 倍。

2）比值比（*OR*）。比值比又称优势比或交叉乘积比，是病例对照研究中表示疾病与暴露之间关联强度的指标。比值比是病例组中暴露与非暴露人数的比值除以对照组中暴露与非暴露人数的比值。病例对照研究不能计算发病率，所以不能计算相对危险度，只能用 *OR* 作为反映关联强度的指标。

与 *RR* 相同，*OR* 反映暴露者患某种疾病的危险性较无暴露者高的程度。若能满足以下两个条件，则 *OR* 值接近甚至等于 *RR* 值：①所研究疾病的发病率（死亡率）很低；②所选择的研究对象代表性好。

例如，小王的社区横断面调查发现，吸烟致男性间歇性跛行（周围血管疾病）的比值比为 2.22，而女性的比值比是 1.92。据此可以认为，男性吸烟者发生间歇性跛行的危险性是不吸烟者的 2.22 倍，而女性吸烟者发生间歇性跛行的危险性是不吸烟者的 1.92 倍。

（5）归因危险度

1）归因危险度（*AR*）。归因危险度又叫特异危险度，是指暴露组发病率与对照组发病率之差，它反映发病归因于暴露因素的程度。

计算公式：$AR=I_e-I_0=I_0(RR-1)$

AR 的意义：表示暴露者中完全由某暴露因素所致的发病率或死亡率。

仍以前述吸烟与肺癌关系的数据计算：$AR=1.39‰-0.07‰=1.32‰$。表明在中度吸烟者中，吸烟所致肺癌的死亡率为 1.32‰。

2）归因危险度百分比。归因危险度百分比（$AR\%$）又称病因分值（EF），是指暴露人群中由暴露因素引起的发病在所有发病中所占的百分比。

计算公式：$AR\%=[(I_e-I_0)/I_e]\times100\%$

按上例数据计算：$AR\%=[(1.39-0.07)/1.39]\times100\%\approx94.96\%$

结果表示中度吸烟者人群中有 94.96% 的肺癌是由吸烟所致。

3）人群归因危险度百分比。人群归因危险度百分比（$PAR\%$）表示全人群中由暴露引起的发病在全部发病中的比例。

$PAR\%=[(I_t-I_0)/I_t]\times100\%$，$I_t$ 为全人群发病率。

或 $PAR\%=P_0(RR-1)/[P_0(RR-1)+1]\times100\%$，$P_0$ 为某因素在人群中的暴露率。

仍用上例数据，当男性人群的吸烟率为 60% 时，则：

$$PAR\%=0.6(19.8-1)/[0.6(19.8-1)+1]\times100\%=91.85\%$$

表示该国男性医生中 91.85% 的肺癌是由吸烟所致。

$PAR\%$ 不仅考虑了暴露因素的 RR，而且与某因素在人群中的暴露率（P_0）有关。其公共卫生学意义是：完全控制该暴露因素后人群中某病发病（或死亡）率可能下降的程度。

二、疾病的分布

1. 疾病的流行强度

疾病的流行强度指某种疾病在某地区、某时期内、某人群中发病数量的变化及其病例间的联系程度，常用散发、暴发、流行等表示。

（1）散发

疾病发病率呈历年一般水平，病例在人群中散在发生或零星出现，病例之间无明显联系。确定是否散发一般与同一个地区、同一种疾病前三年的发病率水平比较，如当年的发病率未明显超过历年的一般发病率水平，即为散发。

（2）暴发

暴发是指在一个局部地区或集体单位中，短时间内突然有很多相同的患者出现的现象。

（3）流行

某疾病发病率显著超过该疾病在该地历年发病率水平称为流行。若发病率水平超过该地一定历史条件下的流行水平且跨越国界、洲界时，称大流行。如流行性感冒、霍乱、新型冠状病毒肺炎（COVID-19）的世界性大流行。

2. 疾病的分布形式

疾病的流行特征是通过疾病在人群中不同表现而体现的：即在不同人群、不同地区、不同时间的表现，简称“三间分布”，即人间、空间和时间。了解疾病的分布可为进一步研究提供病因线索。

（1）疾病的地区分布

1）疾病在国家间与国家内的分布。疾病在世界各地的分布是不同的。

2）疾病的城乡分布。许多疾病在地区分布上表现出明显的城乡差别。

3）地方性。由于自然因素或社会因素的影响，某种疾病经常存在于某一地区，或只在某一地区的人群中发生，不需自外地输入，这种状况称为地方性。

（2）疾病的时间分布

1）短期波动。短期波动的含义与暴发相似。区别在于暴发常用于少量人群，而短期波动常用于较大数量人群。

2）季节性。疾病的频率在一定季节内升高的现象称为季节性。

3）周期性。周期性指疾病发生频率经过一个有规律的时间间隔，呈现规律性变动的状况。

4）长期趋势。长期趋势又称长期变异，是指在一个相当长的时间内（通常几年或几十年），观察探讨疾病的发病率、死亡率或它们同时发生的变化情况。

（3）疾病的人群分布

1）年龄。研究疾病年龄分布的目的主要是确定疾病的高危人群及重点保护对象，提供病因线索，分析疾病的年龄分布动态，制定预防措施并评价其效果。

2）性别。描述疾病的性别分布，比较不同性别发病的差异，有助于探讨暴露于致病因素的机会不同，以及男女生理解剖特点、环境、行为及心理因素等差异对发病的影响。

3）职业。不同职业暴露于不同的物理、化学、生物因素及职业性精神紧张下，均可导致疾病分布的不同。例如，建筑工人发生意外伤害的比值高，脑力劳动者易患冠心病等。

4）种族和民族。不同种族和民族的人群在遗传、地理环境、宗教及文化、风俗习惯、卫生水平等方面有所不同，这些因素均影响疾病的发生。

5）社会阶层。疾病的分布与社会阶层有关。社会阶层是与收入、职业、文化教育程度、生活状况相关的一个术语。

6）婚姻状况与家庭。婚姻状况不同对两性的健康有明显的影响。家庭成员的数量、年龄、性别、免疫状况、卫生水平、文化、风俗习惯等均影响疾病的发病率。

7）行为。不良生活行为与人类的疾病有很大关系。

（4）疾病的人群、地区、时间分布的综合描述

移民流行病学是进行疾病的人群、地区、时间分布综合描述的典型，是指通过观察疾病在移民、移民国当地居民和移民原居地人群这三者间的发病率、死亡率的差异，从中探讨病因线索，区分遗传因素或环境因素作用的大小。

三、常用的流行病学研究方法

常见的流行病学研究方法及分类如图 3–2–1 所示，本书介绍常用的几种。

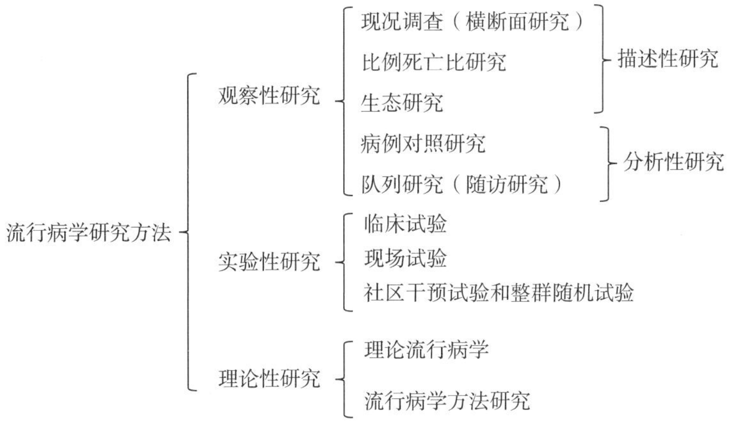

图 3–2–1　常见的流行病学研究方法及分类

1. 现况调查

（1）概念

现况调查是指在某一人群中应用普查或抽样调查等方法收集特定时间内有关变量、疾病或健康状况的资料，以描述目前疾病或健康状况的分布及某因素与疾病的关联。从时间上，现况调查所收集的资料是在特定时间内进行的，即在某一时间点或在短时间内完成的，这个时间点犹如一个断面，故又称横断面研究。该研究一般是在特定时间内调查群体的患病频率，故也称为患病率研究。它所收集的资料既不是过去的记录，也不是常规报告资料或随访的调查资料，而是调查当时所得到的疾病、健康和其他有关资料。现况调查是通过完成某特定时间该人群健康经历的一个“快照”，提供某疾病

患病频率和特征的信息。现况调查强调在一定时间内，这个时间应尽可能短，如果调查的时间拖延过长，则所研究的疾病或因素有可能发生变化，使调查结果的分析和解释较为困难。现况调查的主要特点：在时序上属于横断面研究，不能得出有关病因因果关系的结论；适用于病程较长且发病率较高的疾病；适用于暴露因素不易发生变化的疾病研究。

（2）用途

1）描述疾病或健康状况的分布。描述目标群体中疾病或健康状况在时间、地区和人群的分布情况，常采用抽样调查的方法。例如，对肿瘤、心血管疾病、甲状腺肿、乙型病毒性肝炎、结核病等，可以了解调查疾病的总患病率，以及在各地区、城市、乡村、年龄、性别中的分布。

2）确定高危人群。慢性非传染性疾病的预防与控制中，确定高危人群是“早发现、早诊断、早治疗”的首要步骤，如高血压是冠心病和脑卒中的一个重要危险因素，通过现况调查可以发现该目标人群中的全部高血压患者，将其确定为高危人群。

3）提供病因线索，建立病因假设。描述某些因素或特征与疾病或健康状况的联系以确定病因假设，供分析流行病学研究。例如，在对冠心病的现况调查中发现冠心病患者中有高血压、高血脂等因素的比例明显高于非冠心病患者人群，从而提出冠心病的某些病因假设。

4）早期发现患者。利用普查或筛查等手段，可早期发现患者，适用于疾病的二级预防，实现“早发现、早诊断、早治疗”。

5）疾病监测。在某一特定人群中长期进行疾病监测，可深入了解所监测疾病的分布规律和长期变化趋势。

6）评价疾病的防治效果。例如，定期在某一人群中进行横断面研究，收集有关暴露与疾病的资料，通过这种前瞻性研究的调查结果，可考核和评价某些疾病防治措施的效果。

7）其他。用于确定各项生理指标和正常参考值范围；用于衡量一个国家或地区的卫生水平和健康状况、卫生服务需求，为社区卫生规划的制定与评估及有关卫生或检验标准的制定、为卫生行政部门的科学决策提供依据。

（3）研究方法

根据涉及研究对象的范围可将现况研究分为普查和抽样调查。普查是根据研究目的，在特定时间对特定范围内所有对象进行调查或检查。抽样调查是根据研究目的，从研究人群的全体对象（总体）中随机抽取一部分有代表性的人群（样本）进行调查，从样本获得的信息来推断总体情况。例如，2006 年我国开展了第三次死因回顾抽样调查。由于抽样调查范围远远小于普查范围，较易集中人力、物力，并有较充足的时间，因而工作容易做到精确细致，但存在抽样误差和偏倚。

现况调查的获取资料方法有：①面访。即访问调查法、访谈法，调查者通过口头交谈等方式向被访问者了解所需要的信息。②信访。通过电子邮件或者派人送发等方式将调查问卷交到被调查者手中，由被调查者自行填写，然后将调查问卷交还给调查者。信访的优点是节约人力、物力、财力，但应答率较低。③电话、即时通信等访问。这是通过电话询问调查内容来获得研究所需信息的一种方法。它既有面访的优点，又有信访省力、省时的优点，缺点是拒访率高。④自填式问卷调查。这种方法按照统一设计的问卷进行调查，由调查者组织调查对象集中发放问卷，由被调查者自己填答问卷。其优点是调查者可以对问卷进行必要的讲解，调查集中、实施方便、省时、省力。缺点是这种调查要求其对象相对集中在某地，否则不易实施。⑤体格检查和实验室检查。使用上述方法的同时，常进行变量的测量，如身高、体重、血压、血脂、血红蛋白等，这时就需要做相应的体格检查或实验室检查。

（4）优缺点

1）优点。现况调查中常用的是抽样调查。抽样调查的样本一般来自人群，即从一个目标群体中，随机选择一个代表性样本来进行暴露与患病状况的描述研究，故其研究结果有较强的推广意义，以样本估计总体的可信度较高。现况研究是在收集资料完成之后，将样本按是否患病或是否暴露来分组比较，即有来自同一群体的自然形成的同期对照组，使结果具有可比性。现况研究往往采用问卷调查或采样监测等手段收集研究资料，故一次调查可同时观察多种因素，是疾病病因探索过程中不可缺少的基础性工作之一。

2）缺点。现况研究中，由于调查时疾病与暴露因素一般同时存在，难以确定先因后果的时相关系。再则，现况研究调查得到的是某一时点的是否患病情况，故不能获得发病率资料，除非在一个稳定的群体中，连续进行同样的现况调查。另外，如果在一次现况调查进行过程中，研究对象中一些人若正处在所研究疾病的潜伏期或临床前期，则极有可能被误认为是正常人，使调查结果发生偏倚，低估该研究群体的患病水平。

（5）研究实例

为了解某地区成年人糖尿病（DM）患病率的情况，采用规范的现况调查方法，对本地区不同年龄组 14 365 名成年男性和 16 556 名成年女性共 30 921 人进行 DM 患病率的调查研究。结果显示：男性从≥40 岁开始，DM 患病率出现增高，为 26.39‰，以后随年龄增长逐渐升高，至≥80 岁达高峰，为 60.47‰。女性也是从≥40 岁开始，DM

患病率出现增高，为 19.70‰，以后随年龄增长也逐渐升高，至≥60 岁达高峰，为 62.38‰，而后 DM 患病率有所下降，到≥80 岁，仅为 31.25‰。本次男女患病率调查结果：男性 DM 患病率为 20.40‰，女性为 25.67‰，两者差异非常显著（$P<0.01$）。说明女性 DM 患病率高于男性。

2. 队列研究

（1）概念

队列研究也称群组研究、随访研究等，是将特定的人群按其是否暴露于某因素或按不同暴露水平分为不同群组或队列，追踪观察一定时间，比较两组或各组发病率或死亡率的差异，从而判定该因素与某疾病有无因果联系及联系强度大小的一种观察性研究方法。其基本特点是：①属于观察法。暴露与否是自然存在于研究人群的，而不是人为给予的。②设立对照组。队列研究必须在研究设计阶段设立对照组以资比较，与实验性研究的随机分组不同。③由因及果的研究。④能确证暴露与结局的因果联系，追踪观察的是两组间的发病或死亡率差异，如 $RR=[a/(a+b)]/[c/(c+d)]$。以疾病发生为界点，队列研究可分为前瞻性队列研究、历史性（回顾性）队列研究和双向性队列研究。队列研究是由因及果的前瞻性研究方法，与病例对照研究同属分析性研究，更常用于验证病因假设。

（2）方法

队列研究方法原理如图 3-2-2 所示。

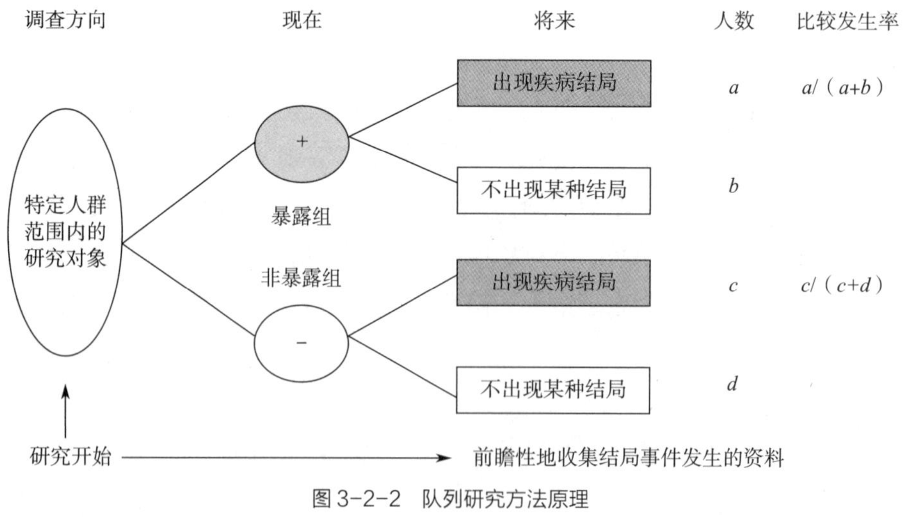

图 3-2-2 队列研究方法原理

（3）用途

1）检验病因假设。队列研究最重要的用途是检验病因假设。病例对照研究可以同时研究多种危险因素，队列研究一般检验一种研究因素和一种疾病的联系，有时也可以研究一种研究因素和多种结局的联系。队列研究的设计较复杂，获得的结果虽然比病例对照研究可靠，但也并不能据此轻率地做出因果联系的判断。

2）评价疾病的防治效果。有些暴露对某种结局发生具有预防效果。例如，摄入大量的蔬菜可预防肠癌的发生，戒烟可减少吸烟者肺癌发生的危险等。

3）评价自发的预防效果。队列研究相当于是在人群中进行的“自然实验”，因此可用于评价自发的预防效果。例如，日本北海道地区居民摄入深海鱼较多，冠心病的患病率较其他地区低。

4）研究疾病的自然史及其长期变动。疾病的自然史是有关疾病发生、发展和转归的规律。认清疾病的自然史对疾病的预防、治疗和康复具有重要意义。应用队列研究可以弥补临床观察的不足。

（4）优缺点

1）优点。在疾病发生前按是否暴露于某因素分组，所获资料完整，无回忆偏倚；可计算暴露组和非暴露组的发病率，能测量两组间的特异危险度和相对危险度；一次调查可观察多种结果，并能了解疾病的自然史；能直接估计暴露因素与发病的联系强度，且先因后果，时间关系明确，所得联系比较确实可靠；暴露因素的作用可分等级，便于计算剂量－效应关系；样本量大，结果稳定；在有完整资料记录的条件下，可做回顾性历史队列研究。

2）缺点。观察时间长、费人力、花费高，不能在较短时间内得到结果；准备工作繁重，设计的科学性要求高、实施难度大；计算工作量较为繁重；研究罕见病时需要大量研究对象，因而不易收集到完整可靠的资料，故不适用于罕见病的研究。

（5）研究实例

下面是观察研究 1 329 名 40 ~ 59 岁的男性人群血清胆固醇水平对冠心病的影响的资料。可根据血清胆固醇水平分为两组。一组 756 人，为暴露组，胆固醇水平等于或高于 5.5 mmol/L；一组 573 人，为非暴露组，胆固醇水平低于 5.5 mmol/L。对两组人群随访观察 6 年，并记录该期间内两组人群冠心病发病患者数，结果见表 3-2-1。

表 3-2-1　冠心病与血清胆固醇的关系

血清胆固醇（mmol/L）	发病（人）	未发病（人）	合计（人）
≥5.5	72	684	756
<5.5	20	553	573
合计	92	1 237	1 329

6 年观察结果：两组的冠心病发病率分别为：高血清胆固醇组 9.52%（72/756），低血清胆固醇组 3.49%（20/573），u=8.89，P<0.01，两组冠心病发病率有极显著性差异。RR=2.7，说明暴露组发生冠心病的危险度是非暴露组的 2.7 倍。

3. 病例对照研究

（1）概念

病例对照研究是以确诊的患有某特定疾病的患者作为病例，以不患有该病但具有可比性的个体作为对照，调查研究对象发病前对某个（些）因素的暴露状况及暴露程度，通过比较两组中暴露率和暴露水平的差异，研究该疾病与这个（些）因素的关系。病例对照研究的基本特点：①疾病发生在前，研究在后。②研究对象按发病与否分成病例组与对照组。③被研究因素的暴露状况是通过回顾获得的。④按因果关系进行分析，结果已发生，由果推因。⑤研究的结论是通过比较分析暴露与疾病的联系得出的，如 $OR=ad/bc$。⑥研究只能推测暴露与疾病是否有关联，而不能确定因果关系。

（2）方法

病例对照研究方法如图 3-2-3 所示。

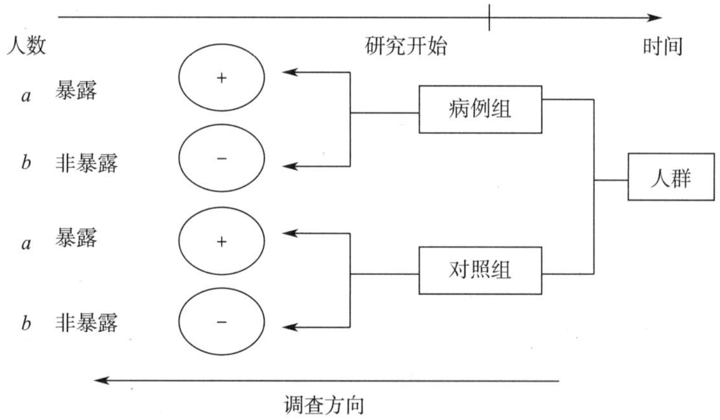

图 3-2-3 病例对照研究方法

（3）用途

1）探索疾病的可疑危险因素。当疾病病因未明时，可以广泛筛选机体内、外环境中可疑的危险因素，从而探索病因。

2）检验病因假说。通过描述性研究或探索性病例对照研究，在初步产生了病因假设后，提供进一步研究的线索，可以通过病例对照研究来验证假说。

3）研究健康状态等事件发生的影响因素。

4）疾病预后因素、临床疗效影响因素的研究。

（4）优缺点

1）优点。病例对照研究所需样本量小，病例易获取，因此工作量相对小，所需物力、人力较少，易于进行，出结果快；可以同时对一种疾病的多种病因进行研究；适合于对病因复杂、发病率低、潜伏期长的疾病进行研究；在某些情况下，还可以对治疗措施的疗效与副作用作初步评价。

2）缺点。由于受回忆偏倚的影响，选择合理的对照较困难，因此结果的可靠性不如队列研究。此外，不能计算暴露与非暴露人群的发病率及相对危险度，只能计算比值比。

（5）研究实例

美国波士顿妇产科医生 Herbst 收集了 8 例阴道腺癌患者组成病例组，按照 1∶4 的个体匹配方案进行设计，选择 32 名非阴道腺癌的女性组成对照，对照候选人为出生时与病例在同等级病房中，出生时间差异不超过 5 d 的女性。调查结果经统计学处理后发现：母亲在怀孕期口服已烯雌酚治疗与以后她们女儿发生阴道腺癌的相关性最显著（$P<0.000\,01$）；此外母亲怀孕时的阴道出血史（$P<0.05$）和母亲以往流产史（$P<0.01$）这两种因素与疾病的发生也存在一定相关性。然而，母亲以往的流产史与怀孕时的阴道出血正是使用已烯雌酚的临床指征。研究认为母亲妊娠早期开始持续服用已烯雌酚显著增加了其女儿青春期发生阴道腺癌的危险性。据此研究结果，美国食品与药品管理局撤销了怀孕妇女使用已烯雌酚的批准书。该研究设计合理、计算准确、结论客观，被认为是正确运用流行病学方法探讨病因的范例。

4. 实验性研究

（1）概念

实验性研究又称干预研究，以人群（患者或正常人）为研究对象。研究者将研究对象随机分为两组，将所研究的干预措施随机实施给其中一组，即为实验组，另一组为对照组。随访观察一段时间并比较两组人群的结局，如发病率、死亡率、治愈率等，对比分析实验组与对照组之间效应上的差别，判断干预措施的效果。基本特点是：①属于前瞻性研究，干预在前，效应在后。②实验研究设计必须遵从随机化、设立对照及盲法观察的原则。研究对象来自一个总体的抽样人群，采取严格的随机分组原则，以控制研究中的偏倚和混杂；如果条件受限不能采用随机分组方法，两组基本特征应该均衡可比。③必须施加一种或多种干预处理，这是与观察性研究的一个根本不同之处。由于干预措施是研究者为了实现研究目的而施加于研究对象的，因此容易出现伦理学问题。

（2）方法

实验性研究方法原理如图 3-2-4 所示。

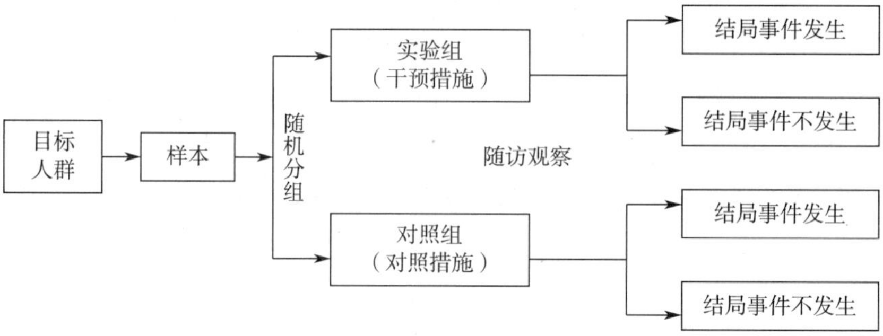

图 3-2-4　实验性研究方法原理

（3）研究类型

1）临床试验。临床试验是以患者为研究对象的实验研究，常用于评价新药或治疗方法的效果。

2）社区试验。社区实验也叫社区干预项目，是以人群作为整体进行实验观察，常用于对某种预防措施或方法进行评价。社区试验接受干预的基本单位可以是整个社区，有时也可以是某一人群的各个亚群，如某学校的某个班级。社区干预实验的特点：①研究对象是非患病者；②研究因素以群体干预的方式实施；③观察的时间为前瞻性。

在健康管理过程中，评估某种健康干预措施是否有效，常应用社区干预研究法。社区试验时所选择的两个社区（或两个人群），在各个方面应尽量相似。按随机原则选择一个社区作为实验组进行干预，另一个社区作为对照组不进行干预。干预结束后，对两个社区进行随访调查，监测疾病的发病率和可疑危险因素的暴露情况，最终两个社区疾病和可疑危险因素暴露水平的差异就是干预的结果。

5. 诊断试验的评价研究

（1）诊断试验的相关概念

诊断试验是对疾病进行诊断的试验方法。它包括各种实验室检查、病史体检所获得的临床资料，X 射线、超声检查等各种公认的诊断结果，并且利用这些资料和诊断结果对疾病和健康状况得出确切的结论。

诊断试验的指标可分为以下三类：①客观指标，即能用客观仪器测定的指标，很少依赖诊断者的主观判断和被诊断者的主诉，如用体温计测定体温、用 X 射线片观察肺部或骨骼病变等；②主观指标，即完全根据被诊断者的主诉来决定，如疼痛、乏力、食欲缺乏等；③半客观指标，即根据诊断者的主观感知判断，如肿物的硬度、大小等。

由于在一个人群中有病与无病的数值有重叠情况，所以诊断指标确定之后，就应该确定一个诊断标准（诊断界值）用以区别正常与否。确定诊断标准的方法有生物统计学方法、临床判断法和 ROC 曲线法。在临床上，对同一种疾病应用不同的诊断标准进行诊断会得到不同的结果。诊断标准的确定是要求达到最小的误诊率和漏诊率。因此，在选择诊断标准时一般要遵循以下原则：①对于一些严重疾病，如能早期诊断则可获得较好的治疗效果，而漏掉一个可能的病例则后果严重，此时应尽可能保证所有的患者都被诊断出来，即选择敏感度较高的指标；②对于治疗效果不理想的疾病，且确诊及治疗费用又较昂贵时；或者误诊一个非患者为患者时后果严重，可能造成严重的精神负担时，则可选择特异度较高的诊断标准；③当假阳性和假阴性的重要性相等时，一般可把诊断标准定在“特异度 = 灵敏度”的分界线处。

（2）诊断试验的评价指标

1）真实性。真实性又称有效性，是指筛检试验或诊断试验所获得的测量值与实际情况的符合程度。诊断实验评价四格表见表 3–2–2，评价真实性的指标有以下几种。

①灵敏度。也称真阳性率［$a/(a+c)$］，即实际有病且按该诊断试验被正确地判为患者的比例。

②特异度。也称真阴性率［$d/(b+d)$］，即实际无病按该诊断试验被正确地判为无病的比例。

灵敏度只与病例组有关，特异度只与非病例组有关，理想的诊断试验灵敏度、特异度均应接近 100%。

③假阴性率。假阴性率也称漏诊率［$c/(a+c)$］，即实际有病但根据该诊断试验被定为非病者的概率。灵敏度越高，漏诊越少，理想的试验假阴性率应为 0。

④假阳性率。也称误诊率［$b/(b+d)$］，即实际无病但根据该诊断试验被定为有病的概率。特异度越高，误诊越少，理想的试验假阳性率应为 0。

⑤似然比。似然比即患者中出现某种试验结果的概率与非患者中出现相应结果的概率之比，说明患者出现该结果的机会是非患者的多少倍。由于试验结果通常分为阳性和阴性，因此，似然比也相应的分为阳性似然比和阴性似然比两种。

阳性似然比是指真阳性率与假阳性率之比，说明患者中某种试验出现阳性结果的机会是非患者的多少倍；比值越大说明患病的概率越大，实验结果的诊断价值越高。

阴性似然比是假阴性率与真阴性率之比，说明患者中某种试验出现阴性结果的机会是非患者的多少倍；比值越小，实验诊断的价值越高。

⑥正确诊断指数（约登指数）。正确诊断指数是指灵敏度和特异度之和减去 1，表示试验方法发现真正患者和非患者的总能力，可用于两个诊断试验方法的比较，理想的正确诊断指数为 100%。

表 3-2-2　诊断试验评价四格表

	标准诊断法		
诊断试验	患某病	未患某病	合计
阳性	a	b	$a+b$
阴性	c	d	$c+d$
合计	$a+c$	$b+d$	

2）可靠性。可靠性又称信度，指相同条件下同一试验对相同人群重复试验获得相同结果的稳定程度。可靠性高，说明试验结果受随机误差的影响不大。其评价指标有以下几种。

①变异系数。当某试验是做定量测定时，可用变异系数来表示可靠性。即所测平均数的标准差与测定的均数之比；比值越小，可靠性越好。

②符合率。符合率又称准确度，当某试验做定性测定时，同一批研究对象两次诊断结果均为阳性与均为阴性的人数之和占所有进行诊断试验人数的比值即为符合率。

③诊断试验的一致性分析。若要衡量临床医生的诊断水平如何，他们之间对同人群的诊断结果是否存在差异，可采用 Kappa 分析。Kappa 分析所得值，是评价不同地点或不同操作者对同一试验结果一致性的指标，该值考虑了机遇因素对一致性的影响并加以校正，从而提高了判断的有效性。

3）收益。诊断试验的收益评价可计算阳性预测值和阴性预测值。

①阳性预测值（$+PV$）。$+PV=a/(a+b)$，是指试验阳性结果中真正患病的比例。该值反映诊断试验结果与实际符合的概率，阳性预测患病率相同时，特异度越高，阳性预测值越好，临床医生越有理由判断阳性结果为患者。

②阴性预测值（$-PV$）。$-PV=d/(c+d)$，是指试验阴性结果中真正未患病的比例。患病率相同时，诊断试验的灵敏度越高，则阴性预测值越好，临床医生更有把握判断阴性结果为非患者。

（3）诊断试验的评价标准

1）同金标准诊断方法进行同步盲法比较。在对一项新的诊断试验进行研究和评价诊断试验的评价标准时，只有以金标准为基础进行评价，才能获得准确的结果。但实际工作中金标准的选择有时是比较困难的，此时，可用目前公认的、最好的临床诊断试验作为金标准。

2）研究对象的代表性。为保障试验结果的代表性和可推论性，所选择的病例组和非病例组最好是目标人群的一个随机样本。对象的选择具有统一的临床诊断标准和纳入研究的标准。

3）要有足够的样本量。

4）诊断界值的确定要合理。既要考虑该试验检验的目的（筛检或确诊），也要兼顾灵敏度。

5）评价的真实性和可靠性。

6）试验的方法和步骤要具体，有可操作性。

（4）提高诊断质量的方法

1）联合试验。为提高诊断水平，医生可应用多个试验对同一疾病作出诊断，通常采用两个或两个以上的诊断试验，根据每个试验的结果来综合判断最后的结果。联合试验主要包括平行（并联）实验和系列（串联）实验。

①平行（并联）实验。全部诊断试验中，任何一项诊断试验结果阳性就可定为阳性。该法可以提高灵敏度，降低漏诊率；却降低了特异度，使误诊率增高，常用于筛检。例如乳腺癌筛检，并联使用胸部扪诊和乳腺 X 射线检查，不论何者阳性，均为筛检阳性，再做进一步确诊。

②系列（串联）实验。全部诊断试验结果有一个阴性即诊断为阴性，均为阳性者才定为阳性。其优点是特异度增高，误诊率降低；缺点为灵敏度降低，漏诊率增高。例如筛检肝癌时，先作 AFP 检查，阳性者再查肝 B 超，只有两者都阳性时才作为筛检阳性。

③混合实验。即根据指标的性质与质量的高低，将串联和并联试验结合起来应用以达到较好的效果。

2）选择患病率高的人群。一方面可使新发现的病例数增加；另一方面可使阳性预测值升高，试验成本下降，其结果使试验的效率提高。

四、筛检基础知识

筛检是早期发现高危险人群和患者、开展流行病学监测、提高健康水平的一项重要方法和手段。在健康管理过程中，筛检是健康风险评估及健康指导与干预的重要基础。

1. 筛检的概念及应用

（1）筛检的概念

筛检是通过快速、简便的试验、检查或其他措施，将人群中的患者及可疑有该病的人与健康人区别开来。筛检是从人群中早期发现可疑患者的一种措施，不是对疾病作出诊断。筛检试验既可是问卷调查、体格检查、内窥镜与X射线等物理学检查，也可是血清学等实验室检验，以及基因分析等分子生物学方法。

筛检试验不是诊断试验，仅是一种初步检查；对筛检试验阳性者或可疑阳性者，必须进一步确诊，以便对确诊患者采取必要的措施，这就需要诊断试验。因此，筛检是第一步，诊断是第二步，治疗是第三步。

（2）筛检的用途

1）筛检的主要用途是早发现，用于早期发现处于临床前期或临床初期的可疑患者，以便早诊断和早治疗，提高治愈率、促进康复或延缓病情发展，实现二级预防。如检查空腹和餐后2小时血糖筛检糖尿病，对血糖升高者进一步确诊检查，达到早诊断、早治疗糖尿病的目的。

2）筛检某些疾病的危险因素，发现高危人群。从病因学的角度对高危人群采取措施，预防或延缓疾病的发生，实现一级预防。如筛检高血压以预防脑卒中，筛检高胆固醇血症以预防冠心病等。

3）了解疾病的自然史。通过对人群疾病的筛检，可以了解疾病处于不同病理生理变化及不同临床时期的状态，了解疾病发生、发展的过程。如糖尿病患者在发生糖尿病之前，一般都要经过空腹血糖受损或糖耐量减低的时期，在此时期进行正确的行为干预和（或）药物治疗，可以延缓糖尿病的发生。

4）开展流行病学监测，了解疾病的发生及发展趋势，为制定防治策略提供科学依据。如我国共开展四次全国高血压调查，发现我国成年人高血压患病率在1959年、1979年、1991年和2002年分别为5.11%、7.73%、13.58%和17.65%，呈现逐年升高趋势，这为制定我国高血压防治策略提供了可靠依据。

在健康管理中实施筛检的目的主要是早期发现患者和高危人群，进行健康风险评估，为进一步干预提供依据。

2. 筛检的类型和提高筛检效率的方法

（1）筛检的类型

1）按照筛检对象的范围分为群体筛检和选择性筛检。群体筛检是指当疾病的患病率很高时，需要开展普遍筛检，筛检的对象可以是一定范围的整个人群；选择性筛检是将工作重点集中在高危险人群组，如在 40 岁以上的超重人群中筛检糖尿病。

2）按筛检的项目分为单项筛检和多项筛检。单项筛检即用一种筛检试验检查某一种疾病，如阴道细胞学涂片查宫颈癌；多项筛检是多种筛检方法联合使用，如同时进行胸透、血沉检查发现可疑肺结核，然后再进一步检查作明确诊断。

（2）提高筛检效率的方法

1）选择患病率高的人群（即高危人群）。

2）选用高灵敏度的筛检试验。

3）采用联合试验。分为串联、并联和混合实验。

3. 筛检的应用原则

何种疾病适合进行筛检，应遵从以下原则。

（1）选择合适的疾病

1）筛检的疾病应是当地当前对公众危害大的疾病或缺陷，如发病率或死亡率高、易致伤残的疾病。

2）筛检的疾病应有可识别的潜伏期或早期症状期。

3）对疾病的自然史，包括从潜伏期发展到临床期、疾病结局的过程应有足够的了解。

4）对被筛检和诊断出来的病例应有有效且易被群众接受的治疗方法。

（2）选择合适的筛检试验

筛检试验的方法必须快速、简单、经济、有效，且乐于被群众接受。

（3）选择合适的筛检计划

1）筛检计划应是一个连续的过程，应对可疑病例提供方便的诊断、治疗；对筛检试验阴性者，还应考虑定期检查。

2）综合考虑筛检、诊断和治疗整个过程的成本与效益。目前筛检的疾病，建议主要考虑高血压、糖尿病、超重和肥胖、慢性阻塞性肺疾病，以及宫颈癌、乳腺癌、大肠癌等慢性非传染性疾病。由于上述疾病是影响我国人民健康的主要疾病，且筛检方法比较成熟，早期发现治疗效果较好，因此开展筛检意义深远。

课程 3-3　生物统计学基础知识

学习内容

学习单元	课程内容	培训建议	课堂学时
生物统计学基础知识	1）生物统计学的基本概念 2）统计描述 3）统计推断 4）健康管理常用统计学方法	（1）方法：讲授法 （2）重点：统计描述、统计推断、健康调查研究中相关的统计学方法 （3）难点：统计推断和健康调查研究中相关的统计学方法	8

学习单元　生物统计学基础知识

统计学是关于数据收集、表达和分析的普遍原理和方法。生物统计学是应用统计学的分支，它将统计方法应用到医学及生物学领域，其研究对象是具有不确定性的医学数据，其基本的研究方法是通过收集大量资料，通常是人、动物或生物材料的测量值，发现蕴含在其中的统计学规律。

生物统计学的主要内容包括：①统计设计。统计设计包括调查设计和实验设计。调查设计主要有抽样方法、调查技术、质量控制技术等；实验设计主要有各种实验设计模型、分组方法、样本量估计等。由于统计设计关系到数据收集的正确性，一旦出现设计上的失误或缺陷，有可能导致整个研究的失败。因此，统计设计是保证统计描述和推断正确的基础。②统计描述。统计描述是对原始数据进行归纳整理，用相应的统计指标如率、均数等，表示出研究对象最鲜明的数量特征，必要时选择统计表或统计图。③统计推断。从总体中随机抽取一定量的样本进行研究，目的是通过样本信息判断总体的特征，这一过程称为统计推断。统计推断包括总体参数的估计和假设检验，是统计学的核心内容，两者都以抽样误差的分布规律为理论基础。

一、生物统计学的基本概念

1. 观察单位和变量

观察单位是获取数据的最小单位，观察单位是根据研究目的确定的，可以是人、标本、家庭、国家等。观察单位的某项特征称为变量，如人的性别、年龄、职业、身高等。变量的观察结果称为变量值，变量值可以是定量的，也可以是定性的，由这些变量值所组成的资料分别称为计量资料、计数资料和等级资料。

（1）计量资料

计量资料也称数值变量，为定量测量的结果，通常用专用仪器测量，一般都带有度量衡单位，如身高（cm）、体重（kg）等。计量资料有连续性的特点，如身高可以是 175.1 cm、175.2 cm、170.6 cm 等。

（2）计数资料

计数资料又称分类资料。计数资料是定性观察的结果，分类变量的变量值表现为互不相容类别或属性，有二分类和多分类两种情况。二分类观察结果只有两种相互对立的属性，如阳性或阴性、死亡或存活、正常或异常；多分类的定性观察结果有两种以上互不包含的属性，如新生儿出生缺陷的种类、糖尿病患者的死亡原因等。这类资料之所以称为计数资料，是因为在统计时通常将各种观察结果按属性分类计数，如阳性人数、阴性人数、死于某病的人数等。

（3）等级资料

等级资料是介于定量测量和定性观察之间的半定性观察结果，通常有两个以上的等级描述，如阴性、阳性、强阳性，治愈、好转、有效、无效，等等。

不同类型的变量之间有时可以相互转化，如观察某人群成年女子的血红蛋白量（g/L），属数值变量；若按血红蛋白正常与异常分为两类，属二分类变量；若按血红蛋白量的多少分为 5 个等级：重度贫血、中度贫血、轻度贫血、正常、血红蛋白增高，又属有序分类变量。

2. 同质与变异

研究对象具有相同的背景、条件、属性称为同质。同一性质的事物，其个体观察值（变量值）之间的差异，在统计学上称为变异。统计学是研究变异性的科学，没有变异就没有统计学。

3. 总体与样本

总体是根据研究目的确定的同质观察单位的全体。如某年研究某地 10 岁男童的身高发育，则研究对象为该地该年的 10 岁男童，观察单位是每个人，变量是身高，变量值就是身高的测量值，该地该年全部 10 岁男童的身高值构成了一个总体。从总体中随机抽取有代表性的一部分观察单位，其测量值（或变量值）的集合称为样本。抽样研究的目的是用样本信息推论总体特征。

4. 参数与统计量

参数指总体指标，如总体均数、总体率、总体标准差等。统计量指样本指标，如样本均数、样本率、样本标准差等。一般情况下，参数是未知的，需要用统计量去估计。用统计量推论参数的方法，统计学上称为参数估计和参数检验。

5. 误差

误差是指测量值与真值之差或样本指标与总体指标之差，任何周密设计的科学研究，都不可能没有误差。误差分两大类：一是随机误差，包括抽样误差和重复误差。在随机误差中，抽样误差最重要，是指样本统计量与总体参数之差，抽样误差是抽样机遇所致，是客观存在、不可避免的。这种误差可以通过统计方法估计，也可通过增大样本含量使其减小；重复误差是指在同一条件下对同一观察单位的同一指标进行重复测量所产生的误差。二是系统误差，是由确定的原因引起的观测值与真值之间或样本指标与总体指标之间的偏差。产生系统误差的原因很多，最常见的是由于观察条件不同引起的偏差，如试验仪器、试剂、操作方法、疗效判断标准不同等，由此造成的系统误差在观察过程中发生，表现为观察值偏离真值。应该通过周密的研究设计和调查（或测量）过程中的严格质量控制措施予以解决。

6. 概率与频率

概率是对总体而言，频率是对样本而言。概率是指事件发生的可能性大小的量度，

常用符号 P 来表示。当某实际事件肯定发生时称为必然事件，其概率 $P=1$；当某事件不可能发生时称为不可能事件，其概率 $P=0$；当某事件在一定条件下可能发生也可能不发生时称为随机事件，其概率在 0 与 1 之间，即 $0 \leqslant P \leqslant 1$，常用小数或百分数表示。$P$ 越接近 1，表明某事件发生的可能性越大；P 越接近 0，表明某事件发生的可能性越小。一般常将 $P \leqslant 0.05$ 或 $P \leqslant 0.01$ 称为小概率事件，表示某事件发生的可能性很小。频率指一次实验结果计算得到的样本率，在实际工作中当概率不易求得时，只要观察单位数足够多，可以将频率作为概率的估计值。但是，在观察单位数较少时，频率的波动性很大，用于估计概率是不可靠的。

二、统计描述

1. 计量资料的统计描述

（1）频数和频数表

在健康调查中常获取大量的计量资料，一般将这些原始数据汇总制成频数表，即按类型进行分组，记录每组的数据个数（频数），以便进行统计描述。

例，对 100 名成年男性红细胞计数（$\times 10^{12}$/L）如下：

4.09　5.33　5.62　4.63　5.18　4.27　5.07　3.60　3.31　5.32　4.88　4.31　6.18　4.12　5.33　4.40　4.79　3.92　3.29　5.46　4.81　5.09　…　4.89

编制频数表：

①求极差。极差是全部数据中最大值与最小值之差，用 R 表示，本例 R=6.18–3.29=2.89。

②划分组段数和组距。组段数一般以 8～15 为宜，组距可以相等也可以不等，等距组距一般近似等于极差 ÷ 组段数，本例组距 =2.89/10=0.289≈0.30。组段的界限要明确，第一组包括最小值，最后一组包括最大值，各组段首尾相接，每个组段都有下限 L（每一组的起点）和上限 U（每组的终点），测量值 X 的归组统一规定为 $L \leqslant X < U$。

③统计各组段内的数据频数。将每个观察值按其大小归于相应组段中去，将每段中的频数汇总为频数表，见表 3–3–1 第（2）栏，计算出每组频数所占观察单位数的频率，见表 3–3–1 第（3）栏。

表 3-3-1　100 名成年男性红细胞计数频数表

组段（1）（$\times10^{12}$/L）	频数（2）	频率（%）（3）
3.2~	2	2.00
3.5~	3	3.00
3.8~	8	8.00
4.1~	16	16.00
4.4~	18	18.00
4.7~	21	21.00
5.0~	14	14.00
5.3~	12	12.00
5.6~	4	4.00
5.9~6.2	2	2.00
合计	100	100.00

（2）频数分布图

为了更直观地反映表 3-3-1 中各组段红细胞频数的分布特点，可进一步绘制频数分布图，以组段为横轴，相应频数为一系列密闭的矩形，如图 3-3-1 所示，以直方面积在总面积中的比例表示频率大小。与频数表相比，频数分布图表达更直观、更形象。本例较符合正态分布，即中间值的频数最多（集中在组段 4.7~），较高值和较低值的频数逐步减少，呈现“中间高、两边低、左右对称”的形态。

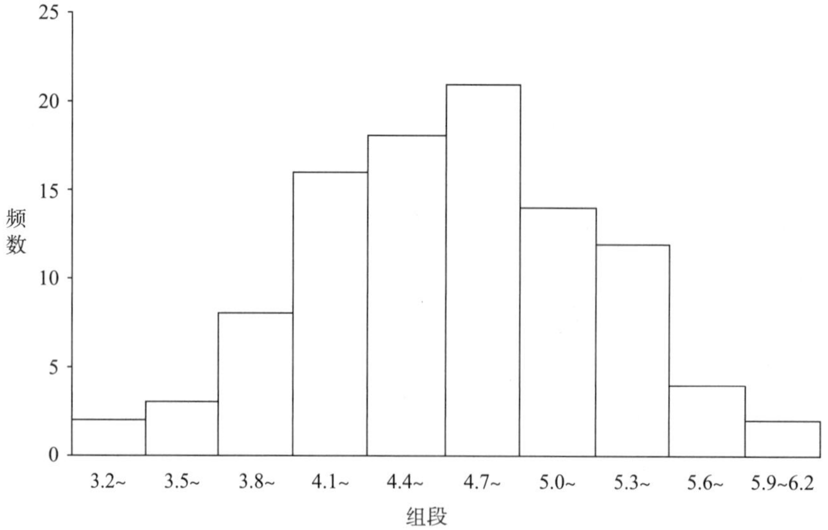

图 3-3-1　100 名成年男性红细胞计数频数分布图

（3）频数分布的特征

计量资料的频数分布有对称分布、偏态分布两个特征，对其特征的描述可用集中趋势和离散趋势。对于正态分布资料，统计学上常使用平均值来描述数据集中的位置，使用标准差来描述数据的离散程度（即个体观察值的变异程度），一组资料的分布特征常表示为“均数 ± 标准差”。

1）描述集中趋势的指标

①算术平均数。算术平均数简称均数，常用 $\bar{X}$ 表示。算术平均数一般应用于描述服从对称分布（正态分布）或近似对称分布资料的集中趋势和平均水平。

②中位数。中位数指一组由小到大顺序排列的观测值中位次居中的那个观测值。全部观测值中大于和小于中位数的观测值的个数相等，各占总例数的 50%。

对于对称分布的资料，理论上说中位数和均数的计算结果是一致的。对于不对称资料（或称偏态资料），采用均数来描述资料的平均水平是不合适的，此时可考虑用中位数代替。中位数具有不受两端特大或特小值影响的特点，当资料的一端或两端无确定数值时，只能确定中位数。

③几何均数。几何均数是描述偏态分布资料集中趋势的一项重要指标。几何均数适用于原始数据分布不对称，但经对数转换后呈对称分布的资料或各观察值之间呈倍数变化（等比关系）的资料，如抗体的平均滴度和平均效价、人口几何级增长的资料等。样本几何均数常用 G 表示。

2）描述离散趋势的指标

①方差与标准差。方差与标准差是反映一组观察值离散程度的常用指标，其值越大，表明数据越参差不齐，变异程度越大；反之则表明数据较集中在均数周围，均数代表性越好。

②极差，亦称全距。极差是一组观察值中最大值与最小值之差，用于反映观察值变异的范围大小。极差大，说明变异度大。用极差描述变异度大小，优点是简单明了。但缺点是：除最大值和最小值外，不能反映组内其他数据的变异度，因此用它来描述资料的离散趋势是粗略的；易受个别特大值、特小值的影响，即不够稳定。

③百分位数。百分位数是一个位置指标，用符号 P 表示。将以由小到大的顺序排列的观察值分成 100 等份，对应于第 $X\%$ 位的观察值即为第 X 百分位数，P50 百分位数就是中位数，所以中位数是一个特定的百分位数。百分位数常用于描述偏态分布资料在某百分位置上的水平及确定偏态分布资料医学参考值范围。

④变异系数。变异系数用符号 CV 表示，即标准差 s 与均数 $\bar{X}$ 之比，用百分数表示，公式为：

$$CV=(s/\overline{X})\times 100\%$$

2. 分类资料的统计描述

（1）频数表

分类资料的变量值是定性的，表现为互不相容的属性或类别。在一个样本中，相同情形出现的次数称为频数，将互不相容的各情形的频数用统计表的形式列出就是频数表。

定性观察结果通常能明确划分出二分类或多分类的类别。如表 3-3-2 的 160 例大学生资料中频率等于频数除以合计数之商，各分类结果频率之和等于 100%。累积频率是将频率依次累加的结果。

表 3-3-2　160 名大学生性别的频数分布表

性别	频数	频率（%）	累计频数	累计频率（%）
男	25	15.63	25	15.63
女	135	84.37	135	84.37
合计	160	100	160	100

（2）相对数

相对数包括比、比例和率，详见本章流行病学常用指标。

（3）标准化法

标准化法常用于内部构成不同的两个或多个率的比较。标准化法的思想就是指定一个统一标准（标准人口构成比或标准人口数），按指定标准计算调整率，使之具备可比性后再比较，以消除由于内部构成不同对总率比较带来的影响。

当两组或多组率进行比较，其内部各小组的率明显不同，且各小组观察例数的构成比如年龄、性别、工龄、病情轻重、病程长短等也明显不同时，则不能直接比较两组或多组的总率得出结论。例如，若人口构成中，青壮年多，则总死亡率偏低；若儿童和老年人口多，则总死亡率必然偏高；甲地总死亡率高于乙地显然是因为年龄因素的干扰，只有消除其影响，才能正确地反映死亡率的真实情况。为了消除比较的两组或多组率内部构成的不同，需要按统一的标准进行调整，使之具备可比性，称指标标化法。

标准化时以什么作“统一标准”是标准化的关键，通常选择：一是具有代表性的、较稳定的、数量较大的人群作为标准；二是以相互比较的资料本身作为标准，可合并数据，也可用其中一组数据做标准。计算标准化率的数据符号见表 3-3-3。

表 3-3-3　计算标准化率的数据符号

病型	标准组			被标化组		
	患者数	管理数	管理率	患者数	管理数	管理率
1	N_1	R_1	P_1	n_1	r_1	p_1
2	N_2	R_2	P_2	n_2	r_2	p_2
3	N_3	R_3	P_3	n_3	r_3	p_3
…	…	…	…	…	…	…
i	N_i	R_i	P_i	n_i	r_i	p_i
合计	N	R	P	n	r	p

标准化率的计算：标准化率也称调整率。常用的计算方法按已知条件有直接法和间接法。

直接法标准化率以 p' 表示。已知标准组病型患者数时：

$$p'=\frac{\sum N_i p_i}{N}$$

已知标准组病型构成比时：

$$p'=\sum\left(\frac{N_i}{N}\right)p_i$$

例如，甲院慢性病系统管理率与乙院慢性病系统管理率对比（见表 3-3-4），何者为高？

表 3-3-4　某地某年甲、乙两医院慢性病系统管理率对比

病型	甲院			乙院		
	患者数（人）	管理数（人）	管理率（%）	患者数（人）	管理数（人）	管理率（%）
Ⅰ型	300	180	60	100	65	65
Ⅱ型	100	40	40	300	135	45
Ⅲ型	100	20	20	100	25	25
合计	500	240	48	500	225	45

由于甲院和乙院慢性病患者病型内部构成不同，不能直接进行总体管理率的比较，需进行标准化法，计算调整率。

甲院标准化率：$p'=\dfrac{400\times60\%+400\times40\%+200\times20\%}{1\ 000}$

$=440/1\ 000=44\%$

乙院标准化率：$p'=\dfrac{400\times65\%+400\times45\%+200\times25\%}{1\ 000}$

$=490/1\ 000=49\%$

结果显示，根据标准化后结果，乙院慢病管理率（49%）高于甲院（44%）。

标准化法的使用条件：①需要比较的两个人群内部的年龄（或性别、职业、病情等）分布不同；②每个人群内部年龄别死亡率（或发病率、伤残率、治愈率等）也各不相同。

使用标准化法应注意：标准化后的率只反映相互比较资料的相对水平，并不能替代实际率等；采用的标准要统一，标准组应选择有代表性、较稳定、数量较大的人群；标准化法常用于对总体的标准化和比较，此时可直接比较两个标准化率的相对大小，但如果对样本资料进行标准化，标化后的样本率比较应做假设检验。

3. 统计表和统计图

（1）统计表

统计表是以表格的形式，表达被研究对象的特征、内部构成及研究项目分组之间的数量关系。

1）统计表的结构。包括标题、标目、线条、数据等部分，有些统计表还有备注。标题是表格的总名称，如表 3–3–2 的标题为“160 名大学生性别的频数分布表”。标目包括横标目和纵标目，横标目说明横行数字的属性，位于表格的左侧，如表 3–3–2 中的“性别”栏中的“男、女”；纵标目说明每一列数字的属性，位于表格的第一横行，如表 3–3–2 中的“频数、频率（%）、累计频数、累计频率（%）”。

2）制表原则和要求

①制表原则。重点突出，简单明了。一张表只有一个中心内容，明确显示需要说明的问题。主谓分明，层次清楚。合理安排横、纵标目，使人一目了然。

②制表的基本要求

a. 标题。概括说明表的内容，位于表的上方，内容简洁扼要。

b. 标目。用以指明表内数字含义，横标目为主语，表示被研究事物；纵标目为谓语，表示被研究事物的各项统计指标。

c. 线条。除必需的顶线、底线、标目线以外，应尽量减少其他不必要的线条，不使用竖线、斜线。

d. 数字。一律使用阿拉伯数字，应准确无误；同一指标的数字的小数位应一致，位次对齐。

（2）统计图

统计图是通过点的位置、线段的升降、直条的长短和面积的大小来表现事物的数量关系。其特点是直观、形象、利于对比等。

1）制图的基本要求

①根据资料的性质和分析目的，选择合适的图形。

②统计图要有标题，位于图体下方的中央位置。

③绘制有坐标轴的图形，纵、横轴要有标目，标注原点、尺度、单位等，纵横轴的比例以 5∶7 为宜。

④同一张图内比较不同事物时，须用不同颜色或样式的线条区别表示，并附图例说明。

2）常用统计图的类型。医学研究和卫生统计中常见的统计图有直条图、直方图、圆图、百分条图和点图、线图等。近年来茎叶图、箱式图和含误差的统计图等应用得也越来越多。在实际应用中要结合数据类型和分析目的选用合适的统计图，也可在图中添加辅助线或将多个图形组合成一个图，以便更直观、形象地展示研究结果。

三、统计推断

统计推断包括总体参数的估计和假设检验，本节仅介绍假设检验的基本原理、基本步骤和注意事项。

1. 假设检验的基本原理

假设检验的基本原理可以用小概率原理来解释。所谓小概率原理，就是认为小概率事件在一次随机试验中是几乎不可能发生的。也就是说，如果对总体的某个假设是真实的，那么不利于或不能支持这一假设的事件 A 在一次试验中是几乎不可能发生的；要是在一次试验中事件 A 竟然发生了，就有理由怀疑这一假设的真实性，拒绝这一假设。例如，如果某批鸡蛋的变质率为 1%，那么从中随机抽出 5 个样本鸡蛋做检查，出现 1 个变质鸡蛋的概率是很低的；如果在一次随机抽样中发现变质鸡蛋，那么则要怀疑假设的前提条件（变质率为 1%）的真实性了。

2. 假设检验的基本步骤

（1）建立检验假设，确定检验水准

1）根据统计推断目的，提出对总体特征的检验假设。假设有两种，无效假设和备择假设。无效假设用 H_0 表示，一般将欲否定的假设设为 H_0；备择假设用 H_1 表示。H_1 是与 H_0 相互对立的假设，当 H_0 被拒绝时，则接受 H_1；无效假设和备择假设是互斥的，非此即彼。

2）确定检验水准。检验水准也称显著性水准，符号为 α，指拒绝了实际成立的 H_0 的概率。通常把 α 取为小概率事件界值，实际工作中一般取 α=0.05 或 α=0.01，但可以根据研究目的规定 α 的大小，在一些探索性研究中，α 可取 0.10 或更高。

（2）选定检验方法，计算检验统计量

要根据统计推断的目的、研究设计的类型、样本量的大小等条件，选用不同的检验方法和计算相应的统计量。检验统计量是衡量样本与总体间的差别或偏离程度的一个统计指标，是在 H_0 假设的条件下计算出来的。各种检验方法大多需按相应的公式计算检验统计量并以选定的检验统计量来命名，如检验统计量 t 值和 F 值分别对应 t 检验和 F 检验。

（3）确定 P 值，得出推断结论

P 值的含义是指从 H_0 所规定的总体中作随机抽样，获得等于及大于（或等于及小于）现有样本的检验统计量值的概率，然后将概率 P 与检验水准 α 比较，从而得出结论。当 $P \leqslant \alpha$ 时，按所取检验水准 α，拒绝 H_0，接受 H_1，即可以认为样本与总体的差别不仅仅是抽样误差造成的，可能存在本质的差别，可以认为差别有统计学意义，两总体均数不相等；当 $P>\alpha$ 时，按所取的检验水准 α，则样本与总体间的差别尚不能排除纯粹由抽样误差造成，故不拒绝 H_0，差别无统计学意义，即不能认为两总体均数不相等。然后结合所分析问题的具体背景得出专业结论。

3. 假设检验的注意事项

（1）两类错误

假设检验根据样本统计出的推断结论具有概率性，其结论有可能发生下面两类错误。

Ⅰ类错误：拒绝了实际成立的 H_0，这类“弃真”的错误称为Ⅰ类错误，其概率大小用 α 表示。如规定 α=0.05，其含义是拒绝 H_0 时，理论上 100 次检验中平均有 5 次发生拒绝正确 H_0 的错误。

Ⅱ类错误：“接受”了实际上不成立的 H_0，这类“取伪”的错误称为Ⅱ类错误，其概率大小用 β 表示。一般情况下 β 大小是未知的，但 α 和 β 的大小有一定关系，当样本含量 n 一定时，α 越小，β 越大；反之，α 越大，β 越小。要同时减少 α 和 β，只有增加样本含量 n。

1–β 称为检验效能，又称把握度。它的含义是：当两总体确实有差别时，按规定的检验水准 α，能够发现两总体间差别的能力。在实际工作中，要保证比较高的检验效能，很重要的条件是具有足够的样本含量。

假设检验的结论不能绝对化，即拒绝 H_0，不能认为“两个总体均数肯定不相等”；不拒绝 H_0，不能认为“两个总体均数肯定相等”。无论拒绝 H_0 或不拒绝 H_0，假设检验的结论都有犯错误的可能。

（2）检验方法的正确选择

每种检验方法都有其适用的条件，应根据研究目的、设计方案、研究变量的类型、资料的分布、样本大小等进行选择。定量资料符合参数检验条件，应选用参数检验，其中两个独立样本均数比较可用 t 检验；多个独立样本均数比较可用方差分析；配对设计资料可用配对设计 t 检验；随机区组资料可用随机区组设计的方差分析；等等。定量资料不符合参数检验条件的可用非参数检验，根据资料设计类型选择相应的秩和检验；计数资料的统计推断常用率的 u 检验和卡方检验。

（3）结果的解释

正确解释“差别有统计学意义”的含义。一般情况下，假设检验中 $P \leqslant 0.05$ 称为差别有统计学意义；$P \leqslant 0.01$ 称为差别有高度统计学意义。假设检验是为各专业服务的，统计“显著性”对应于统计结论，而各专业“显著性”对应于专业结论，统计结论必须与专业结论有机结合，才能得出符合客观实际的最终结论。例如，某进口的抗高血压药（价高）与传统的复方降压片（价廉）的临床试验结果显示：新药组较传统药组的降压幅度仅提高了 1 mmHg，未达到有临床意义的差值（5 mmHg），其提高临床疗效的作用并不明显，故最终结论为无实际意义。但因是大样本试验（两组各 1 000 例），故统计学差异非常显著（$P<0.01$）。

四、健康管理常用统计学方法

下面就以 u 检验、t 检验、χ^2 检验为例，简要介绍健康管理常用的统计学方法，其他检验方法参见相关生物统计学专著。

1. u 检验

（1）适用条件

总体分布为正态分布，总体标准差 σ 已知；或 σ 虽未知，但样本量 $n \geqslant 30$（大样本）。

（2）检验步骤

1）设立零假设（无效假设）H_0 和备择假设 H_1。常用的假设形式有以下几种。$H_0: u=u_0$；$H_1: u \neq u_0$（双侧备择假设）；$H_0: u \leqslant u_0$　$H_1: u>u_0$（右单侧备择假设）；$H_0: u \geqslant u_0$　$H_1: u<u_0$（左单侧备择假设）；检验水准 α=0.05。

2）计算统计量 u。

$u=\dfrac{\overline{X}-\mu_0}{\sigma/\sqrt{n}}$，其中 $\overline{X}$ 为样本均数，u_0 为总体均数，σ 为总体标准差。

3）根据检验水准 α 从 t 界值表中查出临界值。

4）比较统计量 u 与临界值，确定 P 值范围。

5）做出统计推断。

（3）应用举例

某市历年来对 7 岁男孩的统计资料表明，他们的身高符合均值为 1.32 m、标准差为 0.12 m 的正态分布。现从各个学校随机抽取 25 个 7 岁男学生，测得他们平均身高为 1.36 m，若已知今年全市 7 岁男孩身高的标准差仍为 0.12 m，问与历年 7 岁男孩的身高相比是否有显著差异（取 α=0.05）。

解：从题意可知，$\overline{X}=1.36$，$u_0=1.32$，$\sigma=0.12$。

1）建立假设。$H_0: u=u_0$，$H_1: u \neq u_0$

2）计算统计量 u。

$$u=\frac{\overline{X}-\mu_0}{\sigma/\sqrt{n}}=\frac{1.36-1.32}{0.12/\sqrt{25}} \approx 1.67$$

3）对给定的 α=0.05 确定临界值。u 的分布符合标准正态分布，即中间值为 0、曲线下面积为 1 的正态分布，表示为 $u \sim N$（0，1）。由于标准正态分布曲线下面积表的特点是单侧（只给左侧曲线下面积），所以双侧检验应查 α/2 对应的界值，本例查得界值为 $u_{\alpha/2}=u_{0.05/2}=u_{0.025}=-1.96$。

4）比较统计量与界值，得出 P 值范围。本例 $u<|u_{0.05/2}|$，故 $P>0.05$。

5）统计推断。因 $u \approx 1.67<1.96$，认为今年 7 岁男孩平均身高与历年 7 岁男孩平均身高无显著差异，即不能拒绝零假设。

2. 两总体方差齐时 t 检验

（1）适用条件

两样本均来自正态分布的总体；两总体方差齐，且样本量 $n<30$（小样本）。

（2）检验步骤

1）设立零假设（无效假设）H_0 和备择假设 H_1。

2）计算统计量 t。

$$t=\frac{\bar{x}_1-\bar{x}_2}{S_{\bar{x}_1-\bar{x}_2}}=\frac{\bar{x}_1-\bar{x}_2}{\sqrt{\frac{(n_1-1)S_1^2+(n_2-1)S_2^2}{n_1+n_2-2}\left(\frac{1}{n_1}+\frac{1}{n_2}\right)}}$$

其中样本标准差：

$$S=\sqrt{[\sum(x-\bar{x})^2]/(n-1)}$$

$$v=n_1+n_2-2$$

当 $n_1=n_2=n$ 时，

$$t=\frac{\bar{x}_1-\bar{x}_2}{S_{\bar{x}_1-\bar{x}_2}}=\frac{\bar{x}_1-\bar{x}_2}{\sqrt{\frac{S_1^2+S_2^2}{n}}}$$

3）根据检验水准 α 和自由度 v 从 t 界值表查出临界值。

4）比较统计量 t 与临界值，确定 P 值范围。

5）做出统计推断。

（3）应用举例

为研究肥胖与脂质代谢的关系，在某地小学中随机抽取了 30 名肥胖儿童（肥胖组）和 30 名正常儿童（对照组），测定两组儿童血液中脂质过氧化物（LPO）含量，结果见表 3–3–5。

表 3–3–5　两组儿童血液中 LPO 含量

分组	n	LPO 含量（μmol/L）
肥胖组	30	9.36 ± 0.83
对照组	30	7.58 ± 0.64

A：请先检验两总体的 LPO 方差是否相等。

B：能否认为肥胖与脂质代谢有关系。

解：

A：先检验两总体的 LPO 方差是否相等。

方差齐性检验步骤同假设检验步骤。

①建立检验假设，确定检验水准。

$H_0:\sigma_1^2=\sigma_2^2$，即肥胖组和对照组 LPO 的总体方差相等。

$H_1:\sigma_1^2\neq\sigma_2^2$，即肥胖组和对照组 LPO 的总体方差不等，α=0.01。

②选定检验方法，计算检验统计量。

因是两样本的方差齐性检验，故选用 F 检验：

$$F=\frac{S_1^2(\text{较大})}{S_2^2(\text{较小})}=\frac{0.83^2}{0.64^2}=1.682 \qquad \begin{array}{l} v_1=n_1-1=29 \\ v_2=n_2-1=29 \end{array}$$

③确定 P 值，做出统计推断。

查 F 界值表，因 $1.682<1.85=F_{0.10(30,\ 29)}$，故 $P>0.10$。按 α=0.10 水准，不拒绝 H_0，无统计学意义。还不能认为肥胖组与对照组 LPO 的总体方差不齐。

B：能否认为肥胖与脂质代谢有关系。

①建立检验假设，确定检验水准。

$H_0:u_1=u_2$，即肥胖组和对照组 LPO 的总体平均含量相等。

$H_1:u_1\neq u_2$，即肥胖组和对照组 LPO 的总体平均含量不等，α=0.05。

②选定检验方法，计算检验统计量。

今 $n_1=n_2=30$，为两小样本且方差齐，故选用两样本 t 检验。计算如下：

$$t=\frac{\bar{x}_1-\bar{x}_2}{\sqrt{\frac{(n_1-1)S_1^2+(n_2-1)S_2^2}{n_1+n_2-2}\left(\frac{1}{n_1}+\frac{2}{n_2}\right)}}=\frac{\bar{x}_1-\bar{x}_2}{\sqrt{\frac{S_1^2+S_2^2}{n}}}$$

$$=\frac{9.36-7.58}{\sqrt{\frac{0.83^2+0.64^2}{30}}}=9.302$$

$$v=n_1+n_2-2=2(n-1)=2(30-1)=58$$

③确定 P 值，做出统计推断。

以 $v=58$ 查 t 界值表，得 $P<0.001$，按 α=0.05 水准，拒绝 H_0，接受 H_1，有统计学意义。可以认为肥胖组和对照组 LPO 总体平均含量不等，肥胖组儿童血液中 LPO 含量较高。

3. χ^2 检验

（1）适用条件

χ^2 检验又称卡方检验，适用于分类资料的统计推断。常用于两个或两个以上总体概率如治疗有效率、缓解率、阳性率等的比较。资料常整理成四格表（见表 3–3–6）、多分类 2×C 表和 R×C 表的形式。χ^2 检验是以 χ^2 分布和拟合优度检验为理论基础的。

表 3–3–6　四格表资料的格式

处理组	措施		合计
	+	–	
甲组	a	b	$a+b$
乙组	c	d	$c+d$
合计	$a+c$	$b+d$	n（总例数）

（2）检验步骤

1）建立假设检验，确定检验水准。

χ^2 检验常见的假设检验为（以比较两种措施的效果为例）：

H_0：两种措施的有效率相同，$\chi_1=\chi_2$；H_1：两种措施的有效率不同，$\chi_1\neq\chi_2$，α=0.05。

2）计算检验统计量卡方值。

当 $n\geqslant40$ 时，所有格子中的理论数 T 均 >5，则使用四格表专用公式计算

$$\chi^2=\frac{(ab-bc)^2n}{(a+b)(c+d)(a+c)(b+d)}$$

理论数的计算公式为

$$T_{ij}=\frac{n_im_j}{n}$$

其中，n_i 是第 i 行的合计数，m_j 是第 j 列的合计数；如果某个格子出现 $1\leqslant T<5$，则使用校正公式计算

$$\chi^2=\frac{(|ad-bc|-n/2)^2n}{(a+b)(c+d)(a+c)(b+d)}$$

2×C 和 R×C 表统计量计算多使用 SPSS 等统计软件完成。

3）查找界值。以检验水准 α 和自由度 v=（2–1）（2–1）=1 查得对应的界值 $\chi^2_{\alpha(1)}$。

4）确定 P 值，做统计推断。

（3）应用举例

用适当的统计学方法检验两种措施对缓解骨质疏松疼痛的效果有无差别，见表 3–3–7。

表 3–3–7　两种措施对缓解骨质疏松疼痛的效果

措施	效果		合计
	有效	无效	
A（维生素 D+ 葡萄糖酸钙 + 运动）	45（a）	5（b）	50
B（维生素 D+ 葡萄糖酸钙）	30（c）	18（d）	48
合计	75	23	98

解：应采用卡方检验的方法进行统计，本例介绍应用健康管理中常用统计软件 SPSS 的操作过程。

1）建立数据库。如图 3–3–2 和图 3–3–3 所示。

2）选择菜单“Data → Weight Cases”命令，将例数“Case”加入“Weight cases by”栏，将数据加权，如图 3–3–4 所示。

3）选择统计方法。选择菜单栏“Analyze”中“Descriptive Statistics”菜单下的“Crosstabs”命令。以 Row 作为行变量，“1”代表 A 措施，“2”代表 B 措施；以 Column 作为列变量，“1”代表有效，“2”代表无效，点击“Statistics”，选择“Chi-square”。如图 3–3–5 和图 3–3–6 所示。

4）得出统计结果。最后点击“OK”，系统会运行卡方检验 Chi-square 的统计结果，显示在 Output 窗口中（见图 3–3–7）。此例组间差异检验的 P 值为 0.001。在 P=0.05 的水平上，拒绝 H_0，可以认为两种措施对于缓解骨质疏松疼痛的效果是不同的（增加运动的 A 措施比单纯强调营养的 B 措施更有效）。

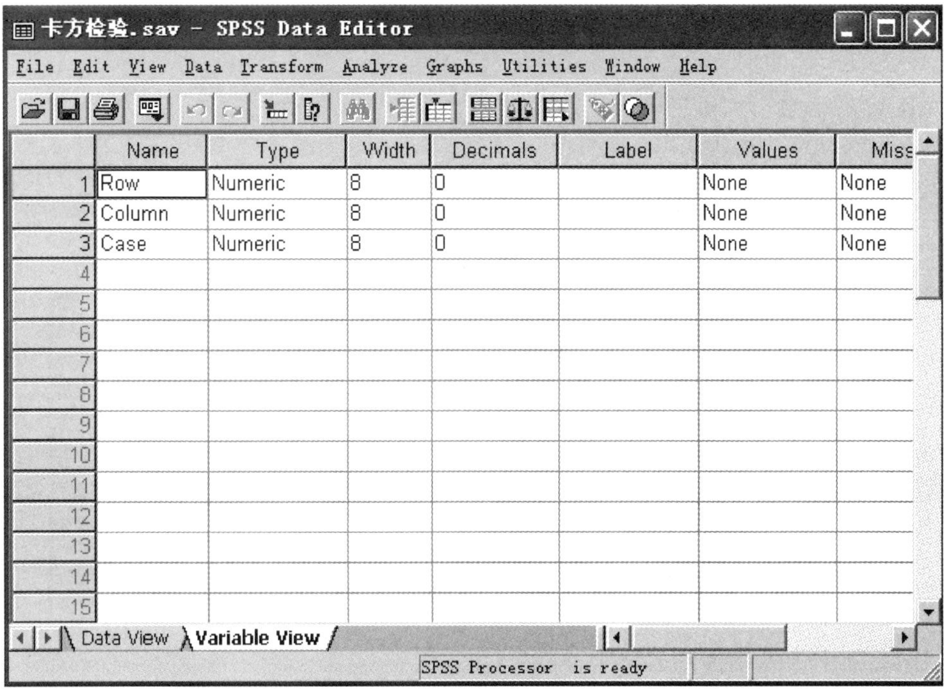

图 3-3-2　卡方检验数据库（Variable View）

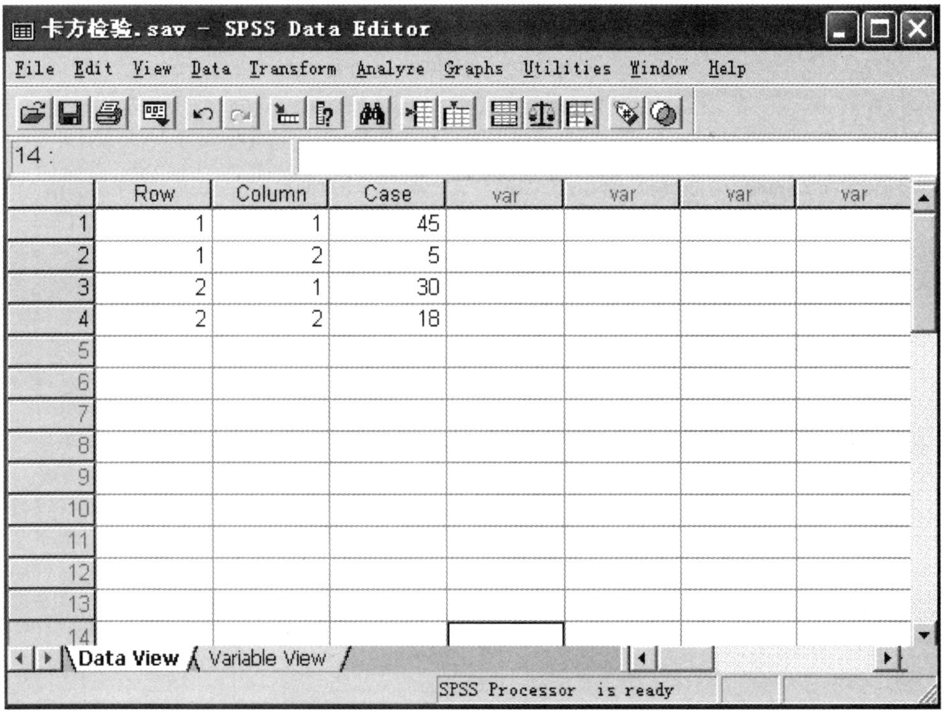

图 3-3-3　卡方检验数据库（Data View）

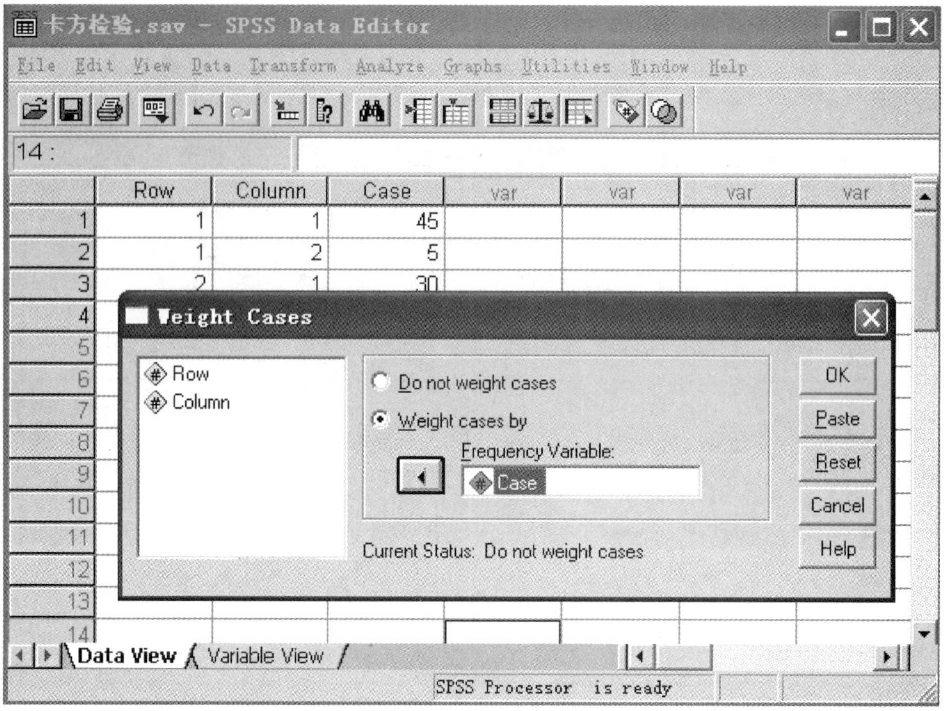

图 3-3-4　卡方检验中的数据加权

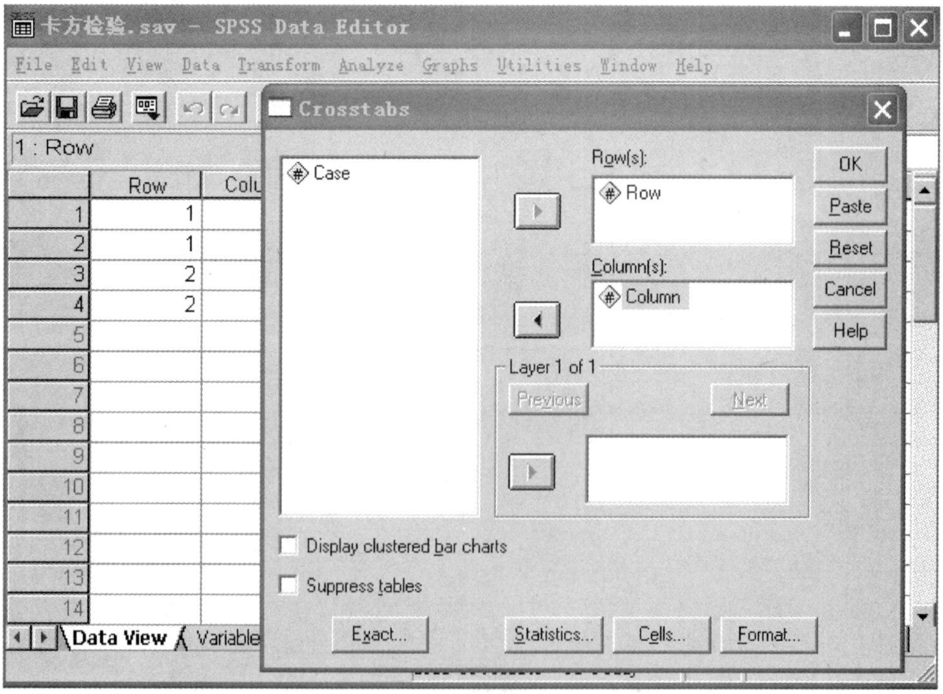

图 3-3-5　卡方检验程序对话框

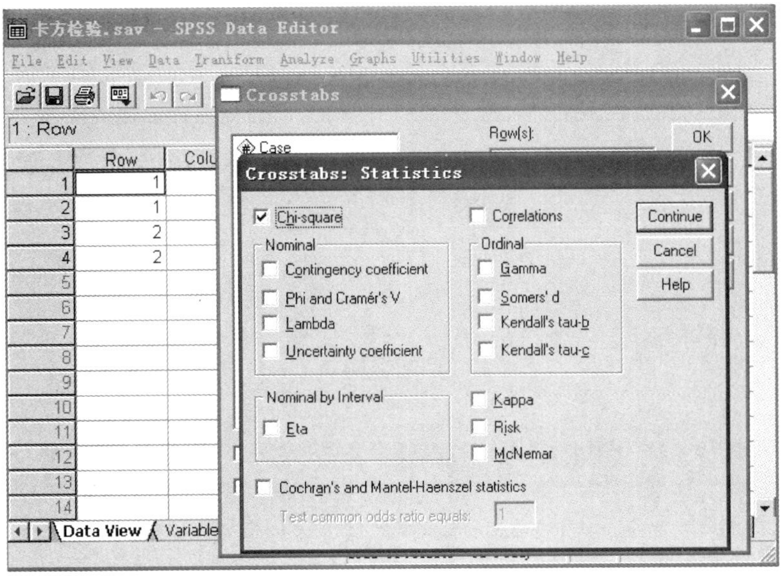

图 3-3-6　Statistics 对话框

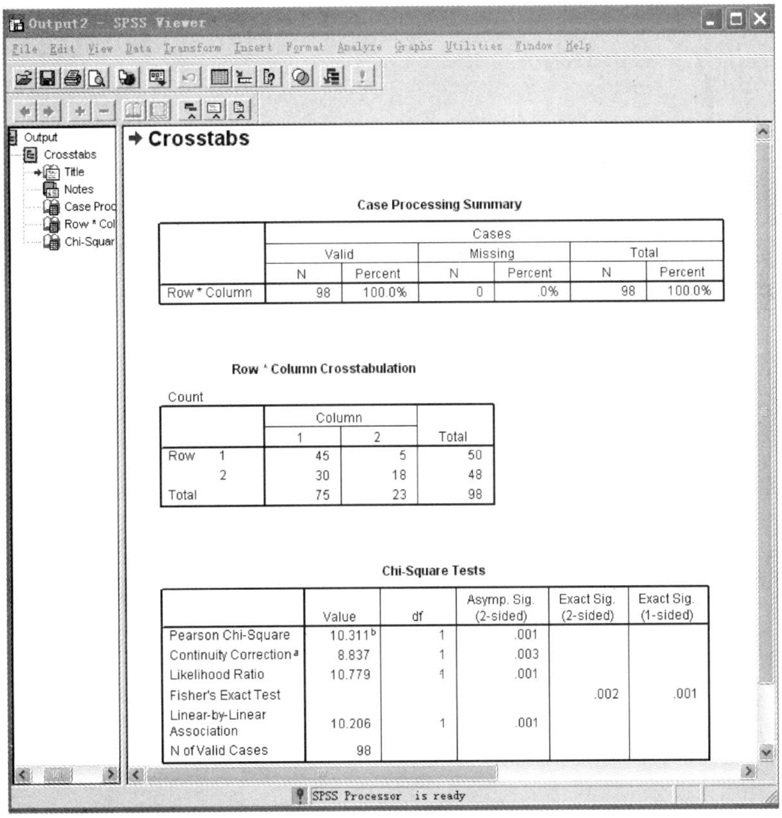

Case Processing Summary

	Cases					
	Valid		Missing		Total	
	N	Percent	N	Percent	N	Percent
Row * Column	98	100.0%	0	.0%	98	100.0%

Row * Column Crosstabulation

Count

		Column		Total
		1	2	
Row	1	45	5	50
	2	30	18	48
Total		75	23	98

Chi-Square Tests

	Value	df	Asymp. Sig. (2-sided)	Exact Sig. (2-sided)	Exact Sig. (1-sided)
Pearson Chi-Square	10.311[b]	1	.001		
Continuity Correction[a]	8.837	1	.003		
Likelihood Ratio	10.779	1	.001		
Fisher's Exact Test				.002	.001
Linear-by-Linear Association	10.206	1	.001		
N of Valid Cases	98				

图 3-3-7　卡方检验结果

（何　群　吕永恒）

课程 3-4　循证医学基础知识

学习内容

学习单元	课程内容	培训建议	课堂学时
循证医学基础知识	1）循证医学概述 2）健康管理中的循证实践	（1）方法：讲授法 （2）重点：健康管理中的循证实践 （3）难点：健康管理中的循证实践	1

学习单元　循证医学基础知识

一、循证医学概述

循证医学是遵循证据的医学，兴起于20世纪末，目的是在临床流行病学基础上，将最新、最佳的临床研究成果应用于医疗实践，促进临床医疗决策的科学化，冀以提高医疗质量、推动临床医学的进步。具体说循证医学就是慎重、明确和明智地应用当前所能获得的最好的研究依据，同时结合临床医生的个人专业技能和临床经验，考虑患者的价值愿望，将三者完善地结合，制定患者的治疗方案。随着科学的发展，循证医学已不仅仅局限于临床患者，而是扩展到整个保健系统，由此提出了循证保健等多个相关的全新理念。

1. 循证医学

循证医学是关于如何遵循证据进行医学实践的学问，是一种以治疗患者为目的，不断获得有关重要的诊断、预后、治疗、病因及其致病机制和其他相关健康信息的自我学习实践活动。通过这一活动，临床医生可以尽量依靠可靠的事实证据来解决各种各样的临床问题，正确评价建立在事实证据上的实践结果并将这些结果应用于今后的临床实践中。

2. 循证保健

循证保健强调对个人、群体的任何保健策略和措施的制定，不仅要考虑资源和价值，还要以当前科学研究的最佳成果为依据，即使证据的质量很差或者最终还是根据价值和资源制定策略和措施也必须去寻找和评价它们。循证保健和循证医学的主要不同在于，前者是把最好的证据用于患者和正常人群；后者只限于患者，是在循证医学的基础上扩展开来的一个新概念。

3. 循证实践

循证实践是医学实践领域中的一场观念变革，其核心特征是遵循研究证据进行实践，亦即强调在实践过程中关注并使用已有的“最好的研究证据”。循证实践是对当前最佳的医学研究成果、个人的临床专业知识与技能，以及患者的各种需要进行整合。随着循证思想的日趋深入和广泛传播，出现了循证治疗、循证护理、循证药学、循证精神卫生、循证儿童卫生等诸多循证应用领域，人们开始使用循证实践将以上过程予以概括。循证实践的最终目的是为决策者提供一种思想方法，即应用当前最佳的研究成果来制定临床和保健决策，以减少甚至消除无效的、不恰当的、昂贵的和可能有害的任何实践活动。

二、健康管理中的循证实践

1. 提出问题

提出一个明确的、可以回答的临床和（或）预防问题，是整个循证医学实践的第一步。问题是指临床上碰到的各种疾病预防、诊断、治疗、转归、病因、经济效益及卫生需求等方面的问题。例如，在无并发症 2 型糖尿病患者中，把舒张压降到 90 mmHg 或 80 mmHg，对脑卒中危险的影响是否不同？就是一个典型的可以通过检索和学习文献回答的问题。

2. 检索相关文献，全面搜集证据

足够的信息资源是回答问题的保证。循证强调要获得“最佳证据”，即指经过对研究的科学价值和临床实用性评价后的信息。信息的取得可以采取检索相关文献的方法，通过各种数据库及相关网上医学资源进行寻找。信息可以来源于经同行评估的高质量期刊上发表的原始研究论著，也可以来自经系统综述的各种出版物，如循证教科书、与证据相关的数据库、循证杂志、在线服务等。对检索得到的信息质量通过对其准确性、权威性、客观性、时效性和覆盖范围进行评估，选择最佳证据。

3. 严格评价，找出最佳证据

循证的核心思想就是临床医疗决策或健康决策应建立在当前最佳科学研究成果的基础之上。如何对寻求得到的证据文献进行真实性、有用性、科学性评价并做出判断，是循证实践的重要步骤。一般而言，对检索出来的证据需从其真实性、可靠性、研究质量、适用性及临床应用价值等方面进行严格的评价，以决定优先利用哪些证据。

按照研究方法，证据可分为原始研究和二次研究。原始研究按目的不同又分为观察性研究和实验研究；二次研究有系统综述、Meta 分析、评论、指南、决策分析等。

按照证据的研究方法，参照证据的分级水平（见表 3–4–1）及依据对证据进行真实性、重要性、适用性等的综合评价，以发现这些证据的价值。

表 3–4–1　证据的论证强度与推荐意见级别对照表

论证强度	证据类别	推荐意见级别
Ⅰa	多个随机化临床试验的系统评价	A
Ⅰb	至少 1 个随机化临床试验	A
Ⅱa	至少 1 个设计很好的非随机对照试验	B
Ⅱb	至少 1 个设计很好的无对照试验	B
Ⅲ	至少 1 个设计很好的描述性研究	B
Ⅳ	专家或权威的经验和意见	C

4. 应用最佳证据，指导决策

将上述经过严格评价的证据，结合专业知识及患者的选择，应用到健康管理实践与决策中，以便更好地为健康服务。根据对证据的评价结果，健康管理工作者可以用临床治疗、临床预防指南、社区预防服务指南这些最佳证据指导自己日常实践，并确定解决问题的方案；把获得的证据与临床实践、预防保健和患者、人群的要求结合起来，做出科学的临床决策。在临床和预防保健实践中，使用有效的新技术和新方法，根据循证诊断、循证决策的原则对疾病和健康问题进行防治。

5. 评价实践后的效果和效益

循证实践的最后一步是评估。对循证实践进行评价，总结分析采用上述实践方案后对健康服务对象最终结局的利与弊，从中总结经验教训，为指导今后更有效地开展循证医学提供依据。评估应该贯穿于循证实践的每一过程。

随着循证医学的发展成熟，实践循证医学能够使我们不断获取最新信息，不断实践在实际工作中应用临床依据和他人总结的事实依据，并使之逐渐完善。在健康管理工作蓬勃发展的今天，作为健康管理工作者必须接受循证的理念，不断开展循证实践，在最佳证据的基础上制定最佳的健康管理策略。

（何　群）

模块 4

营养学及保健食品基础知识

课程设置

课程	学习单元	课堂学时
4-1 营养学基础知识	（1）营养学概论	3
	（2）能量及营养素	4
4-2 食物的营养价值	各类食物的营养价值	8
4-3 营养强化食品与保健食品基础知识	（1）营养强化食品基础知识	1
	（2）保健食品基础知识	1
	（3）特殊医学用途配方食品	1

课程 4-1 营养学基础知识

学习内容

学习单元	课程内容	培训建议	课堂学时
（1）营养学概论	1）营养学基本概念 2）膳食营养素参考摄入量及应用	（1）方法：讲授法 （2）重点：营养素、营养成分的概念，膳食营养素参考摄入量 （3）难点：膳食营养素参考摄入量及应用	3
（2）能量及营养素	1）能量 2）营养素	（1）方法：讲授法 （2）重点与难点：能量、蛋白质、脂类、碳水化合物、矿物质、维生素的生理功能及食物来源	4

学习单元 1　营养学概论

一、营养学基本概念

1. 营养的概念

营养是指人体摄取食物，经过消化、吸收和代谢，利用食物中的营养素和其他对身体有益的成分构建组织器官，调节各种生理功能，维持正常生长、发育和代谢的过程。营养对机体健康的影响贯穿整个生命过程。营养学是研究人体营养规律及改善措施的科学。

2. 营养素的概念

营养素是指食物中具有特定生理作用，能维持机体生长、发育、代谢及繁殖等生命活动所需的物质。营养素包括蛋白质、脂类、碳水化合物、矿物质和维生素五大类，其中蛋白质、脂类和碳水化合物每天被人体摄入的量较多，故称为宏量营养素，矿物质和维生素被称为微量营养素。

3. 营养成分的概念

营养成分指食物中含有的营养素和除营养素外具有生理功能的其他成分，如植物化学物、水、膳食纤维等。植物化学物主要包括酚类（儿茶素、原花青素、槲皮素、花色苷、大豆异黄酮、姜黄素、绿原酸、白藜芦醇等）、萜类（番茄红素、叶黄素、植物固醇等）、含硫化合物（α- 异硫氰酸盐、硫辛酸、大蒜素等）及其他（低聚果糖、氨基葡萄糖、γ- 氨基丁酸、L- 肉碱等）。植物化学物大部分是天然抗氧化剂，具有预防心脑血管疾病、恶性肿瘤等慢性非传染性疾病的作用。

二、膳食营养素参考摄入量及应用

人们每天都要从膳食中摄入各种营养素来维持其生存和生长发育。人体对某种营养素的需要量随年龄、性别、生理状况、活动强度等的不同而有所不同。某种营养素长期摄入不足或过量都可能产生相应的营养素缺乏或过剩的危害。膳食营养素参考摄入量是为了保证人体合理摄入而设定的每日平均膳食营养素摄入量的一组参考值，包括以下内容。

1. 平均需要量（EAR）

EAR 是指某一特定性别、年龄及生理状态的群体对某营养素需要量的平均值。EAR 是根据个体需要量的研究资料计算得到的。按照 EAR 水平摄入营养素，能够满足群体中 50%个体的需要量水平，不能满足另外 50%个体的需要量水平。EAR 是制定推荐摄入量的基础。

2. 推荐摄入量（RNI）

RNI 是指可以满足某一特定性别、年龄及生理状态群体中绝大多数个体（97%～98%）需要量的某种营养素摄入水平。长期按照 RNI 水平摄入营养素，可以满足身体对该营养素的需要，维持组织中有适当的营养素储备和机体健康。RNI 的主要用途是作为健康个体每日摄入该营养素的目标值。个体摄入量达到或超过 RNI，认为没有摄入不足的危险；个体摄入量经常低于 RNI 时，不确定是否缺乏，提示有必要用生化或临床检查来评价。

RNI 是以 EAR 为基础制定的。如果已知 EAR 的标准差（S），则 RNI 定为 EAR 加两个标准差，即 $RNI=EAR+2S$。如果关于需要量变异的资料不够充分，不能计算标准差时，一般设 EAR 变异系数为 10%，为了满足大部分个体的需要，以平均需要量加上变异系数的 2 倍作为推荐摄入量，即 $RNI=EAR+2\times(10\%EAR)=1.2EAR$。

RNI 是根据某一特定人群中体重在正常范围的个体需要量而设定的，对个别身高、体重超过此参考范围较多的个体，需要按每天每千克体重的需要量调整其摄入量。

3. 能量需要量（EER）

EER 是指能长期保持良好的健康状态、维持良好的体型和机体构成以及理想身体活动水平的个体或群体，达到能量平衡时所需要的膳食能量摄入量。

群体的能量摄入量直接等同于该群体的能量 EAR，而不是像蛋白质等其他营养素那样等于 EAR 加 2 倍标准差。所以能量的推荐摄入量不用 RNI 表示，而直接使用 EER 来描述。

EER 的制定需要考虑性别、年龄、体重、身高和身体活动水平的不同。成人 EER 的定义：一定年龄、性别、体重、身高和身体活动水平的健康群体中，维持能量平衡所需要摄入的膳食能量。儿童 EER 的定义：一定年龄、体重、身高、性别（3 岁以上儿童）的个体，维持能量平衡和正常生长发育所需要的膳食能量摄入量。孕妇 EER 包括胎儿组织增长所需要的能量，乳母的 EER 还需要加上泌乳的能量需要量。

4. 适宜摄入量（AI）

当某种营养素的个体需要量的研究资料不足而不能计算出 EAR，从而无法推算 RNI 时，可通过设定 AI 来提出这种营养素的摄入量目标。AI 与 RNI 的相似之处是二者都能满足目标人群中几乎所有个体的需要；区别在于 AI 的准确性远不如 RNI，可能高于 RNI。

AI 是通过观察或实验获得的健康群体某种营养素的摄入量。例如，纯母乳喂养的足月产健康婴儿，从出生到 6 个月，他们的营养素全部来自母乳，故摄入的母乳中营养素的数量就是婴儿所需各种营养素的 AI。

AI 不仅考虑预防营养缺乏，还考虑了预防某些慢性病。对于个体，摄入量等于或大于 AI 时，可肯定是适宜的；如低于 AI，不确定是否不足，专业人员需根据个体其他方面的情况判断。对于群体，当平均摄入量或中值等于或大于 AI 时，人群发生不足的概率很低，当平均摄入量或中值小于 AI 时，不能判断不足的程度。

5. 可耐受最高摄入量（UL）

UL 是营养素或食物成分每日摄入量的安全上限，是一个健康人群中几乎所有个体都不会产生毒副作用的最高摄入水平。对一般群体来说，摄入量达到 UL 水平对几乎所有个体均不致损害健康，但并不表示达到此摄入水平就对健康是有益的。对大多数营养素而言，健康个体的摄入量超过 RNI 或 AI 水平并不会产生益处。因此，UL 并不是建议的摄入水平。目前有些营养素还没有足够的资料来制定 UL，这并不意味着过多摄入这些营养素没有潜在的危险。

6. 宏量营养素可接受范围（AMDR）

AMDR 是指碳水化合物、脂肪和蛋白质理想的摄入量范围，该范围可以满足人体对这些必需营养素的需要，并且有利于降低慢性病的发生危险，常用占能量摄入量的百分比表示。

碳水化合物、脂肪和蛋白质都属于在体内代谢过程中能够产生能量的营养素，属于人体的必需营养素。另外，当产能营养素摄入过量时又可能导致机体能量储存过多，增加慢性非传染性疾病（NCD）的发生风险。因此有必要提出 AMDR，以预防营养缺乏，同时减少因摄入过量而导致发生慢性病的风险。

AMDR 的显著特点之一是具有上限和下限。如果一个个体的摄入量高于或低于推荐的范围，可能导致其罹患慢性病的风险增加，或导致其必需营养素缺乏的可能性增加。

目前制定了 AMDR 的营养成分主要有总碳水化合物、添加糖、总脂肪、饱和脂肪、n–6 多不饱和脂肪酸、n–3 多不饱和脂肪酸、（EPA+DHA）等。

7. 预防非传染性慢性病的建议摄入量（PI–NCD，简称“建议摄入量”、PI）

膳食营养素摄入量过高或过低导致的慢性病一般涉及肥胖、糖尿病、高血压、血脂异常、脑中风、心肌梗死及某些癌症。PI 是以 NCD 的一级预防为目标提出的必需营养素的每日摄入量。当 NCD 易感人群某些营养素的摄入量接近或达到 PI 时，可以降低他们发生 NCD 的风险。目前制定了 PI 的营养素主要是钾、钠和维生素 C。

8. 特定建议值（SPL）

近几十年的研究证明了营养素以外的某些膳食成分——其中多数属于植物化合物——具有改善人体生理功能、预防慢性病的生物学作用。《中国居民膳食营养素参考摄入量（2013 版）》提出的 SPL，是指某些疾病易感人群膳食中这些成分的摄入量达到或接近这个建议水平时，有利于维护人体健康。目前制定了 SPL 的膳食成分主要是植物固醇、番茄红素、叶黄素、大豆异黄酮、花色苷、氨基葡萄糖等。

学习单元 2　能量及营养素

一、能量

能量又称热量、热能。人体的一切生命活动都需要能量。能量是碳水化合物、脂肪、蛋白质等物质在体内代谢过程中产生的。

新陈代谢是生命活动的基本特征。新陈代谢包括物质代谢和能量代谢。物质代谢包括同化作用和异化作用。生物体不断地从外界摄入营养物质，经过消化及吸收，将其转变成自身的成分，称为同化作用。把自身成分分解，并把分解的终产物排泄到体外的过程，称为异化作用。生物体在进行物质代谢的同时，也在进行能量的转换。在同化过程中，以合成自身成分的方式将能量储存起来，在异化过程中分解自身成分释放出能量，这种能量转换叫作能量代谢。

1. 能量单位及能量来源

（1）能量单位

能量的单位以焦耳（J）表示，在营养学上，采用千焦耳（kJ）或兆焦耳（MJ）。传统上习惯用的能量单位为千卡（kcal），1 kcal=4.184 kJ，1 kJ=0.239 kcal。通常当以千卡（kcal）标示能量值时，应同时用千焦耳（kJ）标示。

（2）能量来源

人体所需的营养素中，碳水化合物、脂肪和蛋白质经体内氧化可释放能量，三者统称为产能营养素。现代研究发现，膳食纤维也可供能，膳食纤维的能量系数按 2 kcal/g 计算。

此外，乙醇和一些有机酸（如柠檬酸、苹果酸等）被摄入人体后也能产生能量，如 1 g 乙醇在体内约可产生 7 kcal 的能量，但这些物质不是人类生存所必需的基本营养物质，不属于营养素。

每克产能营养素在体外充分燃烧产生的能量称为物理热价。每克产能营养素在体内分解产生的能量称为生理热价（或称为能量系数）。食物中产能营养素的生理热价和物理热价的比较见表 4–1–1。

表 4–1–1　食物中产能营养素的生理热价和物理热价的比较

营养素	物理热价 kJ/g（kcal/g）	生理热价 kJ/g（kcal/g）	代谢特点
碳水化合物	17.15（4.10）	16.74（4.0）	肠道吸收率约为 98%，在体内可以彻底分解
脂肪	39.54（9.45）	37.66（9.0）	肠道吸收率约为 95%，在体内可以彻底分解
蛋白质	23.64（5.65）	16.74（4.0）	肠道吸收率约为 92%，在体内不能彻底分解

2. 能量消耗

人体通过摄入食物获得能量，同时通过代谢消耗能量。人体能量主要用于维持机体代谢（包括基础代谢、身体活动、食物的热效应等）以及生长发育等方面。能量消耗量要与能量摄入量相平衡，才能保证个体拥有与维持长期、良好健康状况相适应的体重、体成分和身体活动强度。

（1）基础代谢

1）基础代谢和基础代谢率。基础代谢（BM）是指人体为了维持各器官进行最基本的生理机能所消耗的能量，如维持正常体温、血液流动、呼吸运动、骨骼肌的张力及腺体的活动等。基础代谢的测量一般在清晨进行，距离前一天晚餐 12 ~ 14 h，并且测量前最后一次进餐不要过饱。测量前静卧半小时以上，精神放松，测量时采取平卧姿势，清醒，全身肌肉放松，环境安静，室温保持在 18 ~ 25 ℃。通常轻度身体活动水平成人的基础代谢消耗的能量约占人体总能量消耗的 60% ~ 70%。

基础代谢率（BMR）是指人体处于基础代谢的状态下，每小时每平方米体表面积的能量消耗。在正常情况下，人体的基础代谢率相对恒定。我国不同性别、年龄人群的正常 BMR 见表 4–1–2。

表 4–1–2　我国不同性别、年龄人群的正常 BMR 平均值 [kJ/（m^2 · h）]

年龄（岁）	11 ~ 15	16 ~ 17	18 ~ 19	20 ~ 30	31 ~ 40	41 ~ 50	51 及以上
男	195.4 [46.7]	193.3 [46.2]	166.1 [37.9]	158.6 [37.9]	157.7 [37.7]	154.0 [36.8]	149.0 [35.6]
女	172.4 [41.2]	181.6 [43.4]	154.0 [36.8]	146.8 [35.1]	146.4 [35.0]	142.2 [34.0]	138.5 [33.1]

注：方括号内数值单位为 kcal/（m^2 · h）。

2）静息代谢和静息代谢率。静息代谢（RM）是维持人体正常功能和体内稳态以及交感神经系统活动所消耗的能量，RM 在每日能量总消耗中占 60% ~ 75%。由于 BMR 的测定比较困难，通常用静息代谢率（RMR）代替 BMR。测定时，全身处于休息状态，但不是空腹而是在进食后 3 ~ 4 h 测量，此时机体仍在进行若干正常的消化活动。因此，RMR 的值略高于 BMR，但两者的差别很小，相差约 10%。

3）影响代谢率的因素

①体格构成。基础代谢与人体的体表面积呈正比。

②生理状态。年龄、性别是影响基础代谢的因素之一。婴儿时期，因为身体组织生长旺盛，基础代谢率最高，之后随着年龄的增长而逐渐降低；30 岁以后，每 10 年降低 2%；60 岁以后下降得更多（见图 4–1–1）。男性比女性的基础代谢率高 5% ~ 10%。

③环境温度与气候。在舒适环境（18 ~ 25 ℃）中，代谢最低；在低温和高温环境中，代谢率会升高。当环境温度过低时，可能引起不同程度的肌肉颤抖而使代谢率升高；当环境温度较高时，因散热需要出汗，呼吸及心跳加快，使代谢率升高。

④其他因素。交感神经活动等也影响人体代谢率。尼古丁和咖啡碱可以使代谢水平增高。疾病也可以改变基础代谢水平，如创伤、感染、甲状腺功能亢进者，代谢率可比正常平均值增加 40% ~ 80%。

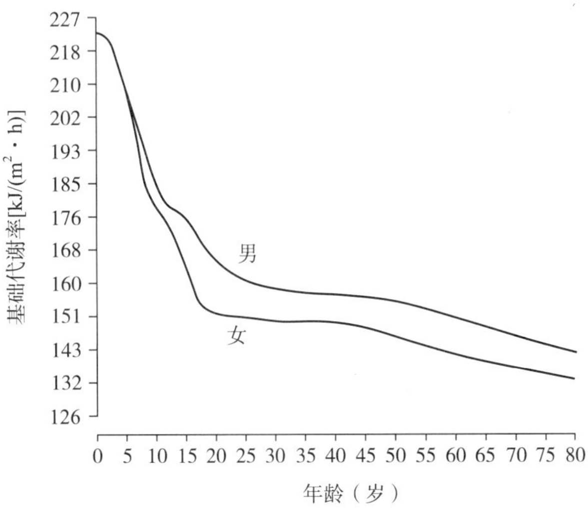

图 4-1-1　不同性别与不同年龄的正常基础代谢率

（2）身体活动

身体活动是影响机体能量消耗的主要部分。身体活动包括人体日常生活中的学习、工作，以及运动锻炼等所有活动。通常各种身体活动所消耗的能量约占人体总能量消耗的 15% ~ 30%。身体活动所消耗的能量与活动强度、持续时间及熟练程度有关。活动强度越大，持续时间越长，能量消耗越多；工作熟练程度越高，完成同样的活动所需时间越短，能量消耗越少。

（3）食物热效应

食物热效应也称食物特殊动力作用，是指人体因进食而引起能量消耗增加的现象，它的产生是由于食物在消化、吸收、转运、代谢和储存过程中需要额外消耗能量。

影响食物热效应的因素包括营养素成分、进食量和进食频率。不同的产能营养素其食物热效应不同，进食碳水化合物和脂肪对代谢的影响较小，分别为本身产生能量的 4% ~ 6% 和 4% ~ 5%，持续时间也只有 1 h 左右。但进食蛋白质对代谢的影响较大，可达 30%，持续时间也较长，可达 10 ~ 12 h。一般混合性膳食的食物热效应占其本身能量消耗的 10%。另外，进食量越大，能量消耗也越多，进食快者比进食慢者食物热效应高。也有研究显示，人体在进行身体活动时食物热效应是安静时的 2 倍。

（4）生长发育

儿童、青少年的能量消耗包括生长发育所需要的能量。新生儿的能量消耗按千克体重计算，相当于成人的 2 ~ 4 倍。3 ~ 4 月龄的婴儿每天摄入的能量有 15% ~ 23% 用于生长发育，机体每增加 1 g 新组织约需 4.78 kcal 能量。孕妇为保证胎儿的生长发育、乳母哺育婴幼儿也需要额外的能量供给。

3. 能量需要量与食物来源

（1）能量需要量

中国营养学会推荐的能量需要量是按婴儿、儿童、青少年及成人分别制定的。婴儿分 2 个年龄段，儿童、青少年分 12 个年龄段，成人分 4 个年龄段。6 岁以上各年龄段又按轻、中、重度身体活动水平规定了不同的能量需要量。除婴儿能量的供给量不分性别外，从 1 岁儿童至 80 岁以上的老人均按男、女性别划分，男性能量需要量大于女性。特殊生理阶段的女性，如孕中、晚期妇女和乳母，应相应增加能量供给。中国居民膳食能量需要量（EER）见附表 1。

（2）能量的食物来源

人体能量来源于碳水化合物、脂肪和蛋白质三大产能营养素。根据《中国居民膳食营养素参考摄入量（2013 版）》，正常成人三大产能营养素所提供能量占总能量消耗的可接受范围（AMDR）：碳水化合物 50% ~ 65%，脂肪 20% ~ 30%，蛋白质 10% ~ 15%。

碳水化合物主要存在于粮谷类和薯类食物中，是人类的主要能量来源。脂肪主要来源于油料作物和动物性食物，如花生、大豆和动物脂肪。蛋白质主要来源于动物性食物、谷类和大豆。食物产生能量的多少主要取决于它的构成，即碳水化合物、脂肪、蛋白质的比例。脂肪含量高，其食物含有的能量就高；水分含量高，其食物含有的能量就少。

二、营养素

1. 蛋白质

（1）蛋白质的组成、分类和生理功能

蛋白质是含氮的有机化合物，以氨基酸为基本组成单位。蛋白质是构成组织和细胞的基本成分，是各种形式的生命活动的物质基础。

1）蛋白质的组成。组成蛋白质分子的元素主要有碳（50%～55%）、氢（6%～7%）、氧（19%～24%）、氮（13%～19%）和硫（0～4%）。有些蛋白质还含有少量磷或金属元素如铁、铜、锌、锰等。由于碳水化合物及脂肪中仅含有碳、氢、氧，不含氮，所以，蛋白质是人体内氮的唯一来源，碳水化合物和脂肪不能代替。

蛋白质的基本单位是氨基酸。每一种蛋白质都是由多个氨基酸组成的，氨基酸之间以肽键相连而组成肽链。肽键就是一个氨基酸的 α- 羧基与另一个氨基酸的 α- 氨基脱水缩合形成的键。每一个蛋白质分子由一条或几条肽链组成，每条链大约含有 20 到几百个氨基酸残基。蛋白质有一级结构、二级结构、三级结构、四级结构。一级结构是指肽链中氨基酸残基排列的顺序，二级至四级结构是主、侧链空间排列的关系，即空间构象。分子量超过 1 000 000 的蛋白质都有四级结构。一级结构决定蛋白质的空间构象，蛋白质的空间构象决定其功能。加热等可致蛋白质失去空间结构，同时失去其性质，称为变性。

2）蛋白质的分类。蛋白质的分类方法很多，现将常见的几种分类方法介绍如下。

①按照蛋白质中氨基酸的组成分类

a. 完全蛋白。某种蛋白质所含必需氨基酸种类齐全、数量充足、比例适当，不但能维持成人的健康，而且能促进儿童生长发育，如乳类中的酪蛋白、乳白蛋白，蛋类中的卵白蛋白、卵磷蛋白，肉类中的白蛋白、肌蛋白，大豆中的大豆蛋白，等等。

b. 半完全蛋白。某种蛋白质所含必需氨基酸种类齐全，但有的必需氨基酸数量不足、比例不适当，可以维持生命，但不能促进生长发育，如小麦中的麦胶蛋白等。

c. 不完全蛋白。某种蛋白质组成中缺乏一种或几种人体必需氨基酸，既不能维持生命，也不能促进生长发育，如玉米中的玉米胶蛋白、动物结缔组织和肉皮中的胶质蛋白、豌豆中的豆球蛋白等。

②按照蛋白质的结构分类，蛋白质可分为单纯蛋白和结合蛋白。

③按照蛋白质的功能分类，蛋白质可分为活性蛋白和非活性蛋白。

3）蛋白质的生理功能

①构成机体的重要成分。蛋白质是构成人体组织的主要成分，是元素氮的唯一来源，是人体组织更新和修复的主要原料。人体蛋白质含量约占体重的 16%。成年人体内约 3% 的蛋白质需要不断更新，如肠黏膜细胞平均 6 d 更新一次，红细胞平均 120 d 更新一次；儿童的生长发育及疾病的恢复都需要合成新的蛋白质。

②构成体内多种具有重要生理功能的物质。人体内的酶、激素、抗体等生物活性物质都是由蛋白质组成的。人的身体就像一座复杂的化工厂，一切生理代谢、化学反应都是由酶参与完成的。生理功能靠激素调节，多种激素如胰岛素、胰高血糖素、促

甲状腺激素、促肾上腺激素、促性腺激素、生长激素、催乳素等都是蛋白质。抗体是有防御功能的免疫球蛋白，具有保护机体免受细菌、病毒等侵害的作用。

③维持和调节体内的酸碱平衡及血浆胶体渗透压。血浆中蛋白质的两性决定了它可以维持血液中的酸碱平衡。正常人血浆和组织液之间的水分不断交换并保持平衡，血浆中蛋白质所形成的胶体渗透压在这一平衡中起到重要的调节作用。如果膳食中长期缺乏蛋白质，血浆中蛋白质含量就会降低，导致血浆胶体渗透压下降，血液中的水分便会过多地渗入到周围组织，出现营养不良性水肿。

④供给能量。一般情况下，供给能量不是蛋白质的主要功能。但在碳水化合物缺乏时，蛋白质异生成糖并产生能量。饥饿早期，肌肉中的蛋白质分解成氨基酸，在肝脏生成葡萄糖，以维持血糖稳定，保证脑组织等的能量供应。另外，从食物中摄取的蛋白质，有些不符合人体需要，或者摄取数量过多，也会被氧化分解，释放能量。正常成人每天所需能量的 10% ~ 15% 来自蛋白质。

（2）氨基酸

1）氨基酸的分类。组成人体蛋白质的氨基酸有 20 种。这 20 种氨基酸是构成蛋白质的基本单位。根据氨基酸的食物来源分为必需氨基酸、条件必需氨基酸或半必需氨基酸、非必需氨基酸。

①必需氨基酸。组成人体蛋白质的 20 种氨基酸中，有一部分人体不能合成或合成速度不能满足机体需要，必须由食物供给，称为必需氨基酸。正常成人的必需氨基酸有 8 种，即异亮氨酸、亮氨酸、赖氨酸、甲硫氨酸、苯丙氨酸、苏氨酸、色氨酸、缬氨酸。组氨酸对于婴幼儿属于必需氨基酸。人体对必需氨基酸的需要量随着年龄的增长而下降。

②条件必需氨基酸或半必需氨基酸。半胱氨酸和酪氨酸在体内能分别由甲硫氨酸和苯丙氨酸转变而成，如果膳食中能够直接提供两种氨基酸，则人体对甲硫氨酸和苯丙氨酸的需要量分别减少 30% 和 50%，所以半胱氨酸和酪氨酸称为体内代谢条件必需氨基酸或半必需氨基酸。在计算食物必需氨基酸组成时，常将甲硫氨酸和半胱氨酸、苯丙氨酸和酪氨酸合并计算。

③非必需氨基酸。在人体内能合成的氨基酸称为非必需氨基酸，包括丙氨酸、精氨酸、天冬氨酸、天冬酰胺、脯氨酸、谷氨酸、甘氨酸、丝氨酸等。非必需氨基酸对人体蛋白质的合成也很重要，一般从食物中获得，但在食物来源不足时人体也可通过自身合成来满足需要。

2）氨基酸模式。人体蛋白质和各种食物蛋白质在必需氨基酸的种类和含量上存在着差异，在营养学上常用氨基酸模式来反映这种差异。将某种食物蛋白质中的色氨酸含量定为 1，分别计算出其他必需氨基酸的相应比值，这一系列的比值就是该种蛋白质的氨基酸模式。当食物蛋白质氨基酸模式与人体组织蛋白质氨基酸模式越接近时，必需氨基酸被机体利用的程度就越高，食物蛋白质的营养价值也相对越高；反之，当食物蛋白质中限制氨基酸种类多时，其营养价值相对较低。

鱼、禽、畜肉以及蛋、奶的蛋白质和大豆蛋白的氨基酸模式与人体蛋白的氨基酸模式接近，从而必需氨基酸的利用率较高，属于优质蛋白质。几种食物蛋白质和人体蛋白质氨基酸模式见表 4–1–3。其中牛奶和鸡蛋蛋白的氨基酸模式与人体最为接近，通常用作测定食物蛋白质质量的标准，称为参考蛋白质。在动物实验中，也常以乳清蛋白和酪蛋白作为参考蛋白质。

表 4–1–3　几种食物蛋白质和人体蛋白质氨基酸模式

氨基酸	人体	全鸡蛋	鸡蛋蛋白	牛奶	瘦猪肉	牛肉	大豆	面粉	大米
异亮氨酸	4.0	2.5	3.3	3.0	3.4	3.2	3.0	2.3	2.5
亮氨酸	7.0	4.0	5.6	6.4	6.3	5.6	5.1	4.4	5.1
赖氨酸	5.5	3.1	4.3	5.4	5.7	5.8	4.4	1.5	2.3
甲硫氨酸 + 半胱氨酸	3.5	2.3	3.9	2.4	2.5	2.8	1.7	2.7	2.4
酪氨酸 + 苯丙氨酸	6.0	3.6	6.3	6.1	6.0	4.9	6.4	5.1	5.8
苏氨酸	4.0	2.1	2.7	2.7	3.5	3.0	2.7	1.8	2.3
缬氨酸	5.0	2.5	4.0	3.5	3.9	3.2	3.5	2.7	3.4
色氨酸	1.0	1.0	1.0	1.0	1.0	1.0	1.0	1.0	1.0

3）限制氨基酸。与人体氨基酸模式比较，食物蛋白质中一种或几种必需氨基酸相对含量较低，导致其他必需氨基酸在体内不能被充分利用，从而降低了食物蛋白质营养价值，这些含量相对较低的必需氨基酸称为限制氨基酸。其中相对含量最低的称为第一限制氨基酸，余者依次类推。植物蛋白质中，赖氨酸、苏氨酸、色氨酸和甲硫氨酸含量相对较低，为植物蛋白质的限制氨基酸。其中赖氨酸为谷类食物的第一限制氨基酸。

（3）蛋白质营养价值的评价

评价食物蛋白质的营养价值，对于指导人群平衡膳食等许多方面具有重要的意义。各种食物的蛋白质含量、氨基酸模式等都不一样，人体对不同蛋白质的消化、吸收和利用程度也存在差异。营养学上主要从食物蛋白质含量、被消化吸收的程度和被人体利用程度三方面对食物蛋白质的营养价值进行评价。

1）食物蛋白质的含量。蛋白质含量是食物蛋白质营养价值的基础。一般应用凯氏定氮法测定食物蛋白质含量。食品中蛋白质含量的计算公式为：

蛋白质（g/100 g）= 总氮量（g/100 g）× 蛋白质的换算系数

不同食物蛋白质含氮量不完全相同，一般以 16% 计，因此，蛋白质的换算系数为 6.25（100/16=6.25）。

2）食物蛋白质的消化率。蛋白质的消化率是指食物蛋白质经消化酶水解后被人体吸收的程度，用吸收氮量和总氮量的比值表示。它不仅反映了蛋白质在消化道内被分解的程度，还反映了消化后的氨基酸和短肽被吸收的程度。

食物蛋白质的消化率受多种因素影响。植物性食物蛋白质由于有纤维素包裹，比动物性食物蛋白质的消化率要低，但纤维素经加工软化被破坏或除去后，植物蛋白质的消化率可以提高。如大豆蛋白质消化率为 60%，加工成豆腐后，可提高到 90% 以上。

3）食物蛋白质的利用率。食物蛋白质的利用率是指食物蛋白质被消化吸收后在体内被利用的程度。

蛋白质生物价反映食物蛋白质消化吸收后被机体利用的程度。生物价的值越高，表明其被机体利用的程度越高。生物价高表明食物蛋白质中的氨基酸主要用来合成人体蛋白质，较少有氨基酸经肝代谢释放能量，产生的含氮代谢废物也较少，从而减少肝肾负担。食物蛋白质的生物价对指导肝、肾功能不全患者的膳食有特殊的意义。常用食物蛋白质的生物价见表 4–1–4。

表 4–1–4　常用食物蛋白质的生物价

蛋白质	生物价	蛋白质	生物价	蛋白质	生物价
鸡蛋黄	90	牛肉	76	玉米	60
全鸡蛋	94	白菜	76	花生	59
鸡蛋蛋白	83	猪肉	74	面粉	52
脱脂牛奶	85	小麦	67	小米	57
鱼	83	豆腐	65	生大豆	57
大米	77	熟大豆	64	高粱	56

（4）蛋白质的互补作用

每种食物蛋白质的氨基酸构成不同，两种或两种以上食物混合进食，必需氨基酸的种类和数量能互相补充，混合食物蛋白质的氨基酸模式更接近人体蛋白质，使蛋白质的生物价得到相应的提高，这种现象称为蛋白质的互补作用。如小麦、小米、牛肉、熟大豆分别单独食用时，其蛋白质生物价分别为 67、57、76、64，而混食的生物价可高达 89。将限制氨基酸补充到相应的食物中，如用赖氨酸补充谷类蛋白，用甲硫氨酸、赖氨酸和苏氨酸补充花生粉，同样可以起到互补作用。如在面粉中添加 0.2% 的赖氨酸，面粉蛋白的生物价可由 52 提高到 71。研究显示，学龄儿童食用这种赖氨酸强化食品一年后，身高、体重、抵抗力等均较对照组有显著提高。

为更好地发挥蛋白质互补作用，应注意以下几项原则。

1）食物的种类越多越好。在一日三餐的膳食中，提倡食物多样化，不仅能提高食欲，促进食物在人体内的消化吸收，而且能充分发挥蛋白质的互补作用。

2）食物的种属越远越好。要将食物的种属中鱼、肉、蛋、禽、奶、米、豆、菜、果、花，还有菌藻类食物搭配组合，混合食用；动物性食物与植物性食物搭配在一起，比单纯植物性食物之间搭配组合更有利于提高蛋白质的生物价。

3）搭配的食物要同餐食用。食物中的蛋白质经过消化分解为氨基酸后被吸收进入体内。构成人体组织蛋白质所需要的氨基酸只有同时或先后到达身体组织，才能参与合成，多余的氨基酸短暂储存在肝内，经过一定时间后若仍不符合构成人体组织蛋白质所需要的氨基酸的种类和比例，这些暂时储存的氨基酸就不能用于合成蛋白质，只能作为热能消耗掉。

（5）供给量与食物来源

根据《中国居民膳食营养素参考摄入量（2013 版）》，我国成人蛋白质的 RNI 为男性 65 g/d、女性 55 g/d。各年龄组及不同生理状态人群的蛋白质参考摄入量见附表 2。

蛋白质的食物来源可分为植物性蛋白质和动物性蛋白质两大类。植物性蛋白质中，谷类含蛋白质 10% 左右，含量不高，但由于是主食，所以谷类仍然是膳食蛋白质的主要来源。豆类蛋白质含量丰富，大豆蛋白含量高（36% ~ 40%），氨基酸组成合理，利用率较高，是植物蛋白质的较好来源。动物蛋白质中鱼、禽、畜肉以及蛋、奶的蛋白质含量高，氨基酸组成均衡，是优质蛋白的重要来源。

2. 脂类

脂类是一大类疏水性生物物质的总称，包括脂肪和类脂，共同特点是：难溶于水，易溶于有机溶剂。

（1）脂类的分类及生理功能

1）脂肪。脂肪又称甘油三酯，是由碳、氢、氧元素组成的一种有机化合物。脂肪由一分子甘油和三分子脂肪酸构成，三分子脂肪酸可相同也可不同。三分子脂肪酸若相同则称为单纯甘油三酯，若不同则称为混合甘油三酯。脂肪是人体的重要组成成分，又是能量密度最高的营养物质。脂肪一部分来源于食物，一部分由人体自身合成。在体内脂肪主要分布于内脏周围、皮下和肌肉纤维之间。脂肪主要有以下生理功能。

①储存和供给能量。当人体内产能物质不能被及时利用或过多时，就以脂肪的形式储存起来。储存的脂肪常处于分解（供能）和合成（储能）的动态平衡中。当机体需要时，脂肪通过氧化释放能量，供给机体利用。1 g 脂肪在体内完全氧化所产生的能量约为 37.66 kJ（9.0 kcal），比碳水化合物和蛋白质产生的能量多 1 倍以上。除脑和血液中的红细胞外，全身组织所需能量的 40% ~ 50% 是由脂肪转化的；若禁食 1 ~ 3 d，能量的 85% 以上来自脂肪。一般合理膳食的总能量的 20% ~ 30% 由脂肪提供。

②机体组织的构成成分。正常成人按体重计算含脂类 14% ~ 19%，其中 95% 以上是以甘油三酯的形式储存于脂肪组织内。

③供给必需脂肪酸。必需脂肪酸是构成机体组织细胞的重要成分，由膳食中的甘油三酯提供。

④维持体温和保护脏器的作用。脂肪不易传热，能防止散热，故有助于维持体温恒定。肥胖的人由于在皮下及肠系膜等处储存较多脂肪，体内热量散发较慢，在冬天有抵御寒冷的作用，在夏天因体内热量不易散发而怕热。脂肪组织在体内对器官有支撑和衬垫作用，可保护体内器官免受外力伤害。

⑤促进脂溶性维生素的吸收。脂溶性维生素如维生素 A、维生素 D 等，是随脂肪一起被人体吸收利用的。

⑥其他。脂肪可以使胃排空时间延长，增加饱腹感。另外，研究表明，脂肪细胞具有内分泌功能，可以分泌瘦素、肿瘤坏死因子、白细胞介素、雌激素等。

2）类脂。类脂包括磷脂、糖脂、固醇类物质等。类脂在体内的含量较恒定，即使在肥胖患者体内含量也不增多；反之，在饥饿状态也不减少，故有“固定脂”或“不动脂”之称。

①磷脂。含磷酸的脂类称为磷脂，包括甘油磷脂和鞘磷脂。磷脂有以下生理功能。

a. 提供能量。磷脂和脂肪一样，其所含甘油和脂肪酸可用于能量供给。

b. 生物膜的重要组成成分。磷脂与蛋白质结合形成脂蛋白，并以这种形式参与构成细胞的各种生物膜，如细胞膜、核膜、线粒体膜等。

c. 血浆脂蛋白的重要组成成分。利用两性分子的特性，磷脂与甘油三酯、胆固醇和载脂蛋白一起构成脂蛋白，磷脂覆盖于脂蛋白表面，使不溶于水的脂肪和胆固醇在水相的血浆中正常运输。

d. 促进脂类的消化吸收。磷脂存在于胆汁中，作为乳化剂，可以乳化脂类变成小的微胶粒，有利于脂类的消化与吸收。

e. 其他。卵磷脂可释放胆碱，参与形成神经递质——乙酰胆碱。

②糖脂。糖脂是糖与脂质结合所形成的物质，主要包括甘油糖脂和鞘糖脂，是细胞膜、细胞表面抗原等的成分。

③固醇类物质。常见的固醇类物质有动物组织中的胆固醇和植物组织中的植物固醇。

胆固醇是人和动物体内一种重要的固醇类物质，大部分与脂肪酸结合形成胆固醇酯，是体内固醇类物质的储存形式。

胆固醇的生理功能主要有：细胞膜和细胞器膜的重要组成成分；转化为胆汁酸，促进脂类消化和吸收；类固醇激素和维生素 D 的前体物质。

人体内的胆固醇来源有两条途径，一是肝和小肠相关细胞可利用糖和脂肪的代谢中间产物自行合成，称“内源性胆固醇”，约占人体胆固醇总量的 75%。正常情况下体内合成量可自动调节，以保持平衡。二是来源于动物性食物所含的胆固醇，称“外源性胆固醇”，约占人体胆固醇总量的 25%。

植物不含胆固醇但含植物固醇。植物固醇广泛存在于蔬菜、水果等各种植物的细胞膜中，大豆、坚果、植物油中植物固醇的含量高，主要包括 β– 谷固醇、豆固醇、菜籽固醇等，总称为植物固醇，其与胆固醇结构相似。植物固醇在肠道内可以与胆固醇竞争，减少胆固醇吸收。

（2）脂肪酸

1）脂肪酸的种类。在天然脂肪中，脂肪酸的种类很多。脂肪酸是组成脂肪的基本单位，脂肪的性质和特点主要取决于脂肪酸。不同食物中的脂肪所含有的脂肪酸种类和含量不一样，自然界有 40 多种脂肪酸，可形成多种甘油三酯。

根据碳链的长度将脂肪酸分为短链脂肪酸（2 ~ 4 个碳原子）、中链脂肪酸（6 ~ 10 个碳原子）和长链脂肪酸（12 个以上碳原子）。根据脂肪酸的饱和程度，脂肪酸分为饱和脂肪酸（碳链中不含双键）、单不饱和脂肪酸（碳链中只含一个双键）和多不饱和脂肪酸（碳链中含有两个或两个以上双键）。一般而言，动物脂肪中饱和脂肪酸含量多，常温下呈固态，称为脂；植物脂肪中不饱和脂肪酸含量多，常温下呈液态，称为油。

根据空间构象，不饱和脂肪酸分为顺式脂肪酸和反式脂肪酸（TFA）。植物油的脂肪酸均属于顺式脂肪酸。顺式脂肪酸多为液态，熔点较低。反式脂肪酸多为固态或半固体，熔点较高。人工制造反式脂肪酸是对植物油进行氢化改性过程中产生的一种不饱和脂肪酸（改性后的油称氢化油）。由于氢化后的油脂具有熔点高、稳定性好、货架期长、风味独特、口感更佳等优点，且成本低，常以人造奶油、起酥油、煎炸油等产品的形式投放市场，长期过量食用氢化加工产生的反式脂肪酸可引起人体血脂代谢异常，增加低密度脂蛋白胆固醇含量，降低高密度脂蛋白胆固醇含量，从而增加心血管疾病发生的风险。也有报道显示，过量食用反式脂肪酸可能会增加糖尿病、肥胖等慢性疾病的患病风险。

2）必需脂肪酸

①种类。必需脂肪酸是指人体不可缺少而自身又不能合成，必须通过食物供给的脂肪酸。n–3 系列的 α– 亚麻酸和 n–6 系列的亚油酸是人体必需的两种脂肪酸。n–3 系列和 n–6 系列中的许多脂肪酸，如二十碳五烯酸（EPA）、二十二碳六烯酸（DHA）和花生四烯酸（ARA）也是人体不可缺少的脂肪酸，但人体可以利用 α– 亚麻酸和亚油酸来合成这些脂肪酸。

②生理功能

a. 磷脂的主要成分。缺乏这些必需脂肪酸会影响膜的功能，表现为上皮细胞功能异常、湿疹样皮炎、皮肤角化不全、创伤愈合不良、机体抵抗力减弱、心肌收缩力降低、血小板聚集能力增强、生长停滞等。

b. 参与胆固醇运输与代谢。如果缺乏必需脂肪酸，胆固醇就和一些饱和脂肪酸结合，不能在体内进行正常转运与代谢，并可能在血管壁沉积，形成动脉粥样硬化。适当补充必需脂肪酸，特别是 α– 亚麻酸，能降低 TC 和 LDL–C，从而有利于防治动脉粥样硬化。

c. 合成前列腺素的前体。

d. 参与精子的形成。膳食中长期缺乏必需脂肪酸，可导致不育症。

e. 维护视力。α– 亚麻酸的衍生物 DHA 是维持视网膜光感受器功能所必需的脂肪酸。α– 亚麻酸缺乏时，可引起光感受器细胞受损，视力减退。长期缺乏 α– 亚麻酸对调节注意力和认知过程也有不良影响。

（3）血浆脂蛋白的特性和生理功能

血脂不溶于水，血浆脂蛋白是其在血液中的运输形式。

1）血浆脂蛋白的分类。可将血浆脂蛋白分为乳糜微粒（CM）、极低密度脂蛋白（VLDL）、低密度脂蛋白（LDL）和高密度脂蛋白（HDL），其特性及功能见表 4–1–5。

表 4-1-5　血浆脂蛋白的特性及功能

分类	主要脂质	来源	功能
乳糜微粒（CM）	甘油三酯	小肠合成	将食物中的甘油三酯和胆固醇从小肠转运至其他组织
极低密度脂蛋白（VLDL）	甘油三酯	肝合成	转运甘油三酯至外周组织，经脂酶水解后释放游离脂肪酸
低密度脂蛋白（LDL）	胆固醇及胆固醇酯	VLDL 中甘油三酯经脂酶水解形成	胆固醇的主要载体，经 LDL 受体介导摄取被外周组织利用
高密度脂蛋白（HDL）	磷脂、胆固醇	主要由肝和小肠合成	促进胆固醇从外周组织移去，转运胆固醇至肝或其他组织再分布

2）血浆脂蛋白的组成。血浆脂蛋白主要由蛋白质、甘油三酯、磷脂、胆固醇及胆固醇酯组成。各类脂蛋白都含有这几类成分，但其组成比例及含量却大不相同。乳糜微粒颗粒最大，含甘油三酯最多，达 80% ~ 95%，含蛋白质最少，约 1%，故密度最小，血浆静置即可漂浮；VLDL 含甘油三酯也多，达 50% ~ 70%，但其蛋白质含量（约 10%）高于 CM，故密度较 CM 大；LDL 含胆固醇及胆固醇酯最多，40% ~ 50%；HDL 含蛋白质量最多，约 50%，故密度最大，颗粒最小。

（4）供给量与食物来源

1）供给量。随着年龄增长，脂肪供能的比例应逐步降低。根据《中国居民膳食营养素参考摄入量（2013 版）》，脂肪提供的能量为总能量的 20% ~ 30%，不主张限制胆固醇的摄入量。

2）食物来源。膳食脂肪主要来源于动物脂肪及植物种子。动物性食物以畜肉类脂肪含量最丰富，且以饱和脂肪酸为主。禽肉类脂肪含量较低，不饱和脂肪酸比畜肉类高。鱼类脂肪含量一般为 5% 左右，脂肪组成与畜肉明显不同，以不饱和脂肪酸为主；深海鱼的脂肪中还含有较多的 EPA 和 DHA。

植物油（椰子油、可可油、棕榈油除外）主要由不饱和脂肪酸组成，其中的单不饱和脂肪酸主要是油酸，其含量较高的有茶油（78.8%）、橄榄油（83%）、花生油（40.4%）等。必需脂肪酸中 n–6 系亚油酸广泛存在于植物油和坚果中，如花生油、大豆油、棉籽油、芝麻油、玉米油等，而 n–3 系 α– 亚麻酸仅存在于少数植物油中，如亚麻籽油、低芥酸菜籽油、核桃油等。

食物中的胆固醇主要来源于动物性食物，蛋黄、鱼子、鱿鱼、墨鱼、动物脑、动物内脏（如肝、肾）等胆固醇含量均较高。各种动物瘦肉的胆固醇含量相近，且含量不高。

磷脂在自然界的分布很广泛，所有动植物均含有卵磷脂。在脑、心、肾、肝、蛋黄等动物性食物以及大豆中卵磷脂含量较丰富。

3. 碳水化合物

碳水化合物也称糖类，是由碳、氢、氧三种元素组成的一类化合物，是人体能量的主要来源。

（1）碳水化合物的分类

营养学上一般将碳水化合物分为单糖、双糖、低聚糖和多糖四类。

1）单糖。常见的单糖有葡萄糖、果糖、半乳糖等。糖醇是单糖的重要衍生物，常见的有山梨醇、甘露醇、木糖醇、麦芽糖醇等，存在于天然水果、蔬菜中。

2）双糖。双糖是两个单糖通过脱水缩合由糖苷键相连而成的。常见的双糖有蔗糖、麦芽糖、乳糖等。

3）低聚糖。3～9 个分子的单糖聚合物称低聚糖，又称寡糖。低聚糖可分为麦芽低聚糖和杂低聚糖两类。水解产生的单糖都是葡萄糖的低聚糖，又称麦芽低聚糖，这一类低聚糖分解后变成单糖，被吸收后产生能量。

水解产生的单糖不止一种的低聚糖称杂低聚糖，也称功能性低聚糖，如大豆中的棉籽糖、水苏糖等。功能性低聚糖在胃和小肠不能被利用，但可在结肠被细菌发酵，分解成短链脂肪酸，促使益生菌群如双歧杆菌、乳酸菌等增殖，抑制致病菌和机会致病菌的生长，调节肠道菌群平衡。长期使用抗生素的患者服用功能性低聚糖可以预防真菌性肠炎。另外，肠道的酸性环境可以减少有害物质吸收。功能性低聚糖能促进肠蠕动，可以预防便秘和肠道肿瘤的发生。对肝硬化晚期患者，低聚果糖可以减少肠道氨的吸收，预防肝昏迷的发生。已经商品化的低聚糖有低聚果糖和低聚半乳糖。

4）多糖。含 10 个以上单糖分子的糖类称为多糖。多糖一般不溶于水，无甜味，不形成结晶，无还原性。多糖主要有淀粉、糖原、非淀粉多糖（包括纤维素、半纤维素等）以及活性多糖类，均由葡萄糖分子构成。

从营养学角度看，淀粉分为可以消化吸收且产生能量的淀粉和在小肠不能被消化吸收的抗性淀粉两大类。前者是能量的主要来源。抗性淀粉的生理功能类似于膳食纤维和功能性低聚糖的作用，存在于某些天然食品中。马铃薯、香蕉、大米等都含有抗性淀粉，特别是玉米的抗性淀粉含量高达 60%。

非淀粉多糖是植物细胞壁的重要组成成分，主要包括纤维素、半纤维素、果胶、树胶等。

糖原存在于动物组织中，是体内糖的储存形式，主要储存在肌肉和肝中。

活性多糖具有调节人体生理功能的作用，又称功能性多糖，具有降低血糖、降低血脂、降低血清过氧化脂质等功能。

（2）碳水化合物的生理功能

1）供给能量。碳水化合物是供给人体能量最主要、最经济的来源。每克葡萄糖在体内氧化可以产生 16.74 kJ（4.0 kcal）的能量。

2）构成机体组织细胞的成分。每个细胞都含有碳水化合物，主要以糖脂和糖蛋白的形式存在。例如，核糖和脱氧核糖是核酸的成分，糖脂是组成神经组织与细胞膜的重要成分。

3）解毒和保护肝。摄入充足的糖可促进肝糖原合成，有助于增强肝细胞的再生，促进肝的代谢，具有保护肝的作用。

4）节约蛋白质。机体需要的能量主要由碳水化合物提供。当膳食中碳水化合物供应不足时，机体为了满足自身对葡萄糖的需要，通过糖异生作用由蛋白质等产生葡萄糖，供给能量。蛋白质长期过度分解会对机体器官造成损害，因此摄入足够的碳水化合物可以节省这部分蛋白质的消耗。这种作用称为节约蛋白质作用。

5）抗生酮作用。当膳食中的碳水化合物供应严重不足，即每天摄入碳水化合物低于 50 g 时，或体内葡萄糖消耗过多时，体内脂肪加速分解为脂肪酸来供应能量。在这一代谢过程中，脂肪酸氧化而产生的酮体过多，过多的酮体不能及时被清除而在体内蓄积，就会导致酮症的发生。轻者仅血中酮体增高，尿中出现酮体，临床上可无明显症状；如血中酮体过多积聚，可导致酮症酸中毒。足量的碳水化合物的摄入可抑制上述过程。

（3）膳食纤维及其生理功能

膳食纤维是指提取的或合成的碳水化合物聚合物，其聚合度≥3DP，不能被人体小肠消化吸收且对人体有健康意义。膳食纤维包括纤维素、半纤维素、木质素、果胶、树胶和植物黏胶、藻类多糖等。另外，普遍认为功能性低聚糖（低聚果糖、低聚半乳糖等）、抗性淀粉也属于膳食纤维。膳食纤维主要来自植物细胞壁成分，按溶解性分为可溶性和不溶性膳食纤维。可溶性膳食纤维包括果胶、树胶、海藻多糖、部分半纤维素等。不溶性膳食纤维包括纤维素、木质素和一些半纤维素。

膳食纤维的生理功能包括：①改善肠道功能。膳食纤维的吸水膨胀性有利于增加食糜的体积，刺激胃肠道蠕动，促进排便，并软化粪便，防止便秘，减少粪便在肠道中的停留时间及粪便中有害物质与肠道的接触，从而减少和预防肠道疾病。②膳食纤维可以改善肠道菌群，维持体内的微生态平衡，有利于某些维生素的合成。③降低血糖及胆固醇、控制体重和减肥。膳食纤维能够延缓葡萄糖的吸收，推迟可消化性糖类如淀粉等的消化，避免进餐后血糖急剧上升，膳食纤维中的某些成分可结合胆固醇和胆酸，减少胆固醇吸收，有利于降低血清胆固醇。水溶性膳食纤维具有很强的吸水膨胀性能，既能增加饱腹感，又能减少对食物中脂肪的吸收，相对降低膳食的总能量，有利于控制体重和减肥。④预防恶性肿瘤。膳食纤维通过促进肠蠕动，减少粪便中有害物质在肠道的停留时间，从而避免对肠黏膜的损害。另外，膳食纤维可以促进益生菌生长，调节肠道微生态，从而预防肿瘤。研究表明，膳食纤维或富含膳食纤维的食物的摄入量与结肠癌危险性呈负相关。

（4）供给量与食物来源

根据《中国居民膳食营养素参考摄入量（2013 版）》，0 ~ 6 个月、7 ~ 12 个月婴儿碳水化合物的 AI 分别为 65 g/d、80 g/d。对于 1 岁以上人群，碳水化合物提供能量占总能量的可接受范围为 50% ~ 65%，其中添加糖不超过总能量的 10%。1 ~ 10 岁和成人总碳水化合物 EAR 为 120 g/d，11 ~ 17 岁为 150 g/d，孕妇为 130 g/d，乳母为 160 g/d。中国成人膳食纤维的特定建议值（SPL）为 25 g/d。

膳食中淀粉的主要来源是粮谷类食物。碳水化合物粮谷类含量为 60% ~ 80%，薯类含量为 15% ~ 29%。单糖和双糖的来源主要是糖果、甜食、水果、含糖饮料和蜂蜜。

4. 矿物质

人体内几乎含有自然界存在的所有化学元素。在这些元素中，除碳、氢、氧和氮主要以有机物的形式存在外，其余的统称为矿物质，又叫无机盐。目前能在人体中检测出的矿物质约有 70 种，其中含量占人体质量 0.01% 以上或膳食中摄入量大于 100 mg/d 的元素称为常量元素，有钙、磷、镁、钾、钠、氯、硫 7 种。还有一些元素在人体内含量甚微，占人体质量 0.01% 以下或膳食中摄入量小于 100 mg/d，这些元素称为微量元素。微量元素可分为三类：人体必需的微量元素；人体可能必需的微量元素；具有潜在毒性，但在低剂量时对人体可能必需的微量元素。目前认为人体必需的微量元素有 8 种，分别是铁、碘、锌、硒、铜、钴、铬和钼；人体可能必需的微量元素有 5 种，分别是锰、硅、镍、硼和钒；有潜在毒性，但在低剂量时对人体可能必需的微量元素是氟、铅、汞、铝、砷、锡、锂、镉等。

矿物质在体内多数以无机盐的形式存在，如 Na^+、K^+、Cl^- 等。部分以螯合物的形式存在，如血红素中的铁、维生素 B_{12} 中的钴等。

矿物质的特点：①矿物质在体内不能合成，必须从食物和饮用水中摄取。②矿物质在体内组织器官中的分布不均匀。③矿物质元素相互之间存在协同或拮抗效应。④部分矿物质元素需要量很少，生理需要量与中毒剂量的范围较窄，过量摄入易引起中毒。

（1）钙

钙是人体内含量最多的无机元素，其中 99% 的钙存在于骨骼和牙齿中，主要以羟磷灰石结晶［$Ca_{10}(PO_4)_6(OH)_2$］的形式存在；其余 1% 的钙，有一半与柠檬酸或蛋白质结合，另一半则以离子状态存在于软组织、细胞外液和血液中，称为混溶钙池，这部分钙与骨骼钙保持着动态平衡，维持体内细胞正常的生理功能。

1）生理功能

①构成骨骼和牙齿。钙是构成骨骼和牙齿的主要成分。骨骼中的钙在破骨细胞的作用下不断被释放，进入混溶钙池；而混溶钙池中的钙在成骨细胞的作用下又不断地沉积于骨骼，如此使骨骼不断更新。幼儿骨骼每 1～2 年更新一次，以后随着年龄增长，更新速度减慢。成年人骨骼每 10～12 年更新一次，而 40～50 岁以后，钙的溶出大于沉积，骨组织中的钙逐渐减少，骨质密度逐渐降低，易出现骨质疏松症，这种现象女性早于男性。骨量的一生变化如图 4–1–2 所示。

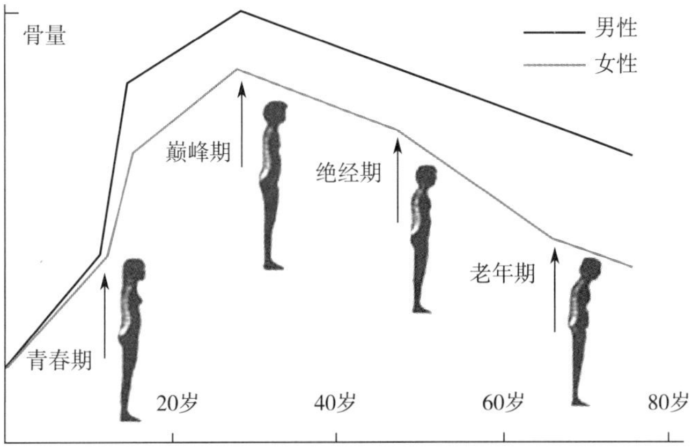

图 4–1–2　骨量一生变化曲线

②维持神经和肌肉活动。

③参与凝血过程。

④降低毛细血管的通透性。在机体发生过敏时，毛细血管通透性增大，引起血浆外渗，表现为斑丘疹；给予钙制剂，可降低毛细血管通透性，从而缓解过敏症状。

⑤促进体内某些酶的活性。体内某些酶如脂肪酶、蛋白酶、三磷酸腺苷酶、琥珀酸脱氢酶等都需要钙来激活。

⑥其他。钙离子还具有参与激素分泌、维持体液酸碱平衡等作用。

2）吸收。人体对钙的吸收主要在小肠。一般食物中钙的吸收率为 20%～60%，钙的吸收率受以下因素影响。

①机体的生理状态。钙的吸收率随年龄增长而下降，婴儿对钙的吸收率可达 60%～70%，儿童为 40%，普通成人降至 20%，老年人则更低。孕妇、乳母、婴幼儿对钙的需要量较大，钙吸收率远高于成年人。男性钙吸收率高于女性。

②钙的存在形式。食物和钙剂中的钙大多以化合物的形式存在，而人体只能吸收二价形式的离子钙。胃酸中的氢离子可把钙离子置换出来，使钙变成游离状态。离子状态下的钙是通过主动转运吸收的。

③维生素 D。维生素 D 首先在肝、肾中被羟化成 $1,25\text{-}(OH)_2\text{-}VitD_3$，$1,25\text{-}(OH)_2\text{-}VitD_3$ 能诱导产生钙结合蛋白，促进钙的吸收。

④肠道 pH 值。能降低肠道 pH 值或增加钙在肠道中溶解度的物质均能促进钙的吸收。乳糖可降低肠道 pH 值，与钙形成低分子的乳酸钙络合物，故有利于钙的吸收。某些氨基酸如精氨酸、赖氨酸、色氨酸等，可与钙形成可溶性的钙盐从而有利于钙的吸收。

⑤植酸、草酸。谷物中的植酸、某些蔬菜中的草酸均可与钙结合形成难溶的植酸钙和草酸钙，使钙的吸收率降低。

⑥膳食纤维。大量的膳食纤维能干扰钙的吸收，可能是其醛糖酸残基与钙结合所致。

⑦脂肪酸。脂肪消化不良时，未被吸收的脂肪酸与钙形成钙皂，也会影响钙的吸收。

⑧膳食钙磷比例。钙磷比例会影响钙的吸收，一般儿童以 2∶1 或 1∶1 为宜，成人以 1∶1 或 1∶2 为宜。磷含量过高时，可降低钙的吸收量。

⑨血钙的生理波动。人体的血钙水平在后半夜及清晨最低，同时为避免膳食因素的影响，口服补钙以早晨和临睡前服用为佳，这样可使钙剂得到充分吸收和利用。

3）缺乏与过量。钙在体内的储存量与膳食供给量正相关。我国居民钙的摄入量普遍较低，导致钙缺乏症较为常见。钙缺乏对不同年龄人群有不同影响，在青春期前的生长发育期表现为佝偻病，主要见于婴幼儿；成人表现为骨质软化症（多见于妊娠和哺乳期女性）和骨质疏松症。

钙摄入过多也有危害，主要表现为：①增加肾结石的风险；②引起乳碱综合征；③影响其他矿物质的吸收，如影响锌、铁、镁等的吸收。

4）供给量与食物来源。钙的供给量要考虑不同的生理条件。婴幼儿、儿童、青春期少年、孕妇、乳母均要增加钙的供给量，详见附表 3。

奶类食品含钙丰富，而且吸收率高，是钙的良好食物来源；水产中虾、蟹、海带等含钙高；植物性食物中，绿叶蔬菜和豆类、芝麻酱也是钙的重要来源。

（2）钾

钾是人体内一种重要的常量元素，人体内的钾主要存在于细胞内，约占总量的 98%，其余 2% 存在于细胞外。

1）生理功能

①参与细胞新陈代谢。

②维持细胞内正常渗透压。钾在细胞内构成相应的渗透压，使水留在细胞内。

③维持神经肌肉正常的生理功能。

④维持细胞内外的酸碱平衡。

2）吸收。钾主要在空肠和回肠吸收，吸收率为 90% 左右。人体每天的钾摄入量常大于细胞外液的总钾量，因此需肾将过多的钾排出，以免钾在体内潴留。机体每天最低的钾排出量在 10 mmol 以上，钾摄入不足也可导致缺钾。除肾外，粪便和汗液也可排出少量的钾。

3）缺乏和过量。血钾的正常值为 3.5～5.5 mmol/L。长期禁食或少食，频繁地呕吐、腹泻，长期使用排钾利尿剂等易引起钾缺乏。血钾过低常见的临床表现为口苦、食欲不振、恶心、呕吐、腹胀、肠麻痹；表情淡漠、软弱无力、四肢不同程度的弛缓性瘫痪，严重者呼吸肌麻痹，腱反射减弱甚至消失；心音低钝、心律失常、心电图异常等。

血钾过高常见于肾衰竭等疾病，严重的高钾血症（>6.5 mmol/L）可导致严重的心律失常并危及生命，需要紧急处理。

4）供给量与食物来源。根据《中国居民膳食营养素参考摄入量（2013 版）》，不同人群钾的 AI 和 PI 见附表 3。

大部分食物都含有钾，蔬菜和水果是钾的最好来源，富含钾的食物还有豆类、瘦肉、鱼类等。

（3）钠

人体的钠主要存在于细胞外液，其含量占总钠量的 44%～50%；骨骼中钠的含量也很高，可达 40%～47%；细胞内液中钠的含量很低，仅占 9%～10%。

1）生理功能

①调节体液与渗透压。

②维持酸碱平衡。

③影响神经、肌肉、心血管功能及能量代谢。

2）吸收。每日摄入的钠几乎全部在空肠和回肠吸收，主要从肾排出。钠与钙在肾小管内的重吸收过程中发生竞争，当摄入钠多时，会相应减少钙的重吸收，从而增加尿钙的排泄，同时，钠还可降低钙在骨骼中的沉积。钠还可从汗液中排出，在高温环境下，从事中等强度的劳动 4 h，可使人体丢失钠 7 ~ 12 g，因此，高温作业人群要注意钠等无机盐的补充。

3）缺乏与过量。正常情况下不会发生钠缺乏。肾对钠有强大的调节能力，能根据全身钠含量和饮食钠的摄入量调节钠的排出量，不会产生明显钠丢失，除非肾和肾外失钠（如由于消化液大量丢失、大量出汗）伴钠摄入不足。血清钠降低时可出现恶心呕吐、视力模糊、心率加速、血压下降、肌肉痉挛等症状，甚至昏迷、休克、急性肾功能衰竭而死亡。

长期高钠饮食是引发高血压的重要危险因素之一。

4）供给量与食物来源。根据《中国居民膳食营养素参考摄入量（2013 版）》，18 ~ 49 岁成人钠的 AI 为 1 500 mg/d，PI 为 2 000 mg/d。不同人群钠的 AI 和 PI 见附表 3。

钠广泛存在于各种食物中，一般动物性食物中钠的含量高于植物性食物。人体钠的主要来源为食盐（氯化钠），也可来源于味精（谷氨酸钠）、小苏打等。

（4）铁

铁是人体必需微量元素中含量最多的一种，成年人体内约 75% 的铁为功能性铁，主要存在于血红蛋白、肌红蛋白和含铁酶中；其余 25% 的铁是储存铁，以铁蛋白和含铁血黄素的形式存在于肝、脾和骨髓中。

1）生理功能

①维持正常造血功能，参与氧的运输和储存。红细胞的血红蛋白是氧的运输载体，铁在骨髓造血组织中进入幼红细胞，与卟啉结合形成血红素，后者再与珠蛋白结合成血红蛋白。缺乏铁时，由于血红蛋白合成不足，从而影响氧的运输。铁还参与肌红蛋白的合成，肌红蛋白也是一种含血红素的蛋白质，其基本功能是在肌肉组织中转运和储存氧。

②参与能量代谢。

③与某些金属酶的合成与活性密切相关。铁参与过氧化物酶、过氧化氢酶、单胺氧化酶等的合成，并与琥珀酸脱氢酶、细胞色素 C 还原酶等的活性密切相关。

④其他重要功能。催化 β– 胡萝卜素转化为维生素 A、参与嘌呤和胶原的合成、脂类转运及肝解毒等。缺铁还可导致身体内其他无机盐如锌、铜等的代谢障碍。铁与机体免疫功能有关，铁的过剩与铁的缺少均可使机体免疫力低下。

2）吸收。铁的吸收主要在十二指肠和空肠上段进行。无机铁以 Fe^{2+} 形式被吸收，络合物铁的吸收大于无机铁。对铁的吸收能力与机体对铁的需要有关，当机体缺铁时，机体吸收铁的能力增强。铁在酸性环境中易溶解而便于吸收。

膳食中的铁可分为血红素铁和非血红素铁两种。血红素铁主要存在于动物性食物中，可与血红蛋白、肌红蛋白中的卟啉结合，直接被肠黏膜细胞吸收，故吸收率一般可达 20% 以上。非血红素铁主要存在于植物性食物中，一般以 Fe^{3+} 形式存在。三价铁被还原为二价铁，或与某些物质形成络合物后才能被机体吸收。非血红素铁的吸收率一般只有 3%～5%。促进非血红素铁吸收的主要因素包括：维生素 C、维生素 A、胡萝卜素、维生素 B_2、果糖以及某些氨基酸等。维生素 C 除能与铁螯合促进铁的吸收外，还能在肠道内将三价铁还原为二价铁从而促进铁的吸收。膳食中的非血红素铁主要以三价铁的形式存在。抑制非血红素铁吸收的主要因素包括谷类和蔬菜中的植酸、草酸；茶叶中的鞣酸及多酚类物质等；胃酸缺乏和抗酸药物的使用会影响二价铁的形成，因而也阻碍铁的吸收。

3）缺乏和过量。铁缺乏是一种很常见的营养缺乏病。婴幼儿、孕妇和乳母对铁的需要量相对较大，尽管每天膳食中含铁量不低，但吸收率低，故易造成铁缺乏。青春期少女和育龄妇女因月经失血，也易处于铁缺乏状态。

缺铁性贫血最常见和最早出现的症状为疲乏、困倦、软弱无力；皮肤、黏膜苍白（一般观察睑结膜、手掌大小鱼际及甲床的颜色）；皮肤干燥、角化和萎缩，毛发易折与脱落；指甲不光整、扁平甲、反甲和灰甲；口角炎与舌炎、食欲减退、异食癖、腹部胀气、恶心、便秘等；心悸为最突出的症状之一。严重缺铁性贫血可引起心绞痛、心脏扩大、心力衰竭；头晕、头痛、耳鸣、注意力不集中、嗜睡等；还可出现晕厥，特别是老年患者。铁缺乏的婴幼儿和青少年常表现呆滞，对周围的事物不感兴趣，易烦躁，注意力不易集中，学习能力和记忆力下降；严重时可影响机体的正常生长发育。铁缺乏的女性常有月经失调，如闭经或月经过多；男女两性性欲减退。妊娠期妇女缺铁与早产、低体重儿及胎儿死亡有关。铁缺乏时机体抗感染能力降低，易患感染性疾病。贫血的临床分级见表 4–1–6。

表 4–1–6　贫血的临床分级

分级	血红蛋白 /（g/L）	临床表现
轻度	91～120	症状轻微
中度	61～90	体力劳动后感到心慌、气短
重度	31～60	卧床休息时也感到心慌、气短
极度	<30	常合并贫血性心脏病

正常膳食情况下不会出现铁过量的情况，铁摄入过量主要见于服用铁制剂者。

4）供给量与食物来源。根据《中国居民膳食营养素参考摄入量（2013 版）》，不同人群铁的参考摄入量见附表 4。

膳食中铁的良好来源为动物肝、动物全血、畜禽肉类和鱼类。此外，中药中桂圆、大枣、鹿茸、地黄、细辛、当归等含铁多。蛋类、牛奶及奶制品铁含量不高，且吸收率低。动物性食品铁的吸收率一般高于植物性食品。

（5）锌

锌主要存在于骨骼，其次存在于皮肤、肌肉、牙齿中。此外，人体的肝、肾、心、脑等器官也含有一定量的锌，尤以视网膜和前列腺为多。

1）生理功能

①维持机体正常代谢和促进生长发育。

②维持皮肤的正常功能。

③促进性器官和性功能的正常发育。

④促进食欲。

⑤促进维生素 A 的代谢和生理作用。锌在体内可促进视黄醛的合成和构型转化；参与肝中维生素 A 的动员，使血浆维生素 A 的浓度保持恒定，对于维持正常暗适应能力有重要作用。

⑥参与免疫功能。锌可维持免疫反应细胞的复制。

⑦与大脑组织发育和智力有关。

2）吸收。锌主要在小肠吸收。食物中锌的吸收率一般为 20% ~ 30%。

3）缺乏和过量。锌存在于各种食物中，一般情况下膳食中的锌完全可以满足人体对锌的基本需求而不会引起缺乏。但国内孕妇及儿童锌缺乏发生率高达 30%。发生原因主要有：①摄入不足。这是儿童锌缺乏的主要原因。营养不良、特别是长期缺少动物性食物者易致锌缺乏；肠道吸收不良可见于脂肪泻、肠炎等疾病；长期进食含有过多植酸或纤维素的食物，均可影响锌的吸收利用，“伊朗乡村病”就是食物中含较多的植酸而影响锌的吸收所致。②需要量增加。生长发育期的儿童、青少年及孕妇、乳母对锌的需求量增大。③丢失过多。常见于慢性失血、溶血（红细胞内有大量的锌，随红细胞破坏而丢失），长期多汗、损伤（创伤、烧伤的渗出液含锌），肝肾疾病、糖尿病及使用利尿剂等（尿中锌排泄量增加），长期使用螯合剂如 EDTA、青霉胺等药物（与锌形成不溶性复合物），单纯牛奶喂养者（牛奶内有干扰锌吸收的络合物）。

锌缺乏的临床表现主要有：①生长发育障碍。②性发育障碍。③味觉、嗅觉、视觉发育障碍。④影响皮肤。容易出现复发性口腔溃疡、痤疮、皮肤干燥粗糙等症状。

⑤肠原性肢体皮炎。

日常膳食不会导致锌的过量。

4）供给量与食物来源。根据《中国居民膳食营养素参考摄入量（2013 版）》，不同人群锌的参考摄入量见附表 4。

锌主要来源于动物性食物，贝壳类海产品、畜肉、动物内脏等都是锌的良好来源。另外，干果类、谷类胚芽等也富含锌。中药中补骨脂、杜仲、何首乌、人参、五味子、山药等含锌较多，蔬菜、水果中锌的含量较低。

（6）碘

碘是人体必需的微量元素之一。人体中甲状腺的含碘量最高，占全身碘含量的 70%～80%。甲状腺的碘以一碘酪氨酸、二碘酪氨酸、三碘甲状腺原氨酸（T3）和甲状腺素（T4）的形式存在，其余的碘分布于皮肤、骨骼、淋巴结和脑组织中。

1）生理功能。碘的生理作用主要通过甲状腺素来完成。甲状腺素的主要生理功能如下。

①促进生物氧化。甲状腺素能调节能量的转换，促进能量物质合成与分解，调节蛋白质、碳水化合物和脂肪代谢。当蛋白质摄入不足时，甲状腺素促进蛋白质合成；但当摄入蛋白质充足时，甲状腺素可促进蛋白质分解。它可促进糖和脂肪代谢，包括促进三羧酸循环和生物氧化，促进糖的吸收，加速肝糖原分解，促进周围组织对糖的利用；通过肾上腺素促进脂肪的分解和氧化；等等。

②促进生长发育。甲状腺素有促进蛋白质合成的作用，对人体的生长发育具有重要意义；还能促进神经系统的发育、组织的发育和分化，这些作用对胚胎发育期和出生后的早期发育尤为重要。

③调节组织中的水盐代谢。甲状腺素缺乏时可引起组织内水钠潴留，从而导致黏液性水肿。

④促进维生素的吸收和利用。甲状腺素能促进烟酸的吸收和利用，促进胡萝卜素转变为维生素 A。

2）吸收。食物中的碘进入胃肠道后吸收迅速，3 h 内可完全被吸收，并迅速转运至全身各组织中，但只有甲状腺能利用碘合成甲状腺素。

3）缺乏与过量。碘缺乏病的主要原因是环境性缺碘，通过生物链的作用可导致生活在该地区的人群缺碘。不同时期碘缺乏病的临床表现如下。

①胎儿期。胎儿期缺碘会出现流产、死胎、先天畸形，导致围产期和婴幼儿期死亡率增高。胎儿期或出生不久即已发生的甲状腺功能减退症，可导致呆小病（又称克汀病），这是胚胎期缺碘所致。

②新生儿期。新生儿期缺碘会导致新生儿甲状腺肿、甲状腺功能减退，严重者可致呆小病。

③儿童期和青春期。儿童期和青春期缺碘主要表现为甲状腺肿、青春期甲状腺功能减退、亚临床型呆小病、单纯聋哑等，最严重为呆小病。

④成人期。成人期缺碘主要表现为甲状腺肿，称为地方性甲状腺肿。严重缺碘可引起甲状腺功能减退。从 1993 年开始，我国采用食盐加碘的措施来改善人群碘缺乏的状况。

碘过量会增加甲状腺疾病的发生风险，如高碘甲状腺肿、高碘性甲亢等。

4）供给量与食物来源。根据《中国居民膳食营养素参考摄入量（2013 版）》，不同人群碘的参考摄入量见附表 4。

海产品如海带、紫菜、鱼类等含碘丰富，是碘的良好食物来源。动物性食物碘的含量大于植物性食物。加碘盐是我国居民主要膳食碘的来源。

（7）硒

硒是人体必需的微量元素。硒广泛分布在所有的组织和器官中，肝、胰、肾、心、脾、牙釉质和指甲中浓度较高，脂肪组织中硒的浓度最低。

1）生理功能

①抗氧化。硒是谷胱甘肽过氧化物酶的组成成分，该酶能促进过氧化物（如过氧化氢、超氧阴离子、脂酰游离基等）还原为羟基化合物，从而保护细胞膜及组织免受过氧化物损伤，以维持细胞的正常功能。

②促进生长、保护视觉器官及抗肿瘤。

③保护心血管和心肌。硒能降低心血管病的发病率，保护心肌，我国以心肌损害为特征的克山病与缺硒有密切关系。

④解毒。

⑤增强免疫力。

2）缺乏与过量。缺硒与克山病的发生有关，临床上可见其主要症状为心脏扩大、心力衰竭或心源性休克、心律失常、心动过速或过缓，严重时可有房室传导阻滞、期前收缩等。实验室检查可见血硒和谷胱甘肽过氧化物酶活力下降。大骨节病是以发育期的儿童软骨变性坏死为主要病理特征的地方病。此种病区常与克山病区重叠，其发病率也与硒含量呈负相关，补硒可预防并有一定的疗效。硒过量会导致中毒，中毒症状为指甲变形、头发脱落、肢端麻木、抽搐，严重者偏瘫、死亡。

3）供给量与食物来源。根据《中国居民膳食营养素参考摄入量（2013 版）》，不同人群硒的参考摄入量见附表 4。

海产品和动物内脏是硒的良好食物来源，鱼子酱、海参、牡蛎、蛤蜊和动物脏、肾等含硒丰富。黄芪、母乳含硒多。食物的硒含量随地区不同而异。

5. 维生素

维生素是维持人体生命活动所不可缺少的一类营养素，在机体的物质代谢和能量代谢中起着十分重要的作用。

维生素的共同特点：存在于天然食物中；在机体内不提供能量；一般不是机体的构成成分；机体只需要极少的数量即可满足维持正常生理功能的需要，但绝对不可缺少；虽然机体自身可合成部分维生素，但合成量一般不能充分满足机体需要，所以必须经常由食物供给。

根据维生素的溶解性可将其分为两大类，即脂溶性维生素和水溶性维生素。

脂溶性维生素是指不溶于水而溶于脂肪及有机溶剂的维生素，包括维生素 A、维生素 D、维生素 E 和维生素 K。除一般维生素的特点外，脂溶性维生素的共同特点有：在食物中它们经常与脂类共存，其吸收与脂类的吸收有关；与其他脂类一起储存于脂肪组织中，通过胆汁缓慢排出体外；长期过量摄入会在体内积累而导致中毒，但若摄入不足会缓慢出现缺乏症状；用一般血液指标不易查出短期缺乏。

水溶性维生素是指可溶于水的维生素，主要有 B 族维生素和维生素 C。B 族维生素包括维生素 B_1、维生素 B_2、维生素 B_6、维生素 B_{12}、烟酸、叶酸、泛酸等。除一般维生素的特点外，水溶性维生素的共同特点有：①一般以前体形式存在于天然食物中，易溶于水，排泄率高，绝大多数随尿液排出；在体内仅有少量储存，大剂量摄入不会发生蓄积，毒性小。②大多数以辅酶或辅基的形式参加各种酶的催化反应，参与机体糖、蛋白质、脂肪等多种物质的代谢及能量代谢。③用血或尿样中的标记物可检测其代谢状况。④若摄入不足，可较快地出现缺乏表现。

维生素缺乏的原因包括以下几种。

①摄入不足。食物本身含量不高，或人为因素导致破坏，或膳食不平衡等引起的摄入不足是维生素缺乏的主要原因。在运输、加工、烹调和储存过程中，均会引起食物中维生素特别是水溶性维生素的破坏和丢失。膳食不平衡会导致维生素缺乏，如素食者易缺乏维生素 A、维生素 D 和维生素 B_{12}。

②需要量增加。妊娠期与哺乳期妇女、生长发育期儿童、特殊生活环境中人群易患维生素缺乏症；某些疾病（长期发热、慢性消耗性疾病）以及服用某些药物如异烟肼、避孕药等，均可引起维生素缺乏。

③吸收不良。患消化系统疾病如慢性腹泻等会影响维生素的吸收利用；膳食中脂

肪含量低，会影响脂溶性维生素的吸收。

维生素缺乏在体内是一个渐进过程。因此，轻度缺乏虽然不出现临床表现，但会引起人体抵抗力下降和劳动效率下降；当长期缺乏达到一定程度时，机体则会出现相应的临床表现。补充维生素应以合理膳食为主，不可盲目地补充维生素制剂和相关保健品，应在医生和营养师的指导下给予适当补充。

（1）维生素 A 及胡萝卜素

维生素 A 又称视黄醇，它是一类具有视黄醇生物活性的物质，包括动物性食物来源的维生素 A_1 和维生素 A_2。维生素 A 耐高温和耐酸碱，但高温、光照条件下易被氧化。

类胡萝卜素是一类重要的天然色素的总称，属于萜类化合物，普遍存在于植物、真菌、藻类中的黄色、橙红色或红色的色素之中。类胡萝卜素有 600 多种，如 α- 胡萝卜素、β- 胡萝卜素、γ- 胡萝卜素、叶黄素、玉米黄素、番茄红素及 β- 隐黄素等。α- 胡萝卜素、β- 胡萝卜素、γ- 胡萝卜素可在人体内转化为维生素 A，因此被称为维生素 A 原。其中，β- 胡萝卜素的转换率最高，但其易在光照和加热时发生氧化反应。

1）生理功能

①构成视觉细胞内的感光物质，维持正常暗视觉。

②参与糖蛋白的合成，维持上皮细胞的完整性和机体免疫力。当维生素 A 缺乏时，会引起糖蛋白合成异常，使上皮组织干燥、增生和角化。免疫球蛋白也是糖蛋白，当体内维生素 A 缺乏时，机体免疫功能降低。

③促进生长发育。促进蛋白质的生物合成和骨细胞的分化，促进机体的生长和骨骼的发育，婴幼儿缺乏维生素 A 会出现生长发育迟缓或停止。孕妇缺乏维生素 A 会直接影响胎儿发育，甚至导致死胎。

④抑制肿瘤生长。

⑤促进铁吸收。

⑥ β- 胡萝卜素的功能。除可转化为维生素 A 外，β- 胡萝卜素在体内能直接清除自由基，具有抗氧化作用。

2）缺乏与过量

①缺乏可导致的疾病。夜盲症、眼干燥症、皮肤改变、生长发育迟缓、免疫和生殖功能下降等，增加发生缺铁性贫血的风险。

②过量可导致的疾病。a. 急性中毒。症状为恶心、呕吐、眩晕、视物模糊、肌肉活动失调等。婴儿可出现厌食、乏力、嗜睡等症状。b. 慢性中毒。表现为头痛、脱发、肝脾肿大、皮肤瘙痒和干燥等；可引起流产或胎儿畸形；绝大多数维生素 A 中

毒是由于服用过量的维生素 A 制剂（如鱼肝油）所致，食用大量动物肝脏也可导致中毒。

大量摄入富含胡萝卜素的食物，可出现皮肤变黄，但一般不会产生毒副作用，停止食用后，上述现象会慢慢消失。

3）供给量与食物来源。根据《中国居民膳食营养素参考摄入量（2013 版）》，不同人群维生素 A 的参考摄入量见附表 5。

维生素 A 的良好来源是各种动物肝脏、鱼肝油、鱼子、奶类、鸡蛋等。

植物性食物提供类胡萝卜素，其中 β- 胡萝卜素在深绿色或红黄色的蔬菜和水果中含量丰富，如胡萝卜、菠菜、红心红薯、芒果、辣椒、柿子等。

（2）维生素 D

维生素 D 又称为抗佝偻病维生素，为脂溶性维生素，易溶于脂肪和有机溶剂，在碱性条件下对热稳定，如在 130 ℃加热 90 min，仍能保持其活性，故在加工烹调中一般不易被破坏，但光及酸能促使其异构化。维生素 D 的油溶液加抗氧化剂后稳定。

1）生理功能。1,25-（OH）$_2$-VitD_3 是维生素 D 的活性形式，作用于小肠、肾、骨等靶器官。维生素 D 的生理功能表现在以下几个方面。

①调节血钙平衡。维生素 D_3 与甲状旁腺素、降钙素共同调节血钙平衡。血钙浓度低时，诱导甲状旁腺素分泌，甲状旁腺素促使 25-（OH）-VitD_3 转化为有活性的 1,25-（OH）$_2$-VitD_3，使未成熟的破骨细胞转变成成熟的破骨细胞，骨钙溶出增加，并释放钙进入血液；同时，它促进远端肾小管对钙的重吸收，抑制近端肾小管对磷的重吸收，使血钙水平升高。当血钙升高时，降钙素分泌增加，降钙素可抑制破骨细胞的活性，抑制骨吸收，阻止钙从骨中游离出来；同时，降钙素可抑制近端肾小管对钙的重吸收，从而降低血钙水平。

②促进小肠钙和磷的吸收转运。

2）缺乏与过量。日光照射不足和膳食供给不足是导致维生素 D 缺乏的主要原因。婴幼儿缺乏维生素 D 会引起佝偻病；孕妇、乳母和老人缺乏维生素 D 会引起骨质软化症和骨质疏松症。

通常人体自身合成和膳食维生素 D 来源不会导致过量。服用维生素 D 滴剂过量时，轻度中毒的主要表现为：消化道症状（食欲不振、恶心、呕吐、便秘或腹泻交替出现）、头痛、口渴、多尿、发热、皮肤瘙痒、肌肉乏力、关节疼痛等。中、重度中毒的主要表现为：由于钙可在软组织内（如心、血管、肾小管等）沉积，以致发展成动脉、心肌、肺、肾、气管等软组织转移性钙化。

3）供给量与食物来源。我国居民维生素 D 的参考摄入量见附表 5。

维生素D的主要来源是人体自身皮肤合成。经常晒太阳是人体获得充足的维生素D_3的最好来源，如婴儿暴露面部和前臂，每天户外活动2 h，可获得充足的维生素D。

含脂肪高的海鱼和鱼卵、动物肝脏、蛋黄等均是维生素D良好的食物来源。鱼肝油是维生素D的丰富来源，可作为婴幼儿摄入维生素D的补充剂。瘦肉和奶中维生素D含量较少，故许多国家在鲜奶和婴儿配方食品中强化维生素D。植物类食物不含维生素D。

（3）维生素E

维生素E又名生育酚，是指具有α–生育酚生物活性的一类物质。

1）生理功能

①抗氧化作用。维生素E是体内最重要的抗氧化剂。

②促进生殖。维生素E缺乏时会出现睾丸萎缩和上皮细胞变性，导致孕、育异常。但人类尚未发现因维生素E缺乏所致的不孕不育症。临床上常用维生素E治疗先兆流产和习惯性流产。

③提高免疫能力。能保护T淋巴细胞，从而提高人体免疫功能。

④抗肿瘤。

⑤抑制血小板聚集。

⑥保护红细胞。

⑦降低胆固醇水平。

2）缺乏与过量。维生素E缺乏症较为少见。维生素E缺乏多见于早产儿，可导致早产儿发生溶血性贫血。成年人发生维生素E缺乏大都是脂肪吸收不良的疾病所致。

在脂溶性维生素中，维生素E的毒性相对较小，每天摄入800 mg α–TE以上有可能出现中毒症状，如肌无力、视物模糊、恶心、腹泻等。过多的维生素E还会影响血液凝固，增加脂肪在肝中的沉积，影响其他脂溶性维生素的吸收等。

3）供给量与食物来源。根据《中国居民膳食营养素参考摄入量（2013版）》，不同人群维生素E的AI见附表5。

维生素E广泛存在于动植物食物中。麦胚、大豆、坚果和植物油（橄榄油、椰子油除外）维生素E含量丰富；我国居民日常膳食中摄入的维生素E中约70%来自植物油，其余来自谷物，水果和蔬菜，鱼、肉类动物性食物；动物油脂中几乎不含维生素E。

（4）维生素K

维生素K是指含有2–甲基–1,4–萘醌的一类化合物。维生素K_1（叶绿醌）来源于植物，是维生素 K 的重要来源。此外，人体肠道细菌还可以合成维生素 K_2（甲萘醌），是维生素 K 的主要来源。维生素 K 对热、酸较稳定，但对碱不稳定；可被空气缓慢氧化而分解，遇光很快被破坏，因此应避光密闭保存。在正常烹调过程中损失很少。

1）生理功能

①参与凝血过程。

②参与骨骼代谢。骨有机质中 20% 为骨钙蛋白（骨钙素 BGP），在骨钙蛋白形成过程中，维生素 K 为重要辅酶，维生素 K 可以促进成骨细胞合成骨钙蛋白，同时促进其 γ- 羧基谷氨酸化，从而促进羟基磷灰石向骨内沉积；维生素 K 可直接抑制破骨细胞活性，从而抑制骨吸收；骨组织对钙的有效利用依赖于骨胶原蛋白，维生素 K 可促进骨胶原蛋白合成。老年人的骨密度和维生素 K 水平呈正相关，研究显示，经常摄入大量绿色蔬菜的妇女，其骨折的发生率要比食用较少绿色蔬菜的妇女低。

2）缺乏与过量。维生素 K 缺乏易引起低凝血酶原血症，临床表现为出血。由于新生儿肠道内尚无足够的细菌合成维生素 K，母乳中维生素 K 的含量又很少，不能满足新生儿的机体需要，因此部分早产儿容易在出生后数周内出现维生素 K 缺乏症，严重者可发生颅内出血导致死亡。

正常膳食来源的维生素 K 不产生毒性，但服用大剂量人工合成的维生素 K 可能会发生中毒，尤其是婴幼儿和孕妇，会引起溶血等。

3）供给量与食物来源。我国不同人群维生素 K 的 AI 见附表 5。

维生素 K 广泛分布于动植物食物中，绿叶蔬菜是维生素 K 最好的食物来源，动物肝脏、乳酪也是较好的来源，但水果、谷类中维生素 K 含量相对较少。

（5）维生素 B_1

维生素 B_1 又称硫胺素、抗神经炎因子。维生素 B_1 在酸性环境中比较稳定，加热不易分解，但在碱性溶液中极不稳定，易被氧化而失去活性；紫外线可使维生素 B_1 分解。

1）生理功能

①辅酶功能。硫胺素焦磷酸（TPP）是维生素 B_1 的主要辅酶形式，是碳水化合物代谢时所必需的辅酶，在体内参与 α- 酮酸的氧化脱羧反应和磷酸戊糖途径的转酮醇作用，从而影响能量代谢。在正常情况下，神经组织主要靠糖的有氧氧化供能，维生素 B_1 缺乏会导致糖的有氧氧化受阻，机体供能不足，可影响神经细胞膜鞘磷脂合成，导致末梢神经炎及其他神经病变。

②非辅酶功能。维生素 B_1 在维持神经、肌肉特别是心肌的正常功能方面有明显的

作用。维生素 B_1 有抑制胆碱酯酶活性的作用，缺乏维生素 B_1 时此酶活性过高，乙酰胆碱（神经递质之一）大量破坏使神经传导受到影响，可造成胃肠蠕动缓慢、消化液分泌减少，以致食欲不振、消化不良等。

2）缺乏与过量。维生素 B_1 缺乏症又称脚气病，一般将其分为成人脚气病和婴儿脚气病两类。

①成人脚气病。成人脚气病分为干性脚气病和湿性脚气病。

a. 干性脚气病。该病以多发性神经炎症状为主，肢体倦怠无力、感觉异常（肢体麻痹、针刺样或烧灼样疼痛）、肌肉酸痛（腓肠肌为主）。呈上升性、对称性，多先发生于下肢，脚趾麻木，呈袜套状分布。神经系统症状还表现为烦躁不安、容易激动、头痛等。消化道症状为食欲不振、恶心、呕吐、腹痛、腹泻或便秘、腹胀。

b. 湿性脚气病。该病以水肿和心脏症状为主，由于维生素 B_1 缺乏导致心血管系统功能障碍，出现心悸、心律失常、心前区疼痛、水肿等症状。

②婴儿脚气病。婴儿脚气病常见于出生 2～5 个月的婴儿，且多是患有维生素 B_1 缺乏症的乳母所喂养的婴儿，发病突然，病情急。早期表现为食欲不振、呕吐、心动过速、气促，严重时可出现紫绀、心脏扩大、心力衰竭，常在症状出现 1～2 d 突然死亡。

维生素 B_1 对肾功能正常者几乎无毒性。摄入超过 RNI100 倍剂量的维生素 B_1 可出现头痛、心律失常等中毒表现，但十分少见。

3）供给量与食物来源。维生素 B_1 是人体能量代谢，特别是糖代谢所必需的，故人体对维生素 B_1 的需要量通常与摄取的能量有关。当人体的能量主要来源于糖类时，维生素 B_1 的需要量大。我国居民维生素 B_1 的参考摄入量见附表 6。

维生素 B_1 主要存在于谷皮、糊粉层和胚芽中，膳食主要来源为未经精加工的谷类食物。杂粮、坚果及豆类中维生素 B_1 含量较高，瘦肉、动物内脏中也较丰富，而蛋类、乳类中维生素 B_1 含量较低。谷类的加工、食物的烹调（如加碱）等对维生素 B_1 有明显影响。某些鱼类及软体动物体内含有硫胺素酶，生吃可以造成食物中维生素 B_1 的损失。

（6）维生素 B_2

维生素 B_2 又称核黄素，呈棕黄色，水溶性较差，故临床应用的维生素 B_2 多采用口服而非静脉注射。维生素 B_2 在中性和酸性溶液中对热稳定，在碱性条件下易分解。游离维生素 B_2 对光特别是紫外线敏感。食物中的维生素 B_2 多以结合型（辅酶衍生物的形式）存在，结合型维生素 B_2 对光稳定。

1）生理功能

①参与体内生物氧化与能量代谢。

②参与烟酸和维生素 B_6 的代谢。黄素腺嘌呤二核苷酸（FAD）和黄素单核苷酸还原酶（FMN）作为辅基参与色氨酸转化为烟酸、维生素 B_6 转化为磷酸吡哆醛的过程。

③参与机体的抗氧化防御体系。

④与铁吸收、储存及动员有关。

2）缺乏与过量。维生素 B_2 缺乏的主要表现称为口腔 – 生殖综合征：①眼部症状。怕光、流泪、视物模糊、结膜充血、角膜周围增生等。②唇炎、口角炎、舌炎等。唇炎表现为微肿、脱屑、开裂，口角炎为口角呈乳白色、糜烂，舌炎则表现为疼痛、肿胀及“地图舌”等。③皮肤炎症。鼻翼两侧皮肤常见脂溢性皮炎，阴囊炎也较为常见。

维生素 B_2 缺乏还可影响铁的吸收，导致儿童缺铁性贫血。妊娠期缺乏核黄素可致胎儿骨骼畸形。

过量摄入维生素 B_2 一般不会引起中毒。

3）供给量与食物来源。维生素 B_2 的需要量随能量需要量的增加而增加。我国居民维生素 B_2 的参考摄入量见附表 6。

维生素 B_2 广泛存在于植物与动物性食物中，动物性食物中维生素 B_2 含量比植物性食物中维生素 B_2 含量高，肝、肾、心、蛋黄和乳类中维生素 B_2 含量特别丰富，大豆和绿叶蔬菜也含有一定数量的维生素 B_2。谷类的加工、食物的烹调（如加碱）等对维生素 B_2 有明显影响。

（7）维生素 B_{12}

维生素 B_{12} 又称钴胺素，是唯一含有金属元素的维生素。维生素 B_{12} 易溶于水和乙醇；在弱酸（pH 值 4.5 ~ 5.0）环境中稳定，在强酸（pH 值 <2）和强碱环境中容易分解；遇热可有一定程度破坏，但在短时间高温下损失小；遇氧化剂、紫外线或强光易被破坏。维生素 B_{12} 必须与胃的内因子结合，在回肠被吸收。

1）生理功能。维生素 B_{12} 在体内以甲基 B_{12}（甲基钴胺素）和辅酶 B_{12}（5– 脱氧腺苷钴胺素）两种形式参与生化反应。甲基 B_{12} 作为甲硫氨酸合成酶的辅因子，与叶酸一起参与转甲基反应，使同型半胱氨酸甲基化形成甲硫氨酸，可促进蛋白质的合成；如甲基 B_{12} 缺乏，会影响四氢叶酸的再生，使组织中的游离四氢叶酸含量减少，不能被重新利用来转运一碳单位，影响嘌呤和嘧啶的合成，最终导致核酸合成障碍，影响细胞分裂，临床表现为巨幼红细胞贫血。维生素 B_{12} 是一种脂肪酸合成酶的辅酶，缺乏会影响脂肪酸的合成，导致神经髓鞘生成异常。维生素 B_{12} 参与神经组织中一种脂蛋白的形成，缺乏维生素 B_{12} 时，可引起神经障碍、脊髓变性，并可引起严重的精神症状。维生素 B_{12} 还参与脂肪、碳水化合物及蛋白质的代谢，对婴幼儿的生长发育有重要作用。

2）缺乏与过量。维生素 B_{12} 缺乏偶见于有严重吸收障碍疾病、胃大部分切除术后及长期素食者。维生素 B_{12} 缺乏临床特点为巨幼红细胞贫血和高同型半胱氨酸血症；维生素 B_{12} 缺乏还可引起弥漫性的神经脱髓鞘。小儿缺乏维生素 B_{12} 的早期表现是情绪异常、表情呆滞、反应迟钝，后期出现贫血。

膳食中摄入大量维生素 B_{12} 无不良反应。

3）供给量与食物来源。我国居民维生素 B_{12} 的参考摄入量见附表 6。

维生素 B_{12} 广泛存在于动物性食品中，主要来源为畜禽鱼肉类、动物内脏、贝壳类及蛋类，乳及乳制品中含量少。植物性食物基本上不含维生素 B_{12}，但自然界中的维生素 B_{12} 都是微生物合成的，因此经发酵的豆制品维生素 B_{12} 含量丰富。

（8）维生素 PP

维生素 PP 又名烟酸、尼克酸、抗癞皮病因子。色氨酸是烟酸的前体，在体内可转化为烟酸。烟酸溶于水和乙醇，对酸、碱、光、热均稳定，一般烹调对其破坏甚少。

1）生理功能。烟酰胺（由烟酸转化而来）是构成辅酶Ⅰ和辅酶Ⅱ的重要成分，二者均为脱氢酶的辅酶，在体内参与碳水化合物、脂肪和蛋白质的合成与分解，与 DNA 复制、修复和细胞分化有关；参与脂肪酸、胆固醇及类固醇激素的生物合成。大剂量的烟酸还有降低血甘油三酯、总胆固醇以及扩张血管的作用。

2）缺乏与过量。烟酸缺乏时，会引起烟酸缺乏症，俗称癞皮病，典型症状是皮炎、腹泻和痴呆。癞皮病早期表现为食欲不振、体重减轻、失眠、疲劳、记忆力减退，随后出现皮肤、消化系统和神经系统症状。

临床上采用大剂量烟酸治疗血脂异常患者时，可能会引起不良反应，主要表现为黄疸、转氨酶升高等肝功能异常以及葡萄糖耐量的变化。

3）供给量与食物来源。我国居民烟酸参考摄入量见附表 6。

烟酸广泛存在于各种食物中，动物性食物以烟酰胺为主，植物性食物以烟酸为主。烟酸和烟酰胺在肝、肾、瘦肉、鱼及花生中含量丰富。玉米中烟酸含量也不低，但主要为结合型，不能被人体吸收利用，烹调时如加碱（小苏打等）处理，能使结合型烟酸分解为游离型，可被机体利用。

（9）叶酸

叶酸又称蝶酰谷氨酸，由蝶啶、对氨基苯甲酸和 L– 谷氨酸组成。叶酸微溶于水，不溶于乙醇、乙醚等有机溶剂，其钠盐易溶于水。叶酸对热、光线、酸均不稳定，食物烹调加工后叶酸的损失率可达 50%～90%。

1）生理功能。叶酸在体内的活性形式是四氢叶酸，它是体内重要生化反应中一碳单位的载体。叶酸在嘌呤、胸腺嘧啶的合成、甘氨酸与丝氨酸的相互转化、组氨酸向谷氨酸转化以及同型半胱氨酸向甲硫氨酸转化的过程中充当一碳单位的载体。因此，叶酸不仅可以通过腺嘌呤、胸腺嘧啶影响 DNA 和 RNA 的合成，而且还可以通过甲硫氨酸代谢影响血红蛋白的合成。

2）缺乏与过量。叶酸缺乏可引起：①巨幼红细胞贫血。②对胎儿的影响。孕妇怀孕早期缺乏叶酸可导致胎儿发生神经管畸形，孕前 3 个月开始补充叶酸可明显降低胎儿神经管畸形的发生率。③对孕妇的影响。叶酸缺乏还使孕妇先兆子痫、胎盘早剥的发生率增高。④高同型半胱氨酸血症。高同型半胱氨酸血症是引起动脉粥样硬化的危险因素之一。⑤癌症。叶酸缺乏与结肠癌、直肠癌、乳腺癌及宫颈癌的发生有关。

大剂量服用叶酸可能产生毒副作用，如影响锌的吸收等。

3）供给量与食物来源。根据《中国居民膳食营养素参考摄入量（2013 版）》，我国居民叶酸的参考摄入量见附表 6。

叶酸含量丰富的食物有动物肝和肾、禽肉及蛋类、坚果、谷类，叶酸也富含于新鲜水果、绿叶菜等中。

（10）维生素 C

维生素 C 又称抗坏血酸。维生素 C 溶于水，不溶于乙醇和脂肪，极易氧化，在铜离子存在或碱性条件下易被破坏，在酸性条件下较稳定。

1）生理功能

①促进胶原组织的合成。胶原细胞是体内的结缔组织、骨及毛细血管的重要构成成分。当缺乏维生素 C 时，羟化酶活性下降，胶原纤维合成受阻，致使伤口愈合缓慢、血管壁脆性增强、牙齿易松动等。

②抗氧化作用。

③参与机体的造血机能。维生素 C 可使铁在消化道中处于亚铁状态，提高机体对铁的吸收，预防营养性贫血。另外，维生素 C 还具有将叶酸转变成活性型（四氢叶酸）的能力，对预防巨幼红细胞贫血有积极意义。

④预防恶性肿瘤。维生素 C 可清除自由基和阻止某些致癌物的形成，所以多食用富含维生素 C 的蔬菜和水果，可降低胃癌及其他恶性肿瘤发生的危险性。

2）缺乏与过量。维生素 C 缺乏可致维生素 C 缺乏症；可致胶原合成受阻，出现伤口愈合不良、骨骼有机质形成不良等表现；还会影响铁的吸收导致贫血。

维生素 C 的应用非常广泛，因此滥用维生素 C 的情况也比较严重。尽管维生素 C 毒性很低，但一次口服数克可能会出现腹泻、腹胀等症状。

3）供给量与食物来源。我国不同人群维生素 C 的参考摄入量见附表 6。

维生素 C 的主要食物来源为新鲜蔬菜和水果，含量较丰富的蔬菜有辣椒、菠菜、油菜、花菜等。新鲜大枣、柑橘、柠檬、柚子、猕猴桃、草莓等水果维生素 C 含量均较高。野生的苋菜、刺梨、沙棘、酸枣等维生素 C 含量也很丰富。干的豆类及种子不含维生素 C，但当豆类发芽后则可产生维生素 C。

课程 4-2　食物的营养价值

学习内容

学习单元	课程内容	培训建议	课堂学时
各类食物的营养价值	1）谷类 2）豆类 3）蔬菜和水果类 4）畜、禽、鱼类 5）乳类 6）蛋类 7）食用油	（1）方法：讲授法 （2）重点与难点：各类食物营养特点及合理利用	8

学习单元　各类食物的营养价值

一、谷类

谷类食品主要包括大米、小米、小麦、玉米、高粱等，主要提供能量、蛋白质、一些矿物质及 B 族维生素。通常把大米和小麦（面粉）称为细粮，小米、玉米、高粱等因在食用时加工程度低、膳食纤维保留较多而被称为粗粮。

1. 谷类的结构与营养素分布

谷类种子形态大小不一，结构基本相似，由谷皮、糊粉层、胚乳、胚芽四个主要部分组成（见图 4–2–1）。

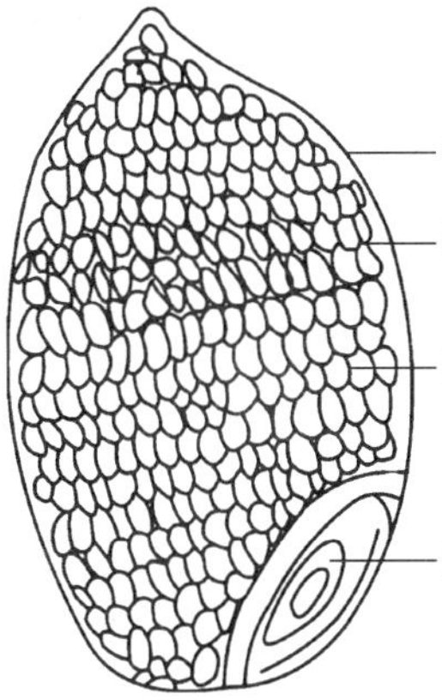

图 4–2–1　谷类种子结构示意图

谷皮为谷粒的外壳，占全谷粒的 13%～15%，主要含纤维素、半纤维素、戊聚糖等，脂肪和矿物质含量也较高，谷皮中还含有谷维素和谷固醇，但完全不含淀粉。

糊粉层介于谷皮和胚乳之间，此层含有丰富的 B 族维生素和矿物质，纤维素和蛋白质含量较少。但在碾磨加工时，易与谷皮同时脱落，混入糠麸中被除去。

胚乳占全谷粒的 83%～87%，是谷粒的主要部分，含大量淀粉和一定量的蛋白质。越靠近胚乳周围蛋白质含量越高，越靠近胚乳中心蛋白质含量越低。

胚芽位于谷粒的一端，占全谷粒的 2%～3%，营养素种类丰富，富含蛋白质、脂肪、矿物质、B 族维生素和维生素 E，其蛋白质为优质蛋白。胚芽质地较软且有韧性，不易碾碎，加工时因易与胚乳分离而损失。

2. 谷类的营养特点

（1）蛋白质

谷类蛋白质的含量因品种、土壤、气候及加工方法等不同而异。谷类蛋白质的含量一般为 8%～16%。一般谷类蛋白质因必需氨基酸组成不平衡，赖氨酸含量少，苏氨酸、色氨酸、甲硫氨酸含量偏低，故营养价值低于动物性食物。为提高谷类蛋白质的营养价值，常采用氨基酸强化和蛋白质互补的方法，如食用 0.2%～0.3% 赖氨酸强化后的大米或多种食物混合食用，其蛋白质生物价会明显提高。

（2）碳水化合物

谷类中的碳水化合物含量在 70%～80%，主要为淀粉，集中在胚乳的淀粉细胞内。大米中碳水化合物含量较高，小麦粉中碳水化合物含量次之，玉米中碳水化合物含量较低。谷类也含果糖、葡萄糖等，约占碳水化合物总量的 10%，虽然它们所占比例小，但在食品加工上有一定意义，在面包制作发酵时，单糖给酵母提供可直接利用的能量。

（3）脂类

谷类中脂类含量低，以不饱和脂肪酸为主。大米、小麦含脂肪 1%～2%，玉米和小米中的脂肪可达 3%，主要集中在糊粉层和胚芽。谷类中脂类的含量虽然很低，但具有重要的作用。从米糠中可提取与机体健康有密切关系的米糠油、谷维素和谷固醇。从玉米和小麦胚芽中提取的胚芽油，80% 为不饱和脂肪酸，其中亚油酸占 60%，还含有少量的卵磷脂。

（4）矿物质

谷类的矿物质含量为 1.5%～5.5%，主要在谷皮和糊粉层中。矿物质主要成分是磷和钙，但多以植酸盐的形式存在，消化吸收差。铁含量较低，占 1.5～3 mg/100 g。小麦硒含量比大米高，玉米中硒的含量低。黑大麦、荞麦、小米中锌的含量比其他谷类高。微量元素的含量依种植条件而差异较大。

（5）维生素

谷类是膳食中 B 族维生素的重要来源，主要分布在胚芽和糊粉层。谷类中含泛酸、烟酸、维生素 B_1、维生素 B_2 等。谷类加工的精度越高，保留的胚芽和糊粉层越少，维生素损失就越多。小麦胚芽中含丰富的维生素 E，是植物原料中维生素 E 含量最高的，玉米胚芽次之。黄玉米、小米含有少量的类胡萝卜素。谷类中不含维生素 A 和 D。干种子中不含维生素 C。

3. 常见谷类的营养特点

我国膳食中常见的谷类包括大米、小米、小麦、玉米、荞麦等，其营养特点见表 4–2–1。

表 4–2–1　常见谷类的主要营养成分比较（每 100 g 可食部分）

谷类	蛋白质 /g	脂肪 /g	膳食纤维 /g	碳水化合物 /g	维生素 B_1/mg	维生素 B_2/mg	烟酸 /mg	维生素 E/mg	钙 / mg	磷 / mg	铁 / mg
大米	7.4	0.8	0.7	77.9	0.11	0.05	1.9	0.46	13	110	2.3
小米	9.0	3.1	1.6	75.1	0.33	0.10	1.5	3.63	41	229	5.1

续表

谷类	蛋白质 /g	脂肪 /g	膳食纤维 /g	碳水化合物 /g	维生素 B_1/mg	维生素 B_2/mg	烟酸 /mg	维生素 E/mg	钙 / mg	磷 / mg	铁 / mg
小麦	11.9	1.3	10.8	75.2	0.40	0.10	4.0	1.82	34	325	5.1
玉米	8.1	3.3	5.6	75.2	0.26	0.09	2.3	3.80	22	196	3.2
荞麦	9.3	2.3	6.5	73.0	0.28	0.16	2.2	4.40	47	297	6.2

4. 谷类的合理利用

（1）谷类加工

通过加工去除谷类的杂质和谷皮，不仅改善了谷类的感官性状，而且有利于消化吸收。由于谷类所含的矿物质、维生素、蛋白质、脂肪多分布在谷粒的周围和胚芽内，向胚乳中心逐渐减少。因此，加工精度与谷类营养素的保留程度有密切关系。加工精度越高，谷皮、糊粉层和胚芽损失越多，营养素损失越大，尤其是 B 族维生素显著减少，膳食纤维完全损失。应提倡适当进食全谷类，以克服精白米、面的营养缺陷。

（2）谷类烹调

1）适当烹调。纤维素包围在谷类外层，它会妨碍体内消化酶与食物内营养素的接触，影响营养素的消化吸收。但经烹调加工后，食物的细胞结构发生变化，人体内消化酶与食物中营养素接触机会增加，从而提高了营养物质的消化率。

2）减少淘洗次数。淘洗次数多会使水溶性营养素流失。所以，对于未被霉菌污染和没有农药残留的谷类，一般淘洗 2 ~ 3 次即可。不要用流水冲洗，更不宜用力搓洗。

3）煮饭不丢弃米汤。米汤中含有大量的碳水化合物、蛋白质、维生素、矿物质，丢弃米汤的捞米饭所含的维生素 B_1、维生素 B_2 比不丢弃米汤的多损失 40% 左右。所以应该倡导用煮或蒸的方法做米饭，而尽量少做捞米饭。

4）面食以蒸为佳。在蒸馒头、包子或玉米窝头时，面食里的蛋白质、脂肪与碳水化合物、矿物质几乎没有损失。加碱制作面食会使大量维生素 B_1 遭到破坏。烙饼的维生素 B_1 损失不超过 10%，维生素 B_2 损失不超过 20%。油条由于加碱和炸制的油温高，其中的维生素 B_1 几乎损失殆尽。

5）尽量利用面汤。煮面条时，面汤里溶有约 5% 的蛋白质、约 35% 的维生素 B_1 和维生素 B_2，如果丢弃面汤，营养素就会被一起丢弃。

6）沸水煮饭。用冷水煮饭，水未滚沸时米粒糊粉层的营养素大部分溶于水中，并会随水分的蒸发而有所损失。此外，净化自来水加入了氯化钙、次氯酸钙等净化剂，煮饭时碱性的盐离子也会分解破坏维生素 B_1。用沸水煮饭，米粒里的蛋白质遇热凝固，使米粒完整，可保护维生素 B_1，使之不易溶于水中。水烧开后次氯酸钙分解，减少对维生素 B_1 的破坏。

二、豆类

豆类食品是植物性蛋白质的重要来源，在我国居民膳食中占有重要地位。豆类的品种很多，按营养成分，可分为大豆类（黄豆、黑豆和青豆）和其他豆类（豌豆、蚕豆、绿豆、芸豆等）。

1. 大豆的营养特点

（1）蛋白质

大豆含有 30%～40% 的蛋白质，含量超过肉、蛋类食品，而且大豆蛋白质的氨基酸组成接近人体氨基酸模式，大豆蛋白质富含谷类蛋白质较为缺乏的赖氨酸，虽然含硫氨基酸（甲硫氨酸、半胱氨酸）含量较低，但仍被视为优质植物蛋白，具有较高的营养价值。大豆与谷类、动物蛋白质互补，混合食用可提高营养价值。

（2）碳水化合物

大豆中碳水化合物的含量为 25%～30%，其中 50% 为可利用的阿拉伯糖、半乳糖、蔗糖，淀粉含量较少；50% 为人体不能消化的膳食纤维和大豆低聚糖（棉籽糖、水苏糖）。低聚糖存在于大豆细胞壁，能够促进益生菌的生长，细菌在肠道生长繁殖过程中产生气体，会引起腹胀。

（3）脂类

大豆含有 15%～20% 的脂肪，其中不饱和脂肪酸占 85%，以亚油酸最多，高达 50% 以上。此外，大豆还含有亚麻酸 2%～10%，磷脂 1.64%。

（4）矿物质

大豆中钙、磷、钾、镁和微量元素铁、锌、硒含量丰富，其中钙、铁含量最为丰富，大豆含钙 191 mg/100 g 和铁 8.2 mg/100 g。大豆中还含有铜、锰等。

（5）维生素

大豆含有丰富的 B 族维生素，其维生素 B_1、维生素 B_2 和叶酸的含量在植物性食物中相对较高，比粮谷类多数倍。大豆还含有较多胡萝卜素和维生素 E。

（6）大豆异黄酮

大豆异黄酮是黄酮类化合物，是一种生物活性物质。由于大豆异黄酮是从植物中提取的，与雌激素有相似结构，因此它又被称为植物雌激素。其生理功能如下。

1）雌激素样作用。异黄酮能激活雌激素受体，能增加维生素 D 受体在十二指肠内的表达，通过对维生素 D 受体的调节而促进对钙的吸收；还能通过对成骨细胞和破骨细胞的作用直接刺激骨的形成、抑制骨的再吸收，从而防止骨质疏松。

2）对心血管的作用

①降脂作用。临床研究结果表明，每天平均摄入 25 g 大豆（每 100 g 大豆含异黄酮 128 mg），可使血浆 LDL 降低 12.9%，并升高 HDL。大豆异黄酮可减少体内脂质的过氧化，抑制 LDL 的氧化，从而降低冠心病的发病风险。

②扩冠作用。大豆异黄酮还可抑制血小板凝集及血栓形成。

3）预防肿瘤。大量研究证实，经常摄取富含大豆及大豆异黄酮食物的人群，其乳腺癌、前列腺癌、结肠癌的发病率明显低于摄入大豆及大豆异黄酮量少的人群。

大豆种皮颜色对营养价值无大的影响，黄豆含油量比较多，油色比较好。青豆富含淀粉，多用作蔬菜以供食用。黑色大豆蛋白质含量高，多用于制酱。

2. 大豆的抗营养因子

大豆中含有一些抗营养因子，可影响人体对某些营养素的消化吸收，合理处理这些抗营养因子，才能充分发挥大豆的营养作用。

（1）蛋白酶抑制剂

蛋白酶抑制剂是能抑制蛋白酶活性的物质，能抑制人体内胰蛋白酶、胃蛋白酶、糜蛋白酶的活性，妨碍蛋白质的消化吸收，对动物生长有抑制作用。我国食品卫生标准中明确规定，含有豆粉的婴幼儿代乳品，尿酶实验必须为阴性。加热 30 min 或大豆浸泡至含水量为 60% 后再水蒸 5 min，即可除去蛋白酶抑制剂。

（2）植物红细胞凝集素

植物红细胞凝集素是能凝集人和动物红细胞的一种蛋白质。食用植物红细胞凝集素未被破坏的大豆，会引起恶心、呕吐等症状，严重者甚至引起死亡。加热可除去植物红细胞凝集素。

（3）脂肪氧化酶

脂肪氧化酶可以水解大豆脂肪，使其变成低级脂肪酸、醛和酮类物质，从而产生豆腥味。去除豆腥味的方法：95 ℃以上加热 10 ~ 15 min，乙醇处理后减压蒸发，钝化大豆中的脂肪氧化酶，用酶或微生物进行脱臭，等等。

（4）植酸

植酸也叫肌醇六磷酸，能与锌、钙、镁、铁等元素螯合从而影响它们被机体吸收利用。例如，大豆适当发芽，在 19 ~ 25 ℃室温下用水浸湿，经过 3 d，促使其发芽，这时豆芽中植酸酶活性大大升高，植酸被分解，从而提高大豆中上述元素的生物利用率。

3. 其他豆类的营养特点

其他豆类主要包括豌豆、蚕豆、绿豆、芸豆等。它们含有的碳水化合物占 55% ~ 65%；蛋白质含量占 20% ~ 30%，但为优质蛋白；脂肪含量低于 5%；此外，还含有钙、磷、铁和 B 族维生素。

4. 豆制品的营养特点

豆制品包括非发酵性豆制品，如豆浆、豆腐、豆腐干、腐竹等，以及发酵性豆制品，如腐乳、豆豉、臭豆腐等。非发酵性豆制品在加工过程中所含的蛋白酶抑制剂被破坏；大部分纤维素、植酸被去除；大豆蛋白质的结构从密实变成疏松状态，蛋白酶易进入分子内部，因此消化吸收率明显提高，如大豆蛋白质消化率只有 60%，而豆浆蛋白质消化率为 85%，豆腐蛋白质消化率为 92% ~ 96%。大豆发酵后可产生大量维生素 B_{12}、维生素 B_6，维生素 B_2 含量也会增高。

5. 豆类及豆制品的合理利用

（1）豆浆中的抗营养因子

豆浆含有抗营养因子，如蛋白酶抑制剂、红细胞凝集素等，喝生豆浆或未煮开的豆浆会引起恶心、呕吐、腹胀、腹痛、腹泻等，加热处理可以去除这些抗营养因子。所以生豆浆必须先用大火煮沸后文火维持 5 min，使这些有害物质被彻底破坏。

（2）大豆发芽后营养成分的变化

大豆发芽后其蛋白质的含量有所减少，但种类没有变化，游离氨基酸增多，赖氨酸含量减少；脂类含量也减少；膳食纤维被部分降解；豆芽中植酸酶活性大大升高，植酸被分解，使原来被植酸螯合的矿物质释放出来，变成可被人体利用的状态，提高了钙、锌、铁、镁等元素的利用率；干豆类不含维生素 C，发芽后维生素增加较多，用绿豆或黄豆制作的豆芽，其维生素 C 含量为 6 ~ 8 mg/100 g，发芽大豆中维生素 B_1、维生素 B_2 和烟酸的含量均有增加。因此，发芽大豆在一定程度上调整了大豆的营养结构，减少了抗营养因子，提高了矿物质的生物利用率。冬季缺少蔬菜的地区，可将豆芽当作蔬菜。

三、蔬菜和水果类

蔬菜和水果含有人体需要的多种营养成分，如含有丰富的矿物质（钙、钾、钠、镁等）、维生素（维生素C、叶酸、类胡萝卜素等）、膳食纤维和一定量的碳水化合物，但蛋白质和脂类含量很低。蔬菜和水果是膳食的重要组成部分。

1. 蔬菜和水果类的营养特点

（1）蛋白质与脂肪

蔬菜和水果中蛋白质含量一般都很少，仅为1%～3%，但鲜豆类中的毛豆、蚕豆、发芽豆、豌豆的蛋白质含量可达12%左右；脂肪含量有限，有的仅占0.5%，有的甚至不到0.1%，如根茎类与瓜茄类，但毛豆可达5.1%。

（2）碳水化合物

蔬菜和水果所含的碳水化合物包括淀粉、葡萄糖、果糖、蔗糖、纤维素、半纤维素、果胶等。根茎类淀粉含量较高，如土豆、山药、马蹄、慈姑等淀粉含量在15%以上，红薯的淀粉含量高达30%。南瓜、胡萝卜、西红柿果胶含量较高，甘薯、南瓜、西红柿、胡萝卜等含糖量较高。

水果未成熟时，碳水化合物多以淀粉为主，随其成熟才逐渐转化为糖，随着糖含量上升，水果中糖酸（有机酸）比例也会发生改变。因此，成熟的水果其酸度常较低，而甜度较高。

水果的甜味主要来自葡萄糖、果糖、蔗糖。水果中仁果类（苹果、梨）以果糖为主，葡萄糖和蔗糖含量次之；浆果类（葡萄、草莓、猕猴桃）主要含葡萄糖和果糖；核果类（桃、杏）、柑橘类则含蔗糖较多。

蔬菜和水果是膳食纤维的重要来源。水果中山楂、苹果、柑橘等含果胶较多，果胶与水果的口感有关，果胶含量随着水果成熟度的增加而下降。

（3）矿物质

蔬菜和水果中含有丰富的矿物质，如钙、镁、钾、钠、硒、铁、铜等，是人体矿物质的重要来源之一。绿叶蔬菜含矿物质较丰富。菠菜、雪里蕻、油菜、胡萝卜、豆角、苋菜及芫荽（香菜）等都含有丰富的钙，但由于它们都含有较多的草酸，而钙与草酸结合会形成不溶性草酸钙，因此会影响人体对钙的吸收。绿叶菜含铁也较多，与钙一样，其吸收率不高。

（4）维生素

新鲜蔬菜和水果所含的维生素 C、叶酸和类胡萝卜素十分丰富。

绿叶菜维生素 C 含量均在 30 mg/100 g 以上，一般叶菜类比瓜茄类、根茎类维生素 C 含量高。

类胡萝卜素包括 α- 胡萝卜素和 β- 胡萝卜素、番茄红素、叶黄素、玉米黄素等，广泛存在于水果和蔬菜中。β- 胡萝卜素在绿色、黄色或红色蔬菜中含量较高。水果中含类胡萝卜素较高的有芒果、柑橘、杏、菠萝、柿子等。

菠菜、韭菜、油菜、甘蓝、芦笋、小西红柿等蔬菜中叶酸含量较高。

（5）其他

蔬菜、水果含有各种芳香物质，芳香物质赋予食物香味，能刺激食欲，有助于食物的消化吸收。水果中还含有各种有机酸，主要有苹果酸、柠檬酸、酒石酸等。有机酸一方面使食物具有酸味，可刺激消化液的分泌，有助于食物的消化；另一方面，使食物保持一定的酸度，对维生素 C 的稳定性具有保护作用。

黄酮类化合物是广泛存在于植物界的一大类多酚类化合物。黄酮类化合物广泛存在于植物的各个部位，尤其是花、叶中。黄酮类化合物具有良好的抗氧化活性和清除自由基的能力。

花色苷属多酚类衍生物，广泛存在于植物的花、果实、茎、叶和根的细胞液中，使其呈现红、紫红、蓝等不同颜色。花色苷具有很好的抗氧化作用。

2. 蔬菜和水果类的合理利用

（1）先洗后切

先切再洗，水溶性营养素就会更多地流失到水里去。所以蔬菜应该先洗后切，而且加工后要及时烹调。

（2）切块不宜太细小

蔬菜切块越细小，因增加了受热面积，加热时水溶性维生素被破坏的可能性就越大。辣椒切成丝用油炒 1.5 min，维生素 C 的损失就超过 20%。所以蔬菜的切块要尽可能大一些。

（3）切后不浸泡

蔬菜切后再浸泡，水溶性营养素会通过渗出、溶解等方式大量流失。

（4）猛火快炒

猛火快炒可以保护水溶性维生素少受损失。据测试，用猛火快炒的方法烹调，叶菜的维生素 C 的保存率可达 60% ~ 80%，番茄的维生素保存率可达 90%。长时间加热会使维生素 C 损失很多。白菜煮 15 min，维生素 C 的损失率可达 43%；一般的青菜用水煮 10 min，维生素 C 约有 30%被破坏。通过氧化破坏维生素的氧化酶，最适宜的催化温度是 50 ~ 60 ℃，当锅内温度超过 80 ℃时氧化酶就会失活，从而保护了维生素。水煮时先猛火把水烧开，再放进青菜，能提高维生素的保存率。

（5）尽量不挤汁、不焯水

蔬菜的汁液里含有丰富的营养素，挤汁和焯水都会使这些营养素流失。

（6）不用碱性溶液焯水

多种维生素在碱性溶液里都会被破坏，如果同时加热，维生素的损失就更大。所以在非必要的情况下蔬菜不应该用碱性的水来焯水。

（7）适当加醋

蔬菜富含维生素 C，而维生素 C 在炒制时极易被破坏。同时，维生素 C、维生素 B_1、维生素 B_2 怕碱不怕酸，在酸性环境里都是比较稳定的，因此烹调蔬菜适当地加点醋有利于保护维生素。

（8）选用合适的烹调方法

不同的蔬菜含有不同的营养素，因此要根据营养素的性质选用合理的方法来烹调。胡萝卜含有较丰富的胡萝卜素，胡萝卜素属于脂溶性维生素，它只有溶解于油脂中才能在人体小肠黏膜作用下转变成维生素 A 而被吸收。所以烹调胡萝卜最好用油炒；如果水煮或生吃，大约有 90%的胡萝卜素不能被消化吸收而浪费。

（9）尽量带皮食用

蔬果的表皮含有多种维生素，特别是维生素 C 的含量很丰富。当然，如果表皮被农药污染无法清除，就只能削皮食用。

（10）烹好要尽快食用

蔬菜中的维生素 B_1，烹好后温热存放 15 min 即可损失 25%。白菜炒好后温热存放 15 min，维生素 C 可损失 20%；再保温 30 min，损失再增加 10%。为了避免维生素的损失，烹好的蔬菜应该尽快食用。

四、畜、禽、鱼类

畜肉（如猪、牛、羊肉）、禽肉（如鸡、鸭、鹅肉）以及鱼类等皆为动物性食物。从营养价值方面看，这些肉类有许多相似之处，但同时它们也有各自的特点。

1. 畜类和禽类的营养特点

（1）蛋白质

畜禽肉的蛋白质含量为 10%～20%。肉类蛋白质为优质蛋白，禽肉蛋白质比畜肉蛋白质容易消化吸收。此外，肉类还含有嘌呤、肌酸、肌酐、核苷酸、氨基酸等含氮浸出物，这些物质是使肉汤味道鲜美的主要因素。

（2）碳水化合物

畜禽肉的碳水化合物含量较少，一般为 1%～3%，主要以糖原的形式存在于肌肉和肝中。

（3）脂类

畜禽肉的脂类含量因动物种类、部位的不同而有较大差异。畜肉脂类以饱和脂肪酸为主，主要成分是甘油三酯、少量卵磷脂、胆固醇和游离脂肪酸。动物内脏脂肪含量少，胆固醇含量高。禽肉脂肪和饱和脂肪酸的含量比畜肉低，胆固醇含量类似。

（4）矿物质

畜禽肉的矿物质含量一般为 0.8%～1.2%。瘦肉的矿物质含量高于肥肉，内脏的矿物质含量高于瘦肉。动物肝、血含铁较多。畜肉比禽肉中的铁含量高，主要以血红素铁的形式存在，消化吸收率很高。动物肝中锌的含量较高。动物肾含硒较多。

（5）维生素

畜禽肉可提供多种维生素，以 B 族维生素和维生素 A 为主，内脏维生素含量比肌肉含量多，其中肝的维生素含量最为丰富。

2. 鱼类的营养特点

鱼类分为淡水鱼和海水鱼两大类。常见淡水鱼有鲤鱼、鲫鱼、青鱼、鳊鱼、青鱼、草鱼、鲢鱼、鳙鱼等。海水鱼有小黄鱼、大黄鱼、带鱼、燕鱼等。

（1）蛋白质

鱼肉中蛋白质含量占 15%～20%，其蛋白质的氨基酸组成接近畜肉，营养价值很高。鱼肉的肌纤维短而纤细，含水分较多，比畜肉更易消化，蛋白质吸收率可达 83%～90%。

（2）脂类

鱼类脂肪含量一般为 5% 左右，脂肪组成与畜肉明显不同，以不饱和脂肪酸为主。海鱼的脂肪中还含有较多的 EPA 和 DHA。鱼类胆固醇含量与畜、禽类瘦肉相近，但低于畜、禽类肥肉和内脏以及蛋类。

（3）碳水化合物

鱼类碳水化合物的含量较低，约占 1.5%。碳水化合物的主要存在形式是糖原。

（4）矿物质

鱼类矿物质含量为 1% ~ 2%，硒和锌含量丰富，钙、磷、钾、碘和铁的含量较高。海鱼比淡水鱼含碘丰富。

（5）维生素

鱼类含有多种维生素，尤其富含维生素 A 和维生素 D，以鱼肝含量最多，是膳食和药用鱼肝油中维生素 A 的来源。

3. 畜、禽、鱼类的合理利用

（1）猛火快炒

猛火快炒能够避免水溶性维生素的损失。猪肉切成丝猛火快炒，其维生素 B_1 的损失率为 13%，维生素 B_2 的损失率为 21%。如果猪肉切块来焖炖，维生素 B_1 的损失率为 65%，维生素 B_2 的损失率为 41%。

（2）少添加碱性材料

肉类也含多种维生素，应少用碱。

（3）用铁锅烹调

用铁锅烹调时，铁锅可游离出人体所需要的铁。

（4）不应长时间冲洗、浸泡肉类

为了使肉色洁白或者将冻肉解冻，人们习惯长时间冲洗肉料和浸泡肉料，这种做法会使水溶性的营养素大量流失，也使肉料本身的滋味变差。

（5）荤素搭配

荤素搭配有利于提高肉类的营养价值。动物性原料如肉类含有谷胱甘肽，所以肉类和蔬菜在一起烹调也有保护维生素 C 的效果。

（6）适当加醋

烹调含钙比较丰富的原料时可适当加醋，不仅可以除去异味，还能够帮助钙的吸收。排骨和鱼的钙含量都比较高，在酸性环境里钙易被消化吸收。

五、乳类

乳类营养丰富，含有人体必需的各种营养成分，组成比例适宜，容易消化吸收，食用价值高。乳类主要包括牛乳、水牛乳、牦牛乳、羊乳、马乳、骆驼乳等。各类动物的乳汁所含的营养成分基本相同，下面以牛乳为例介绍乳类的营养特点。

1. 牛乳的营养特点

（1）蛋白质

牛乳中含 3.0% 左右的蛋白质，约为人乳的 3 倍（人乳含蛋白质约 1.2%）。牛乳蛋白质中酪蛋白约占 80%，乳清蛋白占 11%，乳球蛋白占 3%。酪蛋白在胃酸作用下形成不易消化吸收的凝块，不利于婴儿消化。人乳蛋白质含量低于牛乳，但酪蛋白与乳清蛋白的构成比与牛乳恰好相反。人乳以乳清蛋白为主（约占 60%），乳清蛋白在胃酸作用下形成的乳凝块细小而柔软，容易被婴儿消化吸收。因此一般配方奶粉参照人乳的营养成分和模式对牛乳的组成进行调整，如增加脱盐乳清粉以降低牛乳中酪蛋白的比例，使其接近人乳成分。

（2）脂类

牛乳中全脂奶脂肪含量为 2.8% ~ 4.0%，低脂奶脂肪含量为 0.5% ~ 2%，脱脂奶脂肪含量低于 0.5%。牛乳脂类的 95% 为甘油三酯，其中油酸占 35%，亚油酸和亚麻酸分别占 5.3% 和 2.1%，胆固醇含量仅为 15 mg/100 g，还含有少量卵磷脂。牛乳中的脂肪颗粒很小，呈高度分散状态，易于消化吸收，消化率高达 98%。

（3）碳水化合物

牛乳中的碳水化合物主要是乳糖，含量为 4.5% ~ 4.7%，比人乳（7.0% ~ 7.9%）少。乳糖有促进胃液分泌和胃肠蠕动的作用，在肠道中可被乳糖酶分解成乳酸，有助于肠道中乳酸杆菌的繁殖和抑制肠道机会致病菌的生长，调节肠道菌群平衡，并有促进钙吸收的作用。

（4）矿物质

牛乳含矿物质 0.7% ~ 0.75%，其中钙、磷、钾含量尤其丰富，如钙的含量为 104 mg/100 g，且牛乳中的钙吸收率高。牛乳中铁的含量较低，吸收率也较低。牛乳还含有多种微量元素，如铜、锌、锰、碘等。

（5）维生素

牛乳中几乎含有所有种类的维生素，含量受很多因素影响，如乳牛的饲养条件、季节等。

2. 乳类的合理利用

鲜乳水分含量高，营养素种类齐全，十分有利于微生物的生长繁殖，因此须经严格消毒灭菌后方可食用。此外，牛乳应避光保存，以保护其中的维生素。鲜牛乳经阳光照射 1 min 后，B 族维生素很快消失，维生素 C 也所剩无几。即使在微弱的阳光下，鲜牛乳经 6 h 照射后，B 族维生素也仅剩一半，而在避光器皿中保存的牛乳不仅维生素没有消失，还能保持牛乳特有的鲜味。

六、蛋类

蛋类食品有鸡蛋、鸭蛋、鹅蛋、鹌鹑蛋、鸽蛋等。蛋类是一类营养价值较高的食品。

1. 蛋类的营养特点

（1）蛋白质

蛋类蛋白质含量一般在 10% 以上，其中蛋清蛋白占 54%，蛋黄蛋白占 46%。蛋黄中的蛋白质是与脂类相结合的脂蛋白和磷蛋白。蛋类的蛋白质是优质蛋白，也被称为参考蛋白质。红皮鸡蛋与白皮鸡蛋相比，蛋白质中氨基酸种类和数量相同。鸡蛋与鸭蛋相比，蛋白质中氨基酸种类没有区别，但鸡蛋蛋白质的含量高于鸭蛋。

（2）脂类

鸡蛋含脂类约 10% ~ 15%，主要集中在蛋黄，蛋清中几乎不含脂类。中性脂肪占 62% ~ 65%，磷脂占 30% ~ 33%，胆固醇占 4% ~ 5%。脂肪中以单不饱和脂肪酸为主，其次是亚油酸、饱和脂肪酸。蛋黄中含有大量胆固醇，其中以鹅蛋蛋黄中的含量最高，为 1 696 mg/100 g；其次是鸭蛋蛋黄，为 1 576 mg/100 g；鸡蛋蛋黄中胆固醇的含量为 1 510 mg/100 g；鹌鹑蛋蛋黄中的胆固醇含量最低。蛋黄中卵磷脂含量丰富，还有脑磷脂和神经鞘磷脂。

（3）矿物质

蛋类矿物质主要存在于蛋黄中。蛋黄中铁、钙、镁、硒含量由高到低依次为鹅蛋、鸭蛋、鸽子蛋、鸡蛋。鸡蛋蛋黄中的铁因与卵磷蛋白结合，吸收率只有 3%。蛋类矿物质含量受所添加饲料影响较大。

（4）维生素

蛋类含有较多的维生素 A、维生素 D、维生素 B_1 和维生素 B_2，主要集中在蛋黄。鸭蛋蛋黄、鹅蛋蛋黄中的维生素 A 和维生素 E 含量高于鸡蛋。

2. 蛋类的合理利用

（1）少用煎炸，多用蒸煮

蛋类用不同的烹调方法烹调，水溶性维生素的损失率有较大差别。例如，炒鸡蛋

维生素 B_1 损失 13%，维生素 B_2 损失 1%；煮鸡蛋维生素 B_1 损失 7%，维生素 B_2 损失 3%；煎鸡蛋维生素 B_1 损失 22%，维生素 B_2 损失 9%。

（2）适度加热

鸡蛋过度加热会引起蛋白质凝固程度加大，不仅口感不好，而且也难以消化吸收。

（3）不能生吃，也不宜用开水冲服

蛋壳上含有大量的致病菌如沙门氏菌、变形杆菌、金黄色葡萄球菌等，生吃鸡蛋很可能使食用者发生食物中毒。生鸡蛋中含有抗胰蛋白酶和抗生物素蛋白，前者能抑制人体消化液中的蛋白酶，从而影响对蛋白质的吸收；后者使人缺乏生物素。

七、食用油

根据来源，食用油可分为植物油和动物油两类。

植物油又分为草本植物油（如大豆油、花生油、菜籽油、芝麻油、葵花籽油、棉籽油、小麻油、胡麻油等）和木本植物油（如油茶籽油、棕榈油、核桃油、椰子油、橄榄油等）。植物油（椰子油、棕榈油、可可油除外）含饱和脂肪酸 10%～20%，含不饱和脂肪酸 80%～90%。多数植物油多不饱和脂肪酸含量较多，少数植物油单不饱和脂肪酸含量较多。如橄榄油、茶油，不饱和脂肪酸的总量达到 80%以上，其中油酸占 86%，亚油酸占 4%～5%，与谷物油脂相比它的亚油酸含量较低，维生素 E 的含量也较低，橄榄油中还含有多酚类抗氧化剂。

植物油中的固醇是多种固醇的混合物，如豆固醇、β- 谷固醇、麦角固醇等，含量视油品而异，以小麦胚芽油（1.30%～1.70%）、玉米胚芽油（0.58%～1.0%）、米糠油（0.75%）等含量较高。

常见的动物油包括陆地动物油（如猪油、牛油、羊油、鸡油、鸭油等）和海洋动物油（如鲸油、深海鱼油等）。畜类动物油以饱和脂肪酸为主，禽类、鱼类油脂以不饱和脂肪酸为主。

将两种以上精炼油脂（香味油除外）按比例调配制成的食用油，称为调和油。调和油具有良好的风味和稳定性，其营养价值依原料不同而有所差别。调和油有以下几种类型：①营养调和油（或称亚油酸调和油）。该油一般以葵花籽油为主，配以大豆油、玉米胚芽油和棉籽油，调至亚油酸含量为 60%左右、油酸含量约为 30%、软脂酸含量约为 10%。②经济调和油。该油以菜籽油为主，配以一定比例的大豆油，其价格比较低廉。③风味调和油。该油是将菜籽油、棉籽油、米糠油与香味浓厚的花生油按一定比例调配成“轻味花生油”，或将前三种油与芝麻油以适当比例调和成“轻味芝麻油”。④煎炸调和油。该油用棉籽油、菜籽油和棕榈油按一定比例调配。

课程 4-3　营养强化食品与保健食品基础知识

学习内容

学习单元	课程内容	培训建议	课堂学时
（1）营养强化食品基础知识	1）营养强化食品的概念 2）营养强化的意义 3）对食品营养强化的基本要求 4）食品营养强化的分类 5）食品营养强化的载体 6）营养强化剂	（1）方法：讲授法 （2）重点：营养强化的意义 （3）难点：食品营养强化的载体、营养强化剂	1
（2）保健食品基础知识	1）保健食品的概念 2）保健食品的特点 3）药物、普通食品、营养强化食品与保健食品的区别 4）保健食品的常用功效成分 5）保健食品的功能与评价	（1）方法：讲授法 （2）重点：常见保健食品的功能和适宜人群 （3）难点：保健食品的常用功效成分	1
（3）特殊医学用途配方食品	1）特殊医学用途配方食品的概念 2）特殊医学用途配方食品的作用和适宜人群 3）特殊医学用途配方食品的分类和技术要求 4）常见特定全营养配方食品	（1）方法：讲授法 （2）重点和难点：特殊医学用途配方食品的作用和适宜人群	1

学习单元 1　营养强化食品基础知识

一、营养强化食品的概念

营养强化是根据不同人群的营养需要，向食物中添加一种或者多种营养素或某些天然食物成分以提高食品营养价值的过程。为了增加食品的营养成分（价值）而加入食品中的天然或人工合成的营养素和其他营养成分被称为营养强化剂。营养强化食品是根据食品营养强化剂使用标准的规定加入了一定量的营养强化剂的食品。

二、营养强化的意义

1. 弥补天然食物的营养缺陷

除母乳以外，自然界中没有任何一种天然食品能满足人体对各种营养素的需要。例如，以米、面为主食的地区，除了可能发生维生素缺乏外，赖氨酸等必需氨基酸的含量偏低也可能影响食物的营养价值；新鲜果蔬含有丰富的维生素 C，但欠缺蛋白质；具有丰富优质蛋白质的乳、肉、禽、蛋等，其维生素含量多不能满足人类的需要，尤其缺乏维生素 C；对于不同地区的人，食物可能缺碘，或者缺硒。

2. 弥补食品在加工、储存及运输过程中营养素的损失

在食品的储存、运输、加工、烹调等过程中，机械的、化学的、生物的因素均会使食品损失部分营养素，有时甚至造成某种或某些营养素的大量损失。例如，在碾米和小麦磨粉时有多种维生素的损失，且加工精度越高，损失越大；在水果、蔬菜的加工过程中，很多水溶性和热敏感性维生素会损失 50% 以上；在蔬菜和水果储存、运输过程中会造成维生素 C 不同程度的破坏。例如，果汁饮料若存放在冰箱中，7 天后维生素 C 将减少 10%～20%；用能渗透氧的容器包装的饮料中的维生素 C 更容易降解；如果橘汁饮料装在纸质容器中，2 个月后维生素 C 几乎消失殆尽。

3. 简化膳食处理，方便摄食

由于天然的单一食物不可能含有人体所需的全部营养素，人们为了获得全面的营养就必须同时进食多种食物。例如，婴儿的膳食处理很繁杂，即使是母乳喂养的婴儿，在 6 个月以后也必须按不同月龄增加肝泥、蛋黄、肉末、米粥或面片、菜泥、菜汤、果泥等辅助食品，以补充维生素、矿物质等的摄入不足；其原料的购买及制作均较麻烦，且易忽视，从而影响婴儿的生长、发育和身体健康。如果在乳制品中强化多种维生素和矿物质等供给婴儿食用，可以方便地满足婴儿的营养需要。

4. 适应不同人群的营养需要

不同年龄、性别、工作性质和不同生理、病理状况的人所需营养是不同的，对食品进行不同的营养强化可分别满足不同人群的需要。例如，婴儿期是人一生中生长发育最快的时期，需要有充足的营养素供给，一旦母乳喂养有问题，婴儿则需要有适当的“代乳食品”；婴儿配方奶粉中强化铁、钙、维生素 D、牛磺酸等，使其组成成分在数量上和质量上都接近母乳，更适合婴儿的喂养。至于孕妇、哺乳期妇女，由于其特殊的营养需要，还需在奶粉中强化钙、铁等营养素。对于钢铁厂高温作业的工人，可通过适当增补维生素 A、维生素 B_2 和维生素 C 减轻其疲劳程度、提高其工作能力。

5. 预防营养不良

营养强化是营养干预的主要措施之一，对于改善人群的营养状况发挥着巨大的作用。食品营养强化对预防和减少营养缺乏病，特别是某些地方性营养缺乏病具有重要意义。例如，对缺碘地区的人采取食盐加碘的方法可大大降低缺碘所致甲状腺疾病的发病率，用维生素 B_1 防治食米地区的维生素 B_1 缺乏病，等等。与营养补充剂或保健食品比较，营养强化食品对改善营养缺乏不仅效果良好，而且价格低廉，适于大面积推广。

三、对食品营养强化的基本要求

1. 有明确的针对性

对食品营养强化前必须对本国、本地区的食物种类及人们的营养状况做全面、细致的调查研究，从中分析缺少哪种营养素或营养成分，然后根据本国、本地区人们摄食的食物种类和数量，选择需要进行强化的食物载体以及强化剂的种类和用量。

2. 符合营养学原理

食品营养强化的目的是改善天然食物存在的营养素不平衡，强化的剂量应适当，避免造成某些新的不平衡。另外，人体所需各种营养素在数量之间有一定的比例关系，应注意保持各营养素之间的平衡，如必需氨基酸之间的平衡，脂肪酸之间的平衡，产能营养素之间的平衡，维生素 B_1、维生素 B_2、烟酸与能量之间的平衡以及钙、磷平衡等。对于强化的营养素，还需要考虑其生物利用度，尽量选用易于被人体吸收和利用的强化剂。

3. 符合国家标准

食品营养强化剂的卫生和质量应符合《食品营养强化剂使用标准》（GB 14880—2012），同时还应严格管理，切忌滥用。特别是对于那些人工合成的营养素衍生物更应通过一定的卫生评价方可使用。对于营养素的强化剂量，各国多根据本国人民摄食情况及每日膳食中营养素推荐摄入量确定。

4. 尽量减少营养强化剂的损失

许多营养强化剂稳定性较差，遇光、热、氧等会分解、转化而遭到破坏，故在食品的加工及储存等过程中会发生部分损失。进行营养强化食品生产时，需适当提高营养素的添加量。同时，可通过改善工艺和储藏方法，或添加稳定剂、保护剂（如添加硫代硫酸钠等抗氧化剂）等方法来减少损失。

5. 保持食品原有的色、香、味

食品大多有其特有的颜色、气味和口味，而营养强化剂也多具有本身特有的色、香、味。食品强化的过程，不应损害食品的原有感官性状而影响消费者的接受程度。例如，用大豆粉强化食品时易产生豆腥味，故多采用大豆浓缩蛋白或分离蛋白进行营养强化。

6. 经济合理，利于推广

通常食品的营养强化需要增加一定的成本，应注意营养强化食品的销售价格不能过高，否则不易向公众推广普及。要使营养强化食品经济上合理和便于推广，科学地选择载体食品是关键。食品营养强化时，应当选择广大居民普遍食用、经济上能够承受的食品作为载体。

四、食品营养强化的分类

1. 根据强化目的分类

根据强化目的不同，食品营养强化大体可分为如下 3 类。①营养素的强化。这类强化是指在食品中添加原来含量不足的营养素，如向谷类食品中添加赖氨酸；或在原本不含某种营养素的食品中添加某种营养素，如极地探险或有职业性毒害威胁的情况下，提供给相关人员的食品中要富含某种维生素（如维生素 C）。②营养素的复原。这类强化是指补充食品加工中损失的营养素，如向出粉率低的面粉中添加维生素等。③营养素的标准化。这类强化是按一定的标准加入各种营养素，使一种食品尽可能满足食用者全面的营养需要，如婴儿配方奶粉、宇航员食品等，使营养素含量达到某一标准。

2. 根据强化剂量分类

根据强化剂量不同，食品营养强化分为补偿强化和增量强化。补偿强化是指在食品中添加营养素以补偿在加工过程中所受的损失；增量强化是指添加营养素使之高于食品原有含量。

3. 根据强化营养素种类分类

根据强化营养素种类不同，食品营养强化可以分为单一强化和复合强化。单一强化是指仅强化一种营养素；复合强化是指强化了两种以上营养素。

五、食品营养强化的载体

1. 食品营养强化载体的选择标准

（1）食物消费的覆盖率高。载体食物的消费覆盖范围广泛，特别是应能覆盖营养素缺乏最普遍的农村和贫困人群，且这种食物可以工业化生产。

（2）食物的摄入量安全。稳定的或相似的消费量是便于比较和方便准确计算营养素添加量的基础，能避免由于大量摄入（如软饮料、零食）而发生过量的可能性。

（3）不同人群消费量的变异小。载体食物在地区间和个体间的消费水平变异小，制作方式和食用方法的相对变化较小。

（4）不因强化而改变食物的品质和口感。

2. 食品营养强化常用的食物载体

（1）单一营养素强化可选择的载体。常用的单一营养素强化可选择的载体有牛奶、面粉、大米、食用油、果汁等。

（2）复合营养素强化可选择的载体。复合营养素强化可选择的载体见表 4–3–1。

表 4–3–1 复合营养素强化可选择的载体

营养强化剂	载体
碘 + 维生素	小麦面粉、大米、谷氨酸钠、食糖、婴儿食品
碘 + 铁	食盐、鱼子酱
碘 + 铁 + 维生素	加工食品、婴儿食品

六、营养强化剂

1. 选择营养强化剂的基本要求

（1）能够集中加工。

（2）强化的营养素和强化工艺应成本低、操作简便。

（3）在强化过程中，不改变食物原有感官性状。

（4）维生素和某些氨基酸在食品加工过程及制品的保存过程中损失较少，终产品中微量营养素的稳定性高，储藏过程中稳定性良好。

（5）终产品中强化剂的生物利用度高。

（6）强化剂与载体亲和性高。

（7）营养素间不发生不良的相互作用。

2. 常用的营养强化剂

（1）蛋白质

从经济上考虑，用天然蛋白质或稍经提取加工的蛋白质来补充谷类的氨基酸缺乏，明显优于完全由人工生产的纯氨基酸。目前常用于食品强化的蛋白质有大豆蛋白、乳清蛋白、脱脂乳粉、酵母粉、鱼粉等。大豆蛋白是优质蛋白质，是常用的蛋白质强化剂。

（2）氨基酸

赖氨酸在大多数植物性蛋白质中含量都较低，是限制其生物利用度的“第一限制氨基酸”。谷类食品中，按人体氨基酸模式添加赖氨酸可明显提高蛋白质生物价。常用的赖氨酸强化剂有 L– 盐酸赖氨酸、L– 赖氨酸、L– 赖氨酸 –L– 谷氨酸盐等。另外，牛磺酸是一种特殊的氨基酸，也是常用的氨基酸强化剂。

（3）维生素

1）维生素 A。常用于食品强化的维生素 A 有粉末和油剂两类，一般以视黄醇、视黄酯、棕榈酸视黄醇的形式添加。β– 胡萝卜素是许多植物性食品均含有的色素物质，其既具有维生素 A 的功效，又可作为食用天然色素使用，是一种比较理想的食品添加剂。

2）维生素 B_1。常用于食品强化的维生素 B_1 有两类。一是盐酸硫胺素，通常多用于强化面粉（面包、饼干等制品）及牛乳、豆腐等。本品添加后稳定性较差，损失较大，储藏时应置于遮光容器中，密封保存。二是硝酸硫胺素，稳定性比盐酸硫胺素高，添加在面包等食品中效果较好。

3）维生素 B_2。目前多用亲油性的核黄素丁酸脂，其用量 1.75 g 相当于 1 g 维生素 B_2；液体食品强化剂型为核黄素磷酸钠，其用量 1.37 g 相当于 1 g 维生素 B_2。本品对碱、光不稳定，使用时应予注意。

4）烟酸。烟酸可用于面包、饼干、糕点及乳制品等的强化。

5）维生素 C。维生素 C 是常用的强化剂，除用于多种食品的维生素 C 强化外，还广泛用于防止氧化、保持鲜度及作为肉的发色助剂等使用。维生素 C 主要用于强化果汁、面包、饼干、糖果等。

（4）矿物质

1）钙。常用葡萄糖酸钙、乳酸钙、碳酸钙、磷酸氢钙等。

2）碘。在碘盐中经常以碘酸钾（KIO_3）的形式来强化。

3）铁。根据铁来源的不同可分为血红素铁与非血红素铁两类。目前，在食物中应用的铁强化剂主要有元素铁、硫酸亚铁、柠檬酸铁、焦磷酸钠铁、血红素铁、乙二胺四乙酸（EDTA）铁钠等。

4）锌。常用的锌强化剂有硫酸锌、乳酸锌、葡萄糖酸锌等可溶解的锌化合物。

3. 营养强化剂的用量

（1）确定营养强化剂用量的主要依据

1）不同国家和地区对居民的膳食营养调查。膳食营养调查可以对不同国家和地区居民的膳食组成变化、营养素摄入水平进行全面的了解，为食物生产、加工及政策干预提供基本依据。特别是通过营养调查，能得出某些人群营养缺乏的发生率，这对合理确定营养素强化用量具有重要指导作用。

2）不同人群的推荐摄入量（RNI）。RNI 的主要用途是作为个体每日摄入该营养素的目标值。在强化食品中，营养强化剂的用量与日常膳食中的营养素含量之和，应以满足特定人群中绝大多数个体的需要量为目标。设计良好的营养强化剂用量，应该依据科学的营养调查资料，计算出目标人群的膳食，包括食物、饮水等来源营养素的全部摄入量，补充不足的部分，达到 RNI 水平，使人们通过长期摄入营养强化食品，满足身体对该营养素的需要，并使人体组织中有适当的储备。

3）营养强化食品的目标人群对食物载体的消费量。营养强化剂最终要添加到食物载体中形成营养强化食品，人们每日对载体食物的食用量直接影响添加在其中的营养素的摄入量。例如，在食盐中强化碘，必须通过膳食调查，了解目标人群平均日摄入食盐量，才能据此确定在一定量食盐中应该强化多少碘。

4）营养强化剂在食物加工、运输、储藏和食物制备过程中的损失率。为了尽可能减少营养强化剂在食物加工、运输、储藏和食物制备过程中损失的影响，一般采用按比例增加营养素强化量和改进工艺、减少加工和储运损失的办法来保证强化营养素的有效含量。

（2）营养强化剂用量与参考摄入量的关系

1）营养强化剂用量与可耐受最高摄入量（UL）。营养素摄入过量时有可能产生不良作用，对健康造成危害。UL 是一个安全性指标，在确定营养强化剂用量时需要考虑 UL 的水平。

2）营养强化剂用量与推荐摄入量。营养强化剂加入剂量以膳食营养素 RNI 的 1/3 ~ 1/2 为宜。如果强化食品的原有成分中含有某种营养素，当其含量达到 RNI 的 1/2 时，不得继续进行强化。

（3）营养强化剂用量与载体食物食用量的关系

每千克食物中营养强化剂用量与居民每日食物食用量的乘积即为该居民每日实际摄入强化剂的量。在食物摄入量正常的情况下，应保障人体营养素总摄入量的安全。

学习单元 2　保健食品基础知识

一、保健食品的概念

保健食品在国际上被称为健康食品、功能性食品或食品增补剂等。在我国，保健食品是指声称并依法批准具有特定保健功能的食品。保健食品是适宜特定人群食用，具有调节机体功能，不以治疗疾病为目的，并且对人体不产生急性、亚急性或慢性危害的食品。以补充维生素、矿物质为目的的营养素补充剂也纳入保健食品管理。

我国对保健食品实行注册审评制度，国家市场监督管理总局主管全国保健食品注册管理工作，负责对保健食品的审批。保健食品必须符合下列要求。

（1）经必要的动物和（或）人群功能试验，证明其具有明确、稳定的保健作用。

（2）各种原料及其产品必须符合食品卫生要求，对人体不产生任何急性、亚急性或慢性危害。

（3）配方的组成及用量必须具有科学依据，具有明确的功效成分。如在现有技术条件下不能明确功能成分，应确定与保健食品保健功能有关的主要原料名称。

（4）标签、说明书及广告不得宣传疗效作用。保健食品产品及说明书应当经国家市场监督管理部门审查批准。市场购买的保健食品，外包装上应具有规定的标识，如图 4-3-1 所示。

保健食品

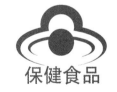

图 4-3-1　保健食品标识

二、保健食品的特点

1. 食品属性

保健食品首先必须是食品，按照日常膳食服用就能显示效果。

2. 成分属性

保健食品可以是含有某种成分的天然食品，或者是添加或去除了某种成分的食品。

3. 功能属性

保健食品经过科学验证，具有获得肯定结果的保健功能。

4. 非药品属性

保健食品不以治疗为目的，不能取代药物，不能取代人体正常的膳食摄入和对各类营养素的需求。

三、药品、普通食品、营养强化食品与保健食品的区别

1. 药品与保健食品的区别

药品是指用于预防、诊断和治疗疾病，有目的地调节人体生理机能并规定有适应证或功能主治、用法和用量的物质，包括中药材、中药饮片、中成药、化学原料及其制剂、抗生素、生化药品、放射性药品、血清、疫苗、血液制品、诊断药品等。保健食品不以治疗疾病为目的，通过调节人体生理功能，达到提高健康水平的目的。药品允许有一定的不良反应，而保健食品对人体不产生任何急性、亚急性或慢性危害；药品有多种给药方式，而保健食品以口服为主，可以长期食用。

2. 普通食品与保健食品的区别

普通食品任何人群都可食用，目的是满足人们对营养和感官的需求，不强调保健功能；保健食品强调调节人体生理功能，限于特定人群食用，对食用量也有规定。

3. 营养强化食品与保健食品的区别

营养强化食品是根据不同人群的营养需要加入了一定量营养强化剂的食品，其以食品为载体，增加人体有可能缺少的营养素；保健食品强调调节人体生理功能，不需要食物作为载体。

四、保健食品的常用功效成分

食物中除了营养素之外，还含有上百或几百种其他成分，如各种醇、醛、酮、酯、烃、生物碱、鞣酸等。这些物质对于调节人体的生理功能、改善体内环境、提高机体

的免疫能力等发挥着重要的功效作用。保健食品的常用功效成分有以下几种。

1. 蛋白质、多肽、氨基酸类保健功效成分

（1）超氧化物歧化酶（SOD）

SOD 是一种能够催化超氧化物通过歧化反应转化为氧气和过氧化氢的酶。它广泛存在于各类动物、植物、微生物中，是一种重要的抗氧化剂。SOD 按其所含金属辅基不同可分为三种。第一种是含铜（Cu）锌（Zn）金属辅基的，称 Cu、Zn-SOD，是最为常见的一种酶，呈绿色，主要存在于机体细胞浆中。第二种是含锰（Mn）金属辅基的，称 Mn-SOD，呈紫色，存在于真核细胞的线粒体和原核细胞内。第三种是含铁（Fe）金属辅基的，称 Fe-SOD，呈黄褐色，存在于原核细胞中。

SOD 的生理功能有：①清除自由基。SOD 是机体内天然存在的氧自由基清除因子，可把有害的氧自由基转化为过氧化氢，从而对抗与阻断氧自由基对细胞造成的损害，并及时修复受损细胞，对辐射损伤、缺血再灌注损伤、关节病、老年性白内障、糖尿病等均有一定的改善作用。②调节机体免疫功能，增强耐缺氧和抗疲劳能力，并能预防和减轻恶性肿瘤患者在放疗、化疗过程中出现的因骨髓抑制导致的白细胞减少。③抗衰老，预防心脑血管疾病。机体的衰老与体内氧自由基的产生与积累密切相关，SOD 可清除人体内过多的氧自由基，是对健康有益的功效成分。SOD 还具有调节血脂的保健作用，可预防动脉粥样硬化，降低心脑血管疾病的发生风险。

（2）谷胱甘肽（GSH）

GSH 又名还原型谷胱甘肽，是一种具有重要生理功能的活性三肽，由谷氨酸、半胱氨酸和甘氨酸经肽键缩合而成，其半胱氨酸侧链基团上连有一个活性巯基（-SH），是一种高效的抗氧化剂。还原型谷胱甘肽一般在动物肝脏、小麦胚芽及酵母中含量较高。

GSH 的生理功能有：①保护生物蛋白质。GSH 能恢复已被破坏的酶分子中巯基的活性，防止因巯基氧化而导致的蛋白质（如血红蛋白）变性。②清除体内自由基。在谷胱甘肽过氧化物酶（GSH-PX）的催化下，GSH 可还原细胞内产生的 H_2O_2，使其变成 O_2 和 H_2O；与此同时，GSH 被氧化成氧化型谷胱甘肽（GSSG），后者在谷胱甘肽还原酶催化下，再生成 GSH。通过这一反应，GSH 能清除体内氧离子及其他自由基，抑制脂质过氧化，减少黑色素的形成和皮肤老化，维持红细胞膜等的完整性；减少自由基对 DNA 的攻击，从而减少 DNA 的损伤和突变。③中和解毒。GSH 可与外界侵入生物体内的各种有毒化合物、重金属离子等有害物质结合，并促使其排出体外，起到中和解毒的作用。④保护白细胞。GSH 能防止放射线、放射性药物、抗肿瘤药物等所致

的白细胞减少。

（3）大豆多肽

大豆多肽是指大豆蛋白水解得到的产物，主要由含 3～6 个氨基酸残基的多肽组成，游离氨基酸含量为 10%～15%。大豆多肽的特点是必需氨基酸比例合理，无豆腥味，易溶于水，易消化吸收，可以作为肠道营养剂和流体食品，适用于常规饮食不能充分满足机体对蛋白质营养需求的特殊人群，如康复期患者、消化功能减退的老年人及消化功能不健全的婴幼儿等。

大豆多肽的功能有：①加速蛋白质的合成。适当的运动刺激和充分的蛋白质补充可以使运动员肌肉增加。通常在运动后 15～30 min，刺激蛋白质合成的生长激素分泌达到顶峰，若能在这段时间内适时提供消化吸收良好的大豆多肽作为肌肉蛋白质的原料，对于刺激肌肉增加将非常有效。因此，可以生产蛋白质强化食品和能量补给饮品，用于运动员补充营养和增强体质。②促进脂肪代谢。大豆多肽具有增加脂肪氧化和基础代谢的作用，促进机体的能量消耗，减少皮下脂肪的储存，减轻体重。大豆多肽是适合运动员增强体质和肥胖患者减肥的保健食品。③调节血压作用。大豆多肽能抑制血管紧张素转换酶的活性，从而平稳降低高血压患者的血压，但对血压正常的人没有降压作用。④促进矿物质吸收。大豆多肽通过螯合矿物质阳离子，使其在肠道中保持溶解状态，从而促进矿物质吸收。

（4）牛磺酸

牛磺酸不能和其他氨基酸结合成蛋白质，而是以游离形式存在或与胆汁酸形成复合物，属于非蛋白质氨基酸。牛磺酸虽然不参与蛋白质合成，但它却与胱氨酸、半胱氨酸的代谢密切相关。牛磺酸广泛存在于所有动物的组织细胞内，动物体内牛磺酸的含量远高于植物，海洋生物含量最高。鱼类中的青花鱼、沙丁鱼、墨鱼，贝类的牡蛎、海螺、蛤蜊，虾中牛磺酸含量都很丰富。牛磺酸在坚果和豆科植物以及葵花籽中含量也较高，但蔬菜、水果、谷类、干果类都不含牛磺酸。人体可以从膳食中摄取或自身合成牛磺酸，体内合成是含硫氨基酸（半胱氨酸、甲硫氨酸等）经一系列酶促反应转化而来的。由于自身合成牛磺酸能力较低，因此人体主要依靠摄取食物中的牛磺酸来满足机体需要。

牛磺酸的生理功能有：①保护心血管系统。牛磺酸是心脏中含量最丰富的游离氨基酸，约占氨基酸总量的 60%。牛磺酸能增加心肌收缩期钙的利用，预防钙超载引起的心肌损伤；可以降低血液中总胆固醇和低密度脂蛋白胆固醇水平，同时提高高密度脂蛋白胆固醇水平，预防动脉粥样硬化和冠心病。②抑制血小板凝集。血小板中牛磺酸的浓度很高，为血浆浓度的 400～600 倍，血小板中的牛磺酸可抑制血小板的凝集，防止血小板聚集引起的血栓形成。③抗氧化、调节免疫功能。牛磺酸能增强机体对自由基的清除作用，对组织细胞具有保护作用；还可促进白细胞产生白介素 -2、干扰素，从而调节免疫功能。④促进脂类、脂溶性维生素吸收。牛磺酸参与胆盐代谢，可促进脂类、脂溶性维生素的吸收。⑤促进婴幼儿神经系统发育。牛磺酸对婴幼儿大脑发育、神经传导、视神经的完善有良好作用。母乳含有丰富的牛磺酸，而在代替母乳的牛乳中，牛磺酸的含量极微，用缺乏牛磺酸的牛乳喂养婴儿，会对其生长发育、特别是智力发育造成影响，所以，母乳喂养对提高儿童体格和智力发育有重要作用。我国目前已有多种添加牛磺酸的配方奶粉。

2. 具有保健功能的碳水化合物

（1）功能性低聚糖

低聚糖是指 3 ~ 9 个单糖通过糖苷键连接形成的直链或分支链的一类低度聚合糖，可分为普通型低聚糖和功能性低聚糖两大类。普通型低聚糖可以被人体消化、吸收、利用。由于人体胃肠道内缺乏相应的水解酶，功能性低聚糖不能被消化和吸收，但在大肠内能被益生菌分解和利用，包括低聚半乳糖、低聚乳果糖、低聚木糖、低聚果糖、低聚异麦芽糖、大豆低聚糖、低聚龙胆糖等。

功能性低聚糖的生理功能有：①调节肠道菌群平衡。功能性低聚糖可促进肠道益生菌生长，抑制机会致病菌和致病菌的生长繁殖，调节肠道菌群平衡。②低能量物质。功能性低聚糖在消化道不能分解产生单糖，为低能量物质，可作为糖尿病患者的专用食品。③防止便秘。由于双歧杆菌发酵低聚糖产生的短链脂肪酸能刺激肠道蠕动，增加粪便的湿润度，并可通过菌体的大量生长保持一定的渗透压，故而可以防止便秘的发生。④降低血清胆固醇。临床试验证实，摄入功能性低聚糖后可降低血清胆固醇水平，改善脂质代谢。⑤抗肿瘤作用。动物试验表明，低聚糖促进益生菌在肠道内大量繁殖，使肠道 pH 值下降，肠道酸性环境可抑制某些有害物质吸收及其对肠黏膜的损伤，所以功能性低聚糖具有预防肠道肿瘤的作用。

（2）多糖类

多糖是指 10 个以上单糖经过糖苷键结合而成的多聚化合物。此处的多糖不包括人体能消化、吸收、利用的淀粉和糖原。按照来源不同，多糖可分为植物多糖（含微生物多糖）和动物多糖。

1）植物多糖。常见的植物多糖有茶多糖、枸杞多糖、桃胶多糖、魔芋甘露聚糖、银杏叶多糖、海藻多糖、香菇多糖、银耳多糖、灵芝多糖、黑木耳多糖、茯苓多糖等。植物多糖的生理功能有：①调节免疫。多糖可提高机体巨噬细胞的吞噬能力，并可刺激机体产生抗体，从而增强机体的免疫功能。②抑制肿瘤。已知香菇多糖、金针菇多糖、云芝多糖、猪苓多糖、竹荪多糖、茯苓多糖等都具有不同程度的抗肿瘤活性。③延缓衰老。金针菇多糖、银耳多糖等可显著降低机体心肌细胞脂褐素的含量，增加脑和肝组织的 SOD 活力，从而起到延缓机体衰老的作用。④抗疲劳。某些多糖具有降低机体乳酸脱氢酶活性的作用，可使肝糖原含量显著增加而提高机体的运动能力，并使机体在运动后各项指标迅速恢复正常，因而具有抗疲劳作用。⑤降血糖。有些植物活性多糖具有降血糖活性，如灵芝多糖。

2）动物多糖。动物多糖是从动物体内分离提取的，具有多种生物活性的一类多糖，主要有海参多糖、壳聚糖、玻璃酸钠（透明质酸）等。动物多糖的生理功能有：①降血脂。如壳聚糖可降低血清中胆固醇和甘油三酯的含量，在降血脂、减肥、预防高血压等方面具有保健作用。②增强免疫力、抗肿瘤。海参多糖可对抗多种动物肿瘤的生长，并能提高机体细胞免疫水平，改善因肿瘤或使用抗癌药物引起的机体免疫功能低下的状况。壳聚糖也有增强免疫力、预防肿瘤的作用，能促进动物对大肠杆菌和病毒感染产生非专一性的宿主抵抗性，促进抗体生成，并可以诱导白介素 –2 和干扰素的产生，发挥免疫调节功能。③其他。一些动物多糖具有排除肠道毒素和降低重金属对人体的损害的功能，如壳聚糖含有游离氨基，在胃内能中和胃酸，形成一层保护膜，可辅助预防胃酸过多和消化性溃疡。

（3）膳食纤维（见课程 4–1 营养学基础知识）

（4）抗性淀粉（见课程 4–1 营养学基础知识）

3. 具有保健功能的脂类

（1）大豆磷脂

大豆磷脂是大豆中所含卵磷脂、脑磷脂、肌醇磷脂的总称。人体所有细胞中均含有卵磷脂，它是细胞膜的主要组成部分，对维护细胞的正常结构与功能、促进细胞生长发育有重要作用。

磷脂为大分子物质，不能从消化道直接吸收，其生理功能有：①改善大脑功能，增强记忆力。磷脂的代谢与脑的机能状态有关，促进脑和神经系统的发育，提高学习和认知能力。对于老年人，磷脂能延缓脑细胞萎缩和记忆力衰退，推迟老年性思维迟钝、记忆下降、动作迟缓及阿尔茨海默病的发生。②降低胆固醇，调节血脂。磷脂具有显著降低胆固醇、甘油三酯、低密度脂蛋白胆固醇的作用，减少胆固醇在血管内壁的沉积。③延缓衰老。磷脂有效改善生物膜的功能，提高人体的代谢能力和机体组织的再生能力，从根本上延缓人体的衰老。④保护肝。磷脂酰胆碱（卵磷脂）是合成脂蛋白所必需的物质，肝内的脂肪能以脂蛋白的形式转运到肝外，被其他组织利用或储存。所以，适量补充磷脂可以减少脂肪肝的发生，而且能够促进肝细胞再生，是防治肝硬化、恢复肝功能的重要功效成分。

（2）二十碳五烯酸（EPA）和二十二碳六烯酸（DHA）（见课程 4–1 营养学基础知识）

4. 具有保健功能的动、植物活性成分

（1）番茄红素

番茄红素是膳食中的一种天然类胡萝卜素，为暗红色粉末或油状液体。番茄红素广泛存在于自然界的植物中，尤其在成熟的红色植物果实（如番茄、胡萝卜、西瓜、木瓜及番石榴等）中含量较高。人类自身和动物都不能产生番茄红素。番茄红素是抗氧化剂，具有保护生物膜免受自由基损伤的作用。《中国居民膳食营养素参考摄入量（2013 版）》中成人番茄红素的特定建议值（SPL）为 18 mg/d。番茄红素的生理功能有：①抗氧化能力。番茄红素是类胡萝卜素中最强的单重态氧消除剂，其消除能力分别是 β- 胡萝卜素的 2 倍、维生素 E 的 10 倍，在体内可发挥抗氧化作用，消除自由基，降低细胞脂质过氧化。②抑制肿瘤。组织培养、动物实验及流行病学调查结果均显示，番茄红素除具有抗氧化功能外，还可抑制癌细胞增生，降低乳腺癌、膀胱癌、子宫颈癌、肺癌及消化道恶性肿瘤等的罹患率。③预防心血管疾病。据研究发现，番茄中的 β- 胡萝卜素及番茄红素不仅可以抑制胆固醇的合成，降低血清胆固醇的浓度，还可降低低密度脂蛋白胆固醇的含量。因此，多摄入番茄红素，可预防动脉粥样硬化，降低罹患心血管疾病的危险性。④抗辐射。当紫外线照射皮肤时，皮肤中的番茄红素首先被破坏，照射过紫外线的皮肤中的番茄红素比未照射紫外线的皮肤中的番茄红素少 31% ~ 46%。补充番茄红素可以减少紫外线对皮肤的过氧化损伤。

（2）茶多酚

茶多酚又名茶鞣质、茶单宁，是茶叶中多羟基酚类化合物的总称，通常为淡黄至茶褐色略带茶香的粉状固体或结晶，具有涩味，约 30 种成分，包括儿茶素、黄酮及其衍生物、花青素、酚酸 4 类化合物，其中以儿茶素的数量最多，占茶多酚总量的 60% ~ 80%。

茶多酚的主要生理功能有：①增强免疫与抑制肿瘤。茶多酚能阻断体内亚硝酸盐的合成，能够抑制致癌物对 DNA 的损伤，在一定程度上辅助抑制肿瘤细胞的形成。②抑菌作用。茶多酚通过阻止细菌的分裂，抑制细胞生长，对伤寒杆菌、副伤寒杆菌、霍乱弧菌、金黄色葡萄球菌、溶血性链球菌、痢疾杆菌等具有抑制作用。在食品工业

中，利用茶多酚的抑菌作用，在涂膜保鲜剂中添加 2% 的茶多酚，可以作为良好的有抑菌作用的保鲜剂。③预防心血管疾病作用。茶多酚有抗血栓形成、抑制炎症反应、抗细胞凋亡、降血脂等作用，这些都与心血管疾病的发生有密切的关系。④抗自由基、抗氧化作用。研究证实，茶多酚在体内有消除自由基、抑制脂肪氧合酶活性和脂质过氧化等作用。⑤其他。茶多酚还有抗疲劳作用，防龋齿、消除口臭作用等。

（3）大豆异黄酮（见课程 4–2 食物的营养价值）

5. 益生菌及其发酵制品的保健功能

益生菌是能利用碳水化合物发酵产生大量乳酸的一类微生物，主要包括乳酸菌、双歧杆菌、嗜酸乳杆菌、放线菌、酵母菌等。益生菌及其发酵制品的主要功能有以下几个方面。

（1）促进消化吸收

益生菌对乳制品的发酵，使乳糖转变为乳酸、半乳糖，使蛋白质水解成容易吸收的氨基酸，同时还增加了可溶性钙、磷及 B 族维生素的数量。此外，益生菌及其代谢产物能促进宿主消化酶的分泌，促进肠道的蠕动，促进食物的消化吸收。发酵乳中的部分乳糖（30%～40%）已被分解生成半乳糖，所以患有乳糖不耐受症的人可以食用发酵乳制品。

（2）调节肠道菌群平衡

益生菌在代谢过程中可把葡萄糖分解为乙酸和乳酸，降低肠道中的 pH 值，抑制一些腐败菌和致病菌的生长，从而维持肠道菌群平衡。

（3）调节免疫、抑制肿瘤

益生菌及其制品调节免疫的作用主要表现在以下几方面：通过免疫刺激和免疫调节作用提高巨噬细胞活力；通过增强 T 淋巴细胞、B 淋巴细胞对抗原刺激的反应性，发挥特异性免疫作用；活化肠黏膜内的相关淋巴组织，使 sIgA（分泌型免疫球蛋白 A）生物合成增加，强化消化道黏膜免疫功能；诱导淋巴细胞和巨噬细胞产生细胞因子，发挥免疫调节作用等。另外，益生菌在代谢过程中会产生短链脂肪酸，从而调节肠道的酸性环境，减少氨类等对肠道有害物质的吸收，预防肿瘤。

（4）合成维生素。合成维生素 B_1、维生素 B_2、维生素 B_6、维生素 B_{12} 及维生素 K 等。

五、保健食品的功能与评价

1. 保健食品的功能

根据 2011 年国家食品药品监督管理局发布的《保健食品功能范围调整方案（征求意见稿）》，保健食品的功能有以下 18 项：①增强免疫力。②辅助降血脂 **。③辅助降血糖 **。④抗氧化 **。⑤辅助改善记忆 **。⑥缓解视疲劳 *。⑦促进排铅 **。⑧清咽 **。⑨改善睡眠。⑩促进泌乳 **。⑪缓解体力疲劳 #。⑫提高缺氧耐受力。⑬减肥 **#。⑭增加骨密度。⑮改善营养性贫血 **。⑯对化学肝损伤有辅助保护作用。⑰促进面部皮肤健康 *。⑱有助于改善胃肠功能 **。

2. 保健食品的功能性评价

（1）概念

保健食品功能评价，就是对保健食品所宣称的保健功能进行动物和（或）人体试验加以评价确认。这是保健食品与其他食品（包括无公害食品、绿色食品、有机食品、药膳食品等）的根本区别，也是 1996 年以来，国家对保健食品进行统一管理的核心问题。

（2）保健食品功能性评价程序

研究或开发一种保健食品的第一步就是鉴定出特定功效成分，即对机体健康有益或者具有潜在健康效果的食品成分，及其对机体一种或多种功能的影响。这一步属于基础研究，对所鉴定出的成分与功能的相互作用关系必须要提出几种假设机制，根据一定的试验原则设计并进行动物试验和（或）人体试食试验，进行功能性的确证，进行结果判定。在此基础上，确定一种或几种功能性，初步形成某种健康声称。对保健食品进行功能性评价的前提是被评价对象的物理和化学性质应已知，并且保证该功能性物质已经过安全和毒理学评价。

注：** 动物试验 + 人体试食试验；* 人体试食试验；# 增加兴奋剂检测。

学习单元 3　特殊医学用途配方食品

一、特殊医学用途配方食品的概念

特殊医学用途配方食品是指为了满足进食受限、消化吸收障碍、代谢紊乱或特定疾病状态人群对营养素或膳食的特殊需要，专门加工配制而成的配方食品，包括适用于 0 月龄至 12 月龄的特殊医学用途婴儿配方食品，和适用于 1 岁以上人群的特殊医学用途配方食品。该类产品必须在医生或临床营养师指导下，单独食用或与其他食品配合食用。

许多发达国家 / 地区或组织在 20 世纪 80 年代就广泛使用特殊医学用途配方食品，并制定了管理措施和（或）相应标准。如联合国国际食品法典委员会对特殊医学用途配方食品的定义和标签标识进行了详细规定；欧盟、美国、日本等都通过法律形式明确了特殊医学用途配方食品的地位并加以管理。我国一直将特殊医学用途配方食品作为药品管理，但其实质是食品，主要为患者提供营养支持，不具有治疗功能，因此无法满足药物注册的许多要求，致使在国外已经有很长使用历史并且使用效果良好的产品无法服务我国消费者，而国内产品面临没有标准无法监管和生产的问题，这极大程度地影响了该类食品的研发和应用。为了满足国内临床营养的需求，指导和规范我国特殊医学用途配方食品的生产和使用，保障产品适用人群的营养需求和食用安全，国务院卫生行政部门分别于 2010 年、2013 年公布了《特殊医学用途婴儿配方食品通则》（GB 25596—2010）、《特殊医学用途配方食品通则》（GB 29922—2013）、《特殊医学用途配方食品良好生产规范》（GB 29923—2013）等食品安全国家标准，对特殊医学用途配方食品的定义、类别、营养要求、技术要求、标签标识要求、生产规范等做出了规定，明确特殊医学用途配方食品的配方应以医学或营养学的研究结果为依据，其安全性及临床应用（效果）均需要经过科学证实。

二、特殊医学用途配方食品的作用和适宜人群

1. 特殊医学用途配方食品的作用

特殊医学用途配方食品属于特殊膳食用食品。当目标人群无法进食普通膳食或无法用日常膳食满足其营养需求时，特殊医学用途配方食品可以作为营养补充，起到营养支持作用。针对不同疾病的特异性代谢状态，特殊医学用途配方食品对相应的营养素含量提出了特别规定，能更好地适应特定疾病状态或疾病某一阶段的营养需求，为患者提供有针对性的营养支持，是进行临床营养支持的有效途径。该类产品必须在医生或临床营养师指导下，单独食用或与其他食品配合食用。

2. 特殊医学用途配方食品的适宜人群

在疾病状况下，无法进食普通膳食或无法用日常膳食满足目标人群的营养需求时，可使用特殊医学用途配方食品提供营养支持。

《特殊医学用途配方食品通则》将适用人群年龄段划分为 1 ~ 10 岁和 10 岁以上。由于各年龄段年龄跨度较大，各企业可以在符合标准要求的范围内结合临床实际需求研发适合不同年龄段的产品。如产品标识为适用于 1 ~ 3 岁、3 ~ 7 岁、3 ~ 10 岁等人群时，其技术指标应符合标准中 1 ~ 10 岁人群适用产品的要求；如产品标识为适用于 10 ~ 18 岁、10 岁以上、18 岁以上、50 岁以上、65 岁以上等，其技术指标应符合标准中 10 岁以上人群适用产品的要求。

三、特殊医学用途配方食品的分类和技术要求

1. 分类

食品安全国家标准明确，适用于 0 月龄至 12 月龄的特殊医学用途婴儿配方食品，包括无乳糖配方食品或低乳糖配方食品、乳蛋白部分水解配方食品、乳蛋白深度水解配方食品或氨基酸配方食品、早产或低体重儿配方食品、氨基酸代谢障碍配方食品、母乳营养补充剂等。

适用于 1 岁以上人群的特殊医学用途配方食品，根据不同临床需求和适用人群，分为全营养配方食品、特定全营养配方食品、非全营养配方食品。

（1）全营养配方食品

全营养配方食品是指可以作为单一营养来源满足目标人群营养需求的特殊医学用途配方食品，适用于需对营养素进行全面补充且对特定营养素没有特别要求的人群。

（2）特定全营养配方食品

特定全营养配方食品是指可以作为单一营养来源满足目标人群在特定疾病或医学状况下营养需求的特殊医学用途配方食品，适用于特定疾病或医学状况下需对营养素进行全面补充的人群，并可满足人群对部分营养素的特殊需求。

（3）非全营养配方食品

非全营养配方食品是指可以满足目标人群部分营养需求的特殊医学用途配方食品，不适用于作为单一营养来源，适用于需要补充单一或部分营养素的人群。常见非全营养配方食品有营养素组件（蛋白质组件、脂肪组件、碳水化合物组件）、电解质配方、增稠组件、流质配方和氨基酸代谢障碍配方。对于目前尚未涵盖的特殊医学用途配方食品，以及未来根据疾病或医学状态、最新权威科研结果研制的新产品，将根据临床需求、科学证实等资料，在专家充分论证的基础上不断完善，以满足适用人群的特殊营养需求。

2. 技术要求

（1）基本要求

特殊医学用途配方食品的配方应以医学和（或）营养学的研究结果为依据，其安全性及临床应用（效果）均需要经过科学证实。特殊医学用途配方食品的生产条件应符合国家有关规定。

（2）原理要求

特殊医学用途配方食品中所使用的原料应符合相应的标准和（或）相关规定，禁止使用危害食用者健康的物质。

（3）感官要求

特殊医学用途配方食品的色泽、滋味、气味、组织状态、冲调性应符合相应产品的特性，不应有正常视力可见的外来异物。

四、常见特定全营养配方食品

《特殊医学用途配方食品通则》的附录 A 列出了 13 种常见的特定全营养配方食品。目前科学证据充分、应用历史长的 8 种特定全营养配方食品包括：①糖尿病全营养配方食品。②呼吸系统疾病全营养配方食品。③肾病全营养配方食品。④肿瘤全营养配方食品。⑤炎性肠病全营养配方食品。⑥食物蛋白过敏全营养配方食品。⑦难治性癫痫全营养配方食品。⑧肥胖、减脂手术全营养配方食品。

《特殊医学用途配方食品系列标准实施指南》明确了在全营养配方食品基础上可调整的营养素含量技术指标。

其他 5 种特定全营养配方食品包括：

①肝病全营养配方食品。

②肌肉衰减综合征全营养配方食品。

③创伤、感染、手术及其他应激状态全营养配方食品。

④胃肠道吸收障碍、胰腺炎全营养配方食品。

⑤脂肪酸代谢异常全营养配方食品。

目前这 5 种特定全营养配方食品的营养素调整证据还不充分，今后将随着科学证据的不断积累，根据临床营养支持需要，在充分保证其安全性和科学性的前提下，完善其技术指标。

《特殊医学用途配方食品通则》要求特定全营养配方食品必须在医生和（或）临床营养师的指导下使用，医务人员应了解相应产品的营养特点、适用人群及应用要求，依据患者的不同医学状况，科学指导患者使用。在使用过程中应注重科学性和灵活性，根据个体实际情况，适当调整产品的适用范围和使用方法，以满足不同适用人群的个体化营养需求。同时建议开展有关的临床营养研究，收集临床使用资料，为将来标准和（或）指南的修订提供依据。

（韦莉萍　吕永恒）

模块5

食品安全与卫生基础知识

✔ 课程　食品安全与卫生基础知识

课程设置

课程	学习单元	课堂学时
食品安全与卫生基础知识	（1）食品安全与卫生概述	1
	（2）食品污染及预防	4
	（3）食物中毒及预防	4

课程　食品安全与卫生基础知识

学习内容

学习单元	课程内容	培训建议	课堂学时
（1）食品安全与卫生概述	1）食品安全与卫生的概念 2）食品安全与卫生的现状	（1）方法：讲授法 （2）重点与难点：食品安全与卫生的概念	1
（2）食品污染及预防	1）生物性污染及预防 2）化学性污染及预防 3）物理性污染及预防	（1）方法：讲授法 （2）重点：食品污染的分类及预防 （3）难点：化学性污染及预防	4
（3）食物中毒及预防	1）食物中毒的概念及特点 2）食物中毒及预防 3）食物中毒的调查和处理	（1）方法：讲授法 （2）重点：食物中毒及预防 （3）难点：食物中毒的调查和处理	4

学习单元 1　食品安全与卫生概述

一、食品安全与卫生的概念

1. 食品安全

WHO 对食品安全的定义：对食品按其原定用途进行制作和 / 或食用时，不会使消费者健康受到损害的一种担保。

我国对食品安全的定义：指食品无毒、无害，符合应当有的营养要求，对人体健康不造成任何急性、亚急性或者慢性危害。

2. 食品卫生

食品卫生是指食品干净，不使人致病，食品卫生是食品安全的一部分。

二、食品安全与卫生的现状

1. 食源性疾病是危害公众健康的重要因素

食源性疾病是指食用不安全食品，从而使食品中的各种致病因子通过摄食方式进入人体内，引起的具有感染或中毒性质的一类疾病。食源性疾病包括三个基本要素：①食物是携带和传播致病物质的媒介；②导致人体罹患疾病的致病物质是食物所含有的各种致病因子；③临床特征为中毒或感染。本书所指食源性疾病为具有感染或中毒特征者。食源性疾病既包括急性中毒和慢性中毒，也包括食源性肠道传染病（如伤寒）、寄生虫病和食源性变态反应性疾病（即食物过敏）等，其中以食物中毒最常见。

从 1953 年起，我国卫生防疫系统相继建立了传染病报告和食物中毒报告制度。历年来我国法定报告的传染病发病率以肠道传染病为首。食物中毒报告的发病率虽然已大幅度下降，但仍占人口的 7/10 万左右。1988 年春，由于食用不洁毛蚶，造成上海市近 30 万人的甲型病毒性肝炎大流行，就是一起典型的食源性疾病大流行。东南沿海地区每年都发生食用河豚中毒死亡病例。由肠道致病菌（沙门氏菌、副溶血性弧菌、单核细胞增生李斯特菌、伤寒沙门菌、霍乱弧菌、痢疾杆菌等）、病毒、寄生虫等致病性微生物引起的食源性疾病仍然是危害公众健康的重要因素。

2. 新技术、新资源的使用导致食品污染因素日趋多样化、复杂化

在当今食品中，新的生物性和化学性污染物对健康的潜在威胁已经成为一个不容忽视的问题。食品生产（农耕、饲养、加工）方式、消费方式（如快餐）的改变，使食源性疾病也发生变化。食品新技术、新资源（如转基因食品、酶制剂和新的食品包装材料）的广泛应用，给食品安全带来新的挑战。

3. 食品生产、消费等环节的安全隐患依然突出

我国食品生产经营企业自身管理水平偏低，规模化、集约化程度不高，食品生产流通和消费的各环节都存在安全隐患，如近年出现的苏丹红蛋、孔雀绿鱼、三聚氰胺奶、吊白块鸭血、福尔马林鱿鱼、毒大米、滑石粉面粉、瘦肉精火腿肠、染色馒头等问题食品。食品安全日益成为备受社会各界关注的热门话题。

4. 监管手段等不能完全适应实际工作的需要

食品安全监管体制、法制、标准等存在一定缺陷，地方保护、有法不依、执法不严、监管不力的现象时有发生，使得我国食品安全保障体系已成为近年来制约社会全面发展的瓶颈。

学习单元 2　食品污染及预防

食品污染是指食物受到有害物质的侵袭，造成食品安全性、营养性或感官性状发生改变的过程。食品一旦受污染，就可能危害人类健康。食品污染可造成的危害包括：影响食品的感官性状；造成急性食物中毒；对机体造成慢性危害；对人类有致畸、致突变、致癌作用等。

食品污染按污染物性质的不同分为：①生物性污染。包括细菌及其毒素污染、真

菌及其毒素污染、病毒污染、寄生虫及昆虫污染。②化学性污染。包括化学农药污染和有害金属污染。③物理性污染。包括一些非化学性的杂物（毛发、灰尘、有害昆虫的尸体）污染、食品掺杂掺假及放射性污染。

一、生物性污染及预防

生物性污染以微生物污染占较大比例，主要有细菌与细菌毒素污染、真菌与真菌毒素污染。食品中的细菌包括引起食物中毒、人畜共患传染病的致病菌和作为食品污染标志的非致病菌。寄生虫和虫卵主要是患病人、畜的粪便通过污染水体或土壤的方式间接污染食品或直接污染食品。此外还有肠道病毒和昆虫的污染。

1. 细菌性污染及预防

细菌性污染是涉及面最广、影响最大、问题最多的一种微生物污染。

（1）常见的细菌性污染的菌属

1）致病菌。生物性污染最主要的是致病性细菌问题，如副溶血性弧菌、痢疾杆菌、肉毒杆菌等，污染了致病菌的食品在感官性状上往往没有特殊变化，但当其随食物进入人体后能引起食源性疾病。

2）机会致病菌。机会致病菌是指通常情况下不致病，但在一定的特殊条件下有致病力的细菌。常见的机会致病菌有变形杆菌、蜡样芽孢杆菌等，在一定条件下可引起食物中毒。

3）非致病菌。非致病菌在自然界分布极为广泛，在土壤、水、食物中更为多见。食物中的细菌绝大多数都是非致病菌。腐败菌是非致病菌中最多的一类，常见的有假单胞菌属、微球菌属、乳杆菌属等，污染该菌能引起食品腐败变质，从而导致食品在感官性状和营养价值上的改变。

（2）食品细菌污染指标及其卫生学意义

常用菌落总数和大肠菌群来评价食品卫生质量。

1）菌落总数。菌落总数是指被检测样品单位质量（单位：g）、单位容积（单位：mL）或单位表面积（单位：cm^2）内，所含在严格规定的条件下（培养基、pH 值、培养温度与时间、计数方法等）培养生长的细菌菌落总数。

食品中细菌主要来自食品生产、运输、储存、销售各环节的外界污染，它反映食品卫生质量的优劣，以及食品卫生措施和管理情况。食品中菌落总数是判断食品清洁状态的标志，并可预测食品的耐保藏性。许多国家的食品卫生标准中规定了各类食品的菌落总数最高允许限量，以保证食品的卫生质量。食品中细菌在繁殖过程中可分解食物成分，所以食品中细菌数量越多，食品腐败变质的速度就越快。例如，菌落总数在牛肉中达到 $10^5/cm^2$ 时，在 0 ℃可保存 7 d，而当菌落总数为 $10^3/ cm^2$ 时，在同样条件下可保存 18 d；鱼中菌落总数为 $10^5/cm^2$ 时，在 0 ℃可保存 6 d，而菌落种数为 $10^3/cm^2$ 时，在同样条件下可保存 12 d。

2）大肠菌群。大肠菌群包括肠杆菌科的埃希菌属、柠檬酸杆菌属和克雷伯菌属。这些菌属的细菌，均直接或间接来自人和温血动物肠道，需氧与兼性厌氧、不形成芽孢，在 35～37 ℃下能发酵乳糖，为产酸、产气的革兰氏阴性杆菌，仅极个别菌种例外。大肠菌群现已被包括我国在内的很多国家用作食品卫生质量鉴定指标。食品中检出大肠菌群，表明食品曾受到人和动物粪便污染。但大肠菌群是嗜温菌，在 5 ℃以下环境中基本不能生长，其检测对低温菌占优势的水产品，特别是冷冻食品未必适用。因而，近年来有研究者提出用肠球菌（即粪链球菌）作为水产品和冷冻食品粪便污染指示菌。

菌落总数、大肠菌群属于卫生学指标，是评价食品卫生程度和安全性的指标，它本身不是致病菌，与疾病无直接关联，允许在食品中存在，但不得超过规定的数量。另外，食品中不允许有致病菌存在，这是食品卫生质量指标中必不可少的标准之一。

（3）预防与控制

我国对食品卫生质量的细菌学评价指标有菌落总数和大肠菌群，并规定致病菌不得检出。

预防与控制的主要措施包括：①防止食品受到微生物污染。落实食品卫生措施，严格管理，保持食品在生产（种植、养殖）、加工、包装、储存、运输、销售直至烹调等各个环节的清洁卫生，防止细菌污染食品。②抑菌和杀菌措施。改变食品的温度、水分、氢离子浓度、渗透压，以及采用辐照等抑菌和杀菌措施，将食品中微生物杀灭或减弱其繁殖能力是预防食品腐败变质的基本措施。通常使用的方法有：低温防腐；高温灭菌防腐；干燥防腐；提高渗透压防腐，常用的有盐腌法和糖渍法；添加化学防腐剂；辐照防腐。

2. 真菌性污染及预防

真菌在自然界分布很广，种类很多。有些真菌污染食品后能迅速繁殖，导致食品腐败变质；有些在一定条件下产生毒素，对人体和动物造成危害，常见的真菌毒素主要有黄曲霉毒素、赭曲霉毒素、镰刀菌毒素、展青霉素等，其中黄曲霉毒素最为常见。

黄曲霉毒素由黄曲霉菌产生，是一种剧毒和强致癌物质。黄曲霉毒素污染通常在热带和亚热带地区较重，其中以花生和玉米污染最为严重，也可存在于其他各种食品中，如乳品、啤酒、可可、葡萄干、大豆粉等。另外，干果类食品（如胡桃、杏仁、榛子）也会被黄曲霉毒素污染，动物摄取被黄曲霉毒素污染的饲料会导致肉、蛋、奶及其制品中有毒素残留。不同的菌株产毒能力差异很大，除食品基质外，适宜的温度、湿度和空气也是黄曲霉菌生长繁殖和产毒的必要条件。在最适宜的生长条件下，24 h 内就可在被污染的食品中检出黄曲霉毒素。

（1）主要危害

黄曲霉毒素可引起动物急性中毒死亡与致癌，是致癌力最强的毒素。

1）急性中毒。黄曲霉毒素的毒性为氰化钾的 10 倍，为砒霜的 68 倍，短时间大量摄入黄曲霉毒素会导致急性中毒，主要表现为肝脏受损。

2）慢性中毒。持续摄入一定量的黄曲霉毒素会造成慢性中毒，主要表现为动物生长障碍，肝脏出现亚急性或慢性损伤，还有体重减轻、生长发育迟缓、母畜不孕或产仔减少等表现。

3）致癌性。黄曲霉毒素是目前发现的最强的化学致癌物质，其致癌强度比二甲基亚硝胺诱发肝癌的能力大 75 倍，主要诱发肝癌和皮下肉瘤。

（2）预防与控制

预防黄曲霉毒素污染的主要措施是防止食品受到黄曲霉菌及其毒素的污染，并尽量减少黄曲霉毒素随食品摄入人体的可能。具体措施有以下几点。

1）食品防霉。食品中真菌的生长繁殖与所处环境的温度、湿度、紫外线、氧含量等有密切关系，湿度适宜最为重要，控制粮食中的水分是防霉的关键。

2）去除毒素的方法。①剔除霉粒。该法对花生、玉米较适用。②碾轧加工法。碾轧去除发霉的粮食外壳，可降低毒素含量。③加碱去毒法。该法适用于植物油。④吸附去毒法。在含毒素的植物油中加入活性白陶土或活性炭等吸附剂，经搅拌、静置、去除沉淀物等步骤可将毒素去除。⑤加水搓洗法。加水反复搓洗也可去除部分毒素。

3）加强食品安全监督。按国家有关食品安全要求和规定加强食品安全监督，控制食品中毒素的含量。

3. 病毒、寄生虫等其他生物性污染及预防

（1）主要危害

近年来，经常有病毒、寄生虫等其他生物性污染的报道，如疯牛病、禽流感引起的人的感染，病毒污染毛蚶引起的甲肝大流行，生吃水产品及其他动物肉类引起的寄生虫病等。

（2）预防与控制

不食用野生动物；避免进食生鲜或未经彻底煮熟的家畜、家禽、鱼、虾、蟹、螺等动物肉及奶、蛋类；不喝生水，不吃不洁的瓜果；不用盛过生鲜食品的器皿盛放其他直接入口食品；加工过生鲜食品的刀具及砧板必须清洗消毒后方可再次使用；不用生鲜食品喂饲猫、犬等。

二、化学性污染及预防

化学性污染是指在食物（食品）种植、养殖、生产加工、包装、仓储、运输、流通、消费等环节中受到有害化学物质的污染，主要有农药污染、有毒金属及其他有机或无机化学物造成的污染等。

1. 农药污染及预防

（1）主要危害

农药污染是指农药或其有害代谢物、降解物对环境和生物产生的污染。由于农药的大量、大面积使用和不当滥用，使环境和食品中的农药残留大大增加，并引起人和动、植物的急性或慢性中毒。

农药的污染途径主要有：①直接污染。喷洒农药直接污染食用作物。②间接污染。间接污染包括食物链的富集作用、植物根部从污染的环境中吸收农药等。③事故性污染。运输工具受农药污染后用来运输食品，可造成污染而发生中毒；投毒也是一种特殊的事故性污染。

农药对人体的危害主要表现为三种形式：急性中毒、慢性危害（长期接触或食用含有农药残留的食品，可使农药在体内不断蓄积，对人体健康构成潜在威胁，可影响神经系统、破坏肝脏功能等）、“三致”（致癌、致畸、致突变）危害。

常用的农药包括有机氯农药、有机磷农药、拟除虫菊酯类农药、氨基甲酸酯类农药等。有机氯农药（六六六、DDT）由于在环境中稳定性强，不易降解，残留时间长，通过食物链逐渐富集，易对人体造成急慢性损害。1984 年我国已停止使用有机氯农药。有机磷农药因其应用范围广、在环境中降解快、残毒低，是中国目前使用量最大的农药，也是某些食品，特别是蔬菜、水果农药残留超标的主要原因。

（2）预防措施

1）发展有机食品、绿色食品、无公害食品，减少农药使用量。

2）对食品进行前期加工、烹调，减少农药残留。用水冲洗蔬菜、水果削皮后食用、谷物经碾磨加工后去除谷皮、加热烹调等可去除大多数农药残留。

3）开发并使用高效、低毒、低残留农药。

4）合理使用农药并加强农药的生产和经营管理。根据国家相关法律，对农药生产和使用实施严格的监督管理。

2. 有毒金属污染及预防

（1）主要危害

日常生活中，人体通过饮食及生产、生活等接触和摄入金属元素。进入人体的金属元素有些是人体代谢所必需的，在一般情况下不会对人体造成危害。汞、镉、铅、砷等金属元素对人体有明显的毒害作用，被称为有毒金属。动植物食品中有毒金属来源分为内源性和外源性两类。内源性来源主要是指通过生物富集途径富集于生物体，外源性来源主要是指被重金属污染的饲料、水源、泥土、空气、药物等。多数有毒金属在机体内有强蓄积毒性，排出缓慢且半衰期长，对人体的损害常以慢性和远期效应（致癌、致畸、致突变）为主。

（2）预防措施

1）消除污染源，积极治理工业“三废”，停止使用含砷、汞的剧毒农药，防止滥用食品添加剂、使用不符合卫生标准的食品容器和包装材料。

2）制定食品中有毒金属限量安全标准，加强食品中有毒金属的监测和监管。

3）严格管理有毒、有害金属及其化合物，防止误食、误用、投毒或人为污染食品。

3. N- 亚硝基化合物污染及预防

（1）主要危害

动物实验表明，N- 亚硝基化合物具有急性毒性和致癌、致畸、致突变作用，能诱发多种组织器官肿瘤和导致肝损害。根据其化学结构，N- 亚硝基化合物可分为亚硝胺和亚硝酰胺两大类。环境和食品中的 N- 亚硝基化合物由硝酸盐、亚硝酸盐和胺类在一定的条件下合成。含有 N- 亚硝基化合物的食品有蔬菜、水果、鱼、肉制品、乳制品、啤酒等；加工食品如熏鱼、腊肉、酱油、酸渍菜、腌菜及咸肉均含有一定量的 N- 亚硝基化合物。除食品中含有的 N- 亚硝基化合物外，人体内也能合成一定量的 N- 亚硝基化合物。胃是人体内合成亚硝胺的主要场所。此外，在唾液中及膀胱内（尤其是尿路感染时），经细菌分解也会产生一定量的亚硝胺。

（2）预防措施

1）控制食品加工中硝酸盐或亚硝酸盐用量。

2）防止微生物污染及食物霉变，蔬菜、鱼肉腐败变质会产生亚硝酸盐及仲胺。

3）阻断亚硝胺合成，如食用富含维生素 C、维生素 E 及多酚的蔬菜与水果。

4）减少盐腌制和酸渍食品的食用，控制食品中 N- 亚硝基化合物摄入量等。

4. 多环芳烃类化合物污染及预防

（1）主要危害

多环芳烃是一类非常重要的环境污染物和化学致癌物。目前已鉴定出数百种多环芳烃类化合物，其中苯并芘是典型代表。煤、石油、煤焦油、烟草和一些有机化合物的热解或不完全燃烧，会产生一系列多环芳烃化合物，其中一些有致癌作用。

多环芳烃类化合物污染途径具体包括：①用燃料烘烤或熏制食品时直接污染；②食品成分如脂肪在高温烹调时发生热解或热聚作用生成；③食品加工时受机油和包装材料中的多环芳烃类化合物污染，以及在柏油路上晒粮食使粮食受到污染；④水产品受污水污染；⑤植物和微生物可合成微量多环芳烃类化合物。长期接触这类物质可能诱发皮肤癌、阴囊癌、肺癌等。

人群流行病学研究表明，食品中苯并芘含量与胃癌等多种肿瘤的发生有一定关系。

（2）预防措施

预防措施包括：加强环境治理；改进熏制、烘烤食品及烘干粮食等加工过程，避免食品直接接触炭火；不在柏油路上晾晒粮食、种子等；食品生产加工过程中要防止润滑油污染食品。

5. 杂环胺类化合物污染及预防

（1）主要危害

食品中的杂环胺类化合物主要在食品加热过程中产生。蛋白质含量丰富的鱼、肉类在高温（100～300 ℃）烹调过程中易产生杂环胺，加热温度越高、时间越长，产生的杂环胺越多。烧、烤、煎、炸等直接与火接触或与灼热的金属表面接触的烹调方法，产生的杂环胺类化合物数量远大于炖、焖、煨、煮、微波炉烹调等方法。杂环胺类化合物的形成与食品中的水分含量关系不大，干加热一样可产生。长期食用杂环胺类化合物有致突变、致癌危害。

（2）预防措施

预防杂环胺类化合物污染需要改变不良烹调方式和饮食习惯。烹调温度不要过高，不要烧焦食物，避免过多食用烧烤、煎炸的食物；增加蔬菜、水果的摄入量。膳食纤维有吸附杂环胺并降低其活性的作用，蔬菜、水果中的某些成分有抑制杂环胺的致突变性和致癌性的作用。

6. 食品添加剂污染及预防

（1）主要危害

食品添加剂是指为改善食品品质和色、香、味，以及为防腐和加工需要而加入食品中的化学合成物质或天然物质。食品添加剂按来源可分为天然食品添加剂和人工化学合成食品添加剂。前者主要由动、植物提取制得，也有一些来自微生物的代谢产物或矿物；后者则是通过化学合成方法制得。食品添加剂按其用途分为防腐剂、抗氧化剂、发色剂、漂白剂、调味剂、凝固剂、疏松剂、增稠剂、消泡剂、甜味剂、着色剂、乳化剂、品质改良剂、拮抗剂、增味剂、保鲜剂、酶制剂、被膜剂、香料、营养强化剂等。超量使用某些食品添加剂如亚硝酸盐等会引起人体的急、慢性中毒；某些食品添加剂可能引起变态反应，如糖精会引起皮肤瘙痒症、日光性过敏性皮炎，苯甲酸可引起哮喘等一系列反应；在食品中加入过多维生素 A 和维生素 D 也可引起慢性中毒。

（2）管理措施

食品添加剂的卫生管理按《中华人民共和国食品安全法》《食品添加剂新品种管理办法》《食品添加剂使用标准》（GB 2760—2014）等执行。

三、物理性污染及预防

根据污染物的性质将物理性污染物分为两类，即食品的杂物污染和食品的放射性污染。

1. 杂物污染及预防

（1）常见污染物

食品的杂物污染主要是指在食品生产、储运、销售过程中受到的污染和食品的掺杂、掺假行为造成的污染。常见污染物为泥沙、草籽、动物血污及毛发、粪便、金属颗粒或碎屑、昆虫尸体、饰物、头发、指甲、烟头、其他杂物等。另外，在肉中注水等掺假行为也属杂物污染范畴。

（2）预防措施

加强食品生产、储存、运输、销售过程的监督管理，遵循生产规范，打击假冒伪劣行为。

2. 放射性污染及预防

（1）放射性污染的来源及危害

食品放射性污染是指食品吸附或吸收了外来的放射性核素，使其放射性高于自然放射性本底。食品放射性污染主要来源于放射物质的开采、冶炼、生产以及在生活中的应用与排放，半衰期较长的放射性核素污染尤其应当受到重视。食品放射性污染对人体的危害在于长时期体内小剂量的内照射作用。对人体健康危害较大的放射性核素有 ^{90}Sr、^{137}Cs、^{131}I 等。食品放射性污染对人体的危害主要表现为对免疫系统、生殖系统的损伤和致癌、致畸、致突变作用。

（2）预防措施

加强食品安全防护和食品安全监督。食品加工厂和食品仓库应建立在从事放射性工作单位的防护监测区以外的地方，对产生放射性废物和废水的单位应加强监督，对单位周围的农、牧、水产品等应定期进行放射性物质的监测，妥善保管食品。

学习单元 3　食物中毒及预防

一、食物中毒的概念及特点

1. 食物中毒的概念

食物中毒是指食用了被有毒、有害物质污染的食品或者把有毒有害物质当作食品摄入后出现的非传染性急性、亚急性疾病。食物中毒不包括人为投毒、暴饮暴食引起的急性胃肠炎、食源性肠道传染病（如伤寒）和寄生虫病（如囊虫病），以及对食品中的成分敏感性过高引起的变态反应性疾病、进食“三废”污染物所致的慢性危害。

2. 食物中毒的特点

食物中毒的特点归纳起来有“四同、二无”。“四同”是指相同食物、相同症状、相同病源、同一潜伏期，“二无”是指无二代病例、停止进食无新发病例。

食物中毒的特点：①发病与食物有关。患者在某时间吃过同种食物，未食者无中毒表现，停止食用该食物后新病例很快减少或停止。②呈暴发性。潜伏期短，起病急，短时间内同时出现大量患者。③呈聚集性。集体聚餐活动易发生食物中毒；同批中毒患者症状相同或基本相同，多有急性胃肠炎症状。④发生食物中毒的患者对健康人无传染性。⑤呈季节性。例如，细菌性食物中毒多发生在 5 ~ 10 月，河豚中毒多发生于春天河豚产卵期或供鱼期，四季豆中毒多发生于四季豆收获季节，农药中毒多发生于春夏害虫多时。⑥呈地方性。食物中毒与食品产地及各地区不同饮食习惯有关。例如，副溶血弧菌食物中毒多发生在沿海地区，木薯中毒多发生在两广木薯产地，臭米面中毒多发于东北、西北有吃臭米面习惯的地区。

二、食物中毒及预防

根据致病因素的不同性质，食物中毒可分为：①细菌性食物中毒，如沙门氏菌食物中毒等。②真菌性食物中毒，如霉变甘蔗中毒等。③有毒动植物性食物中毒，如河豚中毒、贝类中毒、菜豆中毒、发芽马铃薯中毒等。④化学性食物中毒，如有机磷农药中毒等。⑤不明原因食物中毒。

1. 细菌性食物中毒及预防

细菌性食物中毒是指摄入含有细菌或细菌毒素的食品而引起的食物中毒。细菌性食物中毒的发生与不同区域人群的饮食习惯有密切关系。美国多食肉、蛋和糕点，葡萄球菌食物中毒最多；日本喜食生鱼片，副溶血弧菌食物中毒最多；我国食用畜禽肉、禽蛋类较多，多年来沙门氏菌食物中毒一直居首位。

近年我国发生的细菌性食物中毒常见的致病细菌主要有沙门氏菌、变形杆菌、金黄色葡萄球菌、副溶血弧菌（对称嗜盐菌）、蜡样芽孢杆菌等。

细菌性食物中毒发生的主要原因为：①食品被致病菌污染，如牲畜屠宰时及畜肉在运输、储存、销售等过程中受到致病菌污染；②食物中的致病菌在加工过程中没有被消灭，或者熟食受到食品从业人员中带菌者的污染，食用后引起中毒；③致病菌生长繁殖达到能够致病的数量或产生致病毒素。

（1）沙门氏菌食物中毒

沙门氏菌种类繁多，主要来源于污水和动物粪便（其在粪便中可存活 1 ~ 2 个月）。患病及带菌牲畜的肠道内含大量的沙门氏菌，其血液和内脏带菌率更高。引起食物中毒的主要有鼠伤寒沙门氏菌、猪霍乱沙门氏菌、肠炎沙门氏菌等。

1）流行病学特点

①引起中毒的食品以动物性食品为多，主要是畜肉类，如病死牲畜肉等；其次是鱼、禽、奶、蛋类食品。

②中毒大多发生在 5 ~ 10 月，但全年均可发生。

③中毒主要是由加工食品用具、容器被污染，食品储存生熟不分，交叉污染，食前未加热或加热不彻底引起的。

2）临床表现和预后。中毒潜伏期多为 4 ~ 48 h，主要症状为恶心、头晕、头痛、寒战、冷汗、全身无力、食欲不振、呕吐、腹胀、腹痛、发热，体温可达 38 ~ 40 ℃，重者可引起痉挛、脱水、休克等。急性腹泻以黄色或绿色水样便为主。一般预后较好，儿童、体弱及重症者如抢救不及时会发生死亡，病死率为 0.5% 左右。

3）治疗措施。对中毒患者以对症治疗为主，如补液；重症患者可使用抗生素，必要时采用镇静、抗休克等抢救措施。

4）预防措施

①停止食用可疑中毒食品。

②防止食品被沙门氏菌污染，不食用病死牲畜肉及来源不明的牲畜肉，加工冷荤熟肉一定要做到生熟分开。

③高温可杀灭沙门氏菌，如烹调时肉块不宜过大、禽蛋煮沸 8 min 以上等。

④控制沙门氏菌的繁殖，低温冷藏食品温度控制在 5 ℃以下，并做到避光，断氧效果更好。

（2）葡萄球菌食物中毒

葡萄球菌在空气、土壤、粪便、污水及食物中广泛存在，主要来源于动物及人的鼻腔、咽喉、皮肤及皮肤化脓性病灶。健康人的咽部带菌达 40% ~ 70%，手部达 56%，所以人或动物的化脓性感染部位常成为污染来源。引起食物中毒的主要是能产生肠毒素的葡萄球菌，其中以金黄色葡萄球菌致病力最强。大约 50% 以上的金黄色葡萄球菌菌株可在实验室条件下产生两种或两种以上的葡萄球菌肠毒素。肠毒素耐热性强，一般的食物烹调方法不易破坏，需经 100 ℃加热 2 h 方可被破坏。

1）流行病学特点

①中毒多发生在夏、秋季节，其他季节也可发病。

②引起中毒的食品主要为乳及乳制品、蛋及蛋制品、各类熟肉制品，奶牛患乳腺炎时牛奶中常含有大量葡萄球菌；其次为含有乳制品的冷冻食品。

③中毒原因主要是被葡萄球菌污染后的食品在较高温度下保存时间过长，产生足

以引起中毒的肠毒素。

2）临床表现和预后。葡萄球菌食物中毒起病急，潜伏期短，一般为 2～4 h。主要症状为恶心、剧烈和频繁呕吐，呕吐物中常有胆汁、黏液，同时伴有上腹部剧烈疼痛及腹泻（水样便）。年龄越小的儿童对葡萄球菌肠毒素越敏感，发病率比成人高，病情较严重。葡萄球菌食物中毒病程短，1～2 d 即可恢复，很少死亡，预后良好。

3）治疗措施。以补水和维持电解质平衡等对症治疗措施为主。

4）预防措施

①停止食用可疑中毒食品。

②控制污染来源。

③食品加工者或消费者要养成良好的卫生习惯，饭前、便后要洗手。

④低温保存易受污染的食品。

（3）副溶血弧菌食物中毒

副溶血弧菌主要来源于鱼、虾、蟹、贝类、海藻等海产品。该菌不耐热，56 ℃加热 5 min 或 95 °C 加热 1 min 即可被杀灭；对酸敏感，用食醋处理 5 min 即可将其杀灭。其引起的食物中毒是我国沿海地区最常见的一种食物中毒。

1）流行病学特点

①多发生在 6～9 月海产品大量上市时。

②引起中毒的食品以海产品为主，其次为咸菜、熟肉类、禽蛋类，约有半数为腌制品。

③中毒原因主要是烹调时未烧熟、煮透，或熟制品污染后未再彻底加热。

2）临床表现和预后。潜伏期一般 10 h 左右，发病急，发病初期为腹部不适，尔后腹痛加剧，上腹部阵发性绞痛为本病特点，腹泻多为洗肉水样便，重者为脓液便和脓血便。该病患者呕吐、腹泻严重，失水过多者可引起脱水、电解质紊乱，并伴有血压下降。大部分患者发病后 2～3 d 恢复正常，少数重症患者由于休克、昏迷而死亡。

3）治疗措施。以对症治疗为主。

4）预防措施

①停止食用可疑中毒食品。

②加工海产品时一定要烧熟、煮透，加热至 100 ℃并持续 30 min 以上。

③烹调或调制海产品、拼盘时可加适量食醋。

④加工过程中放置、加工生熟食物的用具要分开，在低温下储藏。

2. 真菌性食物中毒及预防

真菌性食物中毒是食用了被真菌及真菌毒素污染的食物而引起的。中毒发病率较高，死亡率也较高，且有明显的季节性及地区性，常见的有黄曲霉毒素中毒、霉变甘蔗中毒等。黄曲霉毒素中毒详见前述。导致霉变甘蔗中毒的原菌为节菱孢霉菌，该菌产生的毒素为3–硝基丙酸，是一种强烈的嗜神经毒素，主要损害中枢神经系统。

（1）流行病学特点

霉变甘蔗中毒常发生于我国北方地区的初春季节，甘蔗多因过冬保存不当而发霉，霉变甘蔗质软，瓤部比正常甘蔗色深，呈浅棕红色，闻之有轻度霉变味，食之有霉酸酒糟味。2～3月为该病发病高峰期，多见于儿童和青少年，病情常较严重，重者甚至危及生命。

（2）临床表现和预后

霉变甘蔗中毒潜伏期短，最短仅十几分钟，轻度中毒者潜伏期较长，重度者多在2 h内发病；中毒症状最初表现为一过性消化道功能紊乱（如恶心、呕吐、腹痛、腹泻），随后出现神经系统症状，如头昏、头痛和复视；重者可出现阵发性抽搐，抽搐时四肢强直，屈曲内旋，手呈鸡爪状，眼球向上偏向凝视，瞳孔散大，继而昏迷；患者可死于呼吸衰竭，幸存者则留下严重的神经系统后遗症，导致终身残疾，出现后遗症及病死率可达50%。

（3）预防措施

1）甘蔗必须于成熟后收割，收割后注意防冻，防霉菌污染，储存期不可过长，并定期对甘蔗进行感官检查，严禁出售霉变甘蔗。

2）加强宣传教育，教育群众不吃霉变甘蔗。

3. 有毒动植物性食物中毒及预防

动植物性食物中毒是指食入动物性或植物性中毒食品引起的食物中毒。有毒动植物性食物中毒主要包括：发病急速而剧烈的河豚中毒，多发生在高温多雨的夏、秋季节的毒蕈中毒，以散发为主含氰甙类植物中毒（以苦杏仁引起的食物中毒最为多见）。

（1）河豚中毒

1）流行病学特点。河豚有毒成分为河豚毒素，河豚的肝、脾等脏器及血液、眼球等均含有河豚毒素，以卵巢含量最高，肝次之。河豚毒素化学性质稳定，耐热，不易降解。2～5月为河豚的生殖产卵期，此时卵巢毒性强，故河豚中毒多发生于每年第一、第二季度。

2）临床表现。河豚中毒发病急速而剧烈，潜伏期短，一般食用 10 min 到 5 h 即可发病。患者最初感觉手指、口唇和舌有轻微的麻木刺痛感，并逐渐变得麻痹，随即出现恶心、呕吐、腹泻等症状，随后出现感觉神经麻痹，继而出现四肢肌肉麻痹、运动失调（醉汉步态），甚至全身麻痹、发绀，行走困难、语言不清、血压和体温下降，丧失知觉，呼吸迟缓、浅表，最后可因呼吸麻痹死亡。该病一般预后不良，病死率 40%～60%，常于发病后 4～6 h 死亡，如抢救及时，病程超过 8～9 h 未死亡者，多能恢复。

3）防治措施。河豚中毒尚无特效解毒药。抢救措施以催吐、洗胃、导泻配合对症治疗为主。预防河豚中毒的关键是加强宣传教育，防止误食并禁止加工、销售河豚。

（2）毒蕈中毒

1）流行病学特点。毒蕈类又称毒蘑菇，全世界已知的毒蕈有百余种，在我国已发现 80 余种。毒蕈中毒全国均有发生，多发生在高温、多雨的夏、秋季节，常由个人采集野生鲜蘑，误食毒蘑菇而引起。

2）临床表现。毒蕈中毒症状因毒蕈所含成分及其毒性作用而异，以消化系统、心血管系统、神经系统、泌尿系统等受损所致的不同临床表现为特点，大致可分为 5 种类型。

①胃肠炎型。该类中毒由误食毒红菇、红网牛肝菌及墨汁鬼伞等毒蕈引起。潜伏期为 0.5～6 h，以剧烈腹泻、恶心、呕吐、腹痛为临床表现。中毒者经适当的对症处理，即可迅速康复，病死率低。

②神经精神型。该类中毒由误食毒蝇伞、豹斑毒伞等毒蕈所引起。潜伏期为 0.5～4 h，最短 10 min。临床表现以精神症状为特点，严重者可有谵妄、幻觉、呼吸抑制等，这类患者经适当治疗也可康复，病死率低。

③溶血型。该类中毒由误食鹿花蕈引起，毒素为鹿花蕈素。潜伏期为 6～12 h，最长可达 2 d。发病时除肠胃炎症状外，还有溶血表现。可有贫血、肝脾肿大、黄疸等体征，少数患者可出现血红蛋白尿、无尿或少尿等肾衰表现。此型中毒对中枢神经系统有影响，可能有头痛等症状，病死率不高。

④脏器损害型。会导致脏器损害毒素的主要成分为毒肽类、毒伞肽类。潜伏期为 6 h 至数天，病程较长。临床经过可分为 6 期：潜伏期、胃肠炎期、假愈期、内脏损害期、精神症状期、恢复期。此型中毒最为严重，病情凶险，如不及时抢救，死亡率极高。

⑤日光性皮炎型。误食猪嘴蘑（胶陀螺）可引起日光性皮炎，潜伏期一般为 24 h 左右，症状为暴露于日光部位的皮肤可发生皮炎，身体露出部分出现肿胀，患者嘴唇

肿胀外翻，形似猪嘴。少有胃肠炎症状，预后良好。

3）防治措施。治疗上采用催吐、洗胃、导泻或高位灌肠等措施排出肠道内未被吸收的毒素。预防措施有：做好宣传，避免误食。不采食不认识的野生蘑菇，这是防止毒蕈中毒最可靠的方法。

（3）含氰甙类植物中毒

1）流行病学特点。氰甙类植物中毒以食用苦杏仁导致的最为多见，后果最严重；此外还有苦桃仁、枇杷仁、李子仁、樱桃仁、木薯等。致毒成分为氰甙，在酶或酸的作用下释放氢氰酸。苦杏仁甙属剧毒，食用 1 ~ 3 颗苦杏仁即可中毒，甚至死亡，中毒以散发为主。

2）临床表现和预后。该类中毒潜伏期短，为半小时至数小时，一般 1 ~ 2 h。主要症状为口舌内苦涩、流涎、头晕、头痛、恶心、呕吐、心慌、四肢无力，继而出现不同程度的胸闷，有时可闻到苦杏仁味，严重者意识不清、呼吸急促、四肢冰冷、全身阵发性痉挛，最后因呼吸麻痹或心跳停止而死亡，也会引起周围神经症状，儿童病死率高。

3）预防措施。加强教育，不生吃各种苦味果仁，炒熟的苦杏仁也不能食用。若食用果仁，必须用清水充分浸泡，再敞锅蒸煮，使氢氰酸挥发掉；不生吃木薯，食用木薯时需去皮，加水浸泡 2 d，再敞锅蒸煮后食用。

4. 化学性食物中毒及预防

食入被化学性有毒、有害物质污染的食品引起的食物中毒，即为化学性食物中毒。

（1）化学性食物中毒发生的原因

有毒化学物直接污染食品；误食用农药拌种谷物加工的食品，喷洒农药不久的蔬菜、水果；误用盛装化学毒物或被污染的容器盛装食品；误将化学毒物用作调味剂，如将亚硝酸盐用作食盐、碳酸钡用作发酵粉；滥用有毒化学物，如用甲醇勾兑制作白酒出售；有毒化学物间接污染食品，如食用已吸收有毒化学物质的动物或植物；无毒或毒性小的化学物在体内转化为有毒或毒性强的化学物质，如硝酸盐在肠道有关细菌的作用下，转化成有毒性的亚硝酸盐。

（2）化学性食物中毒发病特点

发病与进食有毒化学性食物有关，与进食时间、食用量有关。一般进食后不久发病，进食量大者，发病时间短、病情重；发病常有群体性，可找到同食某种食品的病史，患者有相同的临床表现；发病者常无地域性、季节性，也无传染性；剩余食品、呕吐物、血、尿等材料中可测出有关化学毒物。

（3）化学性食物中毒处理原则

处理化学性食物中毒应迅速、及时。迅速、及时处理不但对挽救患者生命十分重要，对控制事态发展（特别是群体中毒和尚未明确化学毒物种类时）也很重要。当中毒发生时，当地政府应组织相关职能部门全力以赴投入应急处置，及时抢救患者，控制事态进一步发展。应根据病情进行分类，确保危重患者得到及时抢救，加强对较轻患者及未出现症状者的观察、治疗，特别要注意毒物对较轻患者的潜在危害。

（4）常见化学性食物中毒

1）有机磷中毒。有机磷中毒居各种化学中毒之首。常用的有机磷农药有敌百虫、敌敌畏、乐果、马拉硫磷等。

①中毒原因。误食被有机磷污染的食品，如喷洒有机磷农药不久的水果、蔬菜；用装过有机磷农药的容器盛装食品；误食有机磷农药拌过的种子；用受到有机磷农药污染的车辆、仓库运储粮食等。

②临床特点。潜伏期 10 min ~ 2 h，主要临床特点有：

a. 毒蕈碱样表现。恶心、呕吐、多汗、流涎、腹痛、视物模糊、瞳孔缩小、支气管痉挛、呼吸道分泌物增多、心率变慢，严重者发生肺水肿。

b. 烟碱样表现。震颤、肌无力、肌肉痉挛等，严重者可发生呼吸麻痹。

c. 中枢神经系统表现。头痛、嗜睡、烦躁不安、神志恍惚、语言不清，严重者可发生昏迷、脑水肿。

d. 实验室检查可见血胆碱酯酶活性降低。

③防治措施。患者病情发展快，须及时进行抢救，迅速予以催吐、洗胃、导泻，并及早使用特效解毒剂。

预防措施包括：

a. 切实做好有机磷农药的保管工作。

b. 严禁食用有机磷农药拌过的种谷。

c. 严禁采摘和食用刚喷洒过有机磷农药的瓜果、蔬菜。

d. 严禁粮食、瓜果、蔬菜和其他食物与有机磷农药混装运送。

2）亚硝酸盐中毒。常见的亚硝酸盐有亚硝酸钠和亚硝酸钾，亚硝酸盐外观为白色至略带黄色的粉末或颗粒状晶体，无臭，味微咸，易溶于水，易潮解。建筑业常将其搅拌于水泥及砂石中作为防冻剂，也广泛用于涂料、有机合成材料或作为医药分析试剂，肉制品生产企业用于肉制品防腐、发色，医疗上用于血管扩张剂和急性氰化物中毒的解救药。因其外观及滋味与食盐相似，常因误食引起中毒。

①中毒原因

a. 误食。误将亚硝酸盐当作食盐、味精食用。

b. 过量添加。在肉制品加工过程中作为发色剂过量添加。

c. 进食大量含亚硝酸盐的食物。放置过久或腐烂的蔬菜和腌制时间短的蔬菜含较多亚硝酸盐。

d. 饮用含亚硝酸盐量多的水，如苦井水、蒸锅水。

e. 体内生成。当人体胃肠功能紊乱、贫血、患肠道寄生虫病及胃酸浓度降低时，肠道内的硝酸盐还原菌大量繁殖，产生亚硝酸盐。例如，大量食用含硝酸盐较多的蔬菜，肠道内的硝酸盐还原菌可将硝酸盐转化为亚硝酸盐，因来不及分解而被吸收进入血液。

②临床特点。亚硝酸盐中毒的特征表现是高铁血红蛋白血症引起的紫绀。亚硝酸盐为强氧化剂，可将血液中正常的二价铁血红蛋白氧化为高铁（三价）血红蛋白，不仅失去携带氧的功能，还阻止正常血红蛋白释放氧，因而出现组织缺氧现象。中枢神经系统的功能也会因缺氧而受到损害。亚硝酸盐还具有松弛血管平滑肌的作用，引起血管扩张、血压下降。症状与体征有头晕、无力、胸闷、气短、心悸、恶心、呕吐、腹痛、腹泻，口唇、指甲及全身皮肤黏膜紫绀等。严重者意识丧失、烦躁不安、呼吸衰竭，甚至死亡。误食亚硝酸盐潜伏期一般为 10 ~ 15 min，大量食入蔬菜者，潜伏期一般为 1 ~ 3 h，最长可达 20 h。实验室检查，血中高铁血红蛋白含量增高，血、尿中亚硝酸盐呈阳性。

③防治措施。轻型中毒一般不需治疗，重症患者病情发展快，须及时进行抢救，迅速予以催吐、洗胃、导泻，并及早使用特效解毒剂亚甲蓝。一般认为亚甲蓝、维生素 C 和葡萄糖三者合用解毒效果较好。

预防措施包括：

a. 妥善保管好亚硝酸盐，包装应有醒目标志。

b. 禁食腐烂变质蔬菜。

c. 咸菜腌制 14 d 以上再吃。

d. 不喝苦井水，不用苦井水煮饭。

三、食物中毒的调查和处理

1. 食物中毒的调查目的和调查内容

食物中毒的调查目的是及时查明原因，控制事态进一步发展，减少病员伤亡，为食物中毒事故调查处理提供科学依据，为处理类似事件积累经验。

食物中毒的现场调查内容包括：对患者、同餐进食者的调查（按卫生部门的食物中毒个案调查登记表内容填写），对可疑食物加工现场的卫生学调查，采样进行现场快速检验和实验室检验，根据初步调查结果提出可能的发生经过及防止中毒进一步扩散的控制措施等。

2. 食物中毒的处理原则

食物中毒的处理原则包括：①严格执行食物中毒报告制度；②抢救患者与现场调查同时进行；③尽快采取停止销售和食用可疑中毒食品等措施；④防止中毒范围扩大。

（韦莉萍　吕永恒　何　群）

模块6 健康保险基础知识

✔ 课程　健康保险基础知识

课程设置

课程	学习单元	课堂学时
健康保险基础知识	（1）健康保险概述	4
	（2）健康保险与健康管理	6

课程　健康保险基础知识

学习内容

学习单元	课程内容	培训建议	课堂学时
（1）健康保险概述	1）健康保险的概念与分类 2）社会医疗保险 3）商业健康保险	（1）方法：讲授法 （2）重点与难点：社会医疗保险的类型和商业健康保险的类型	4
（2）健康保险与健康管理	1）健康保险对健康管理的需求 2）健康保险对健康管理的促进作用 3）健康管理在健康保险行业中的应用 4）健康管理在健康保险中的运作模式 5）健康保险管理式医疗的应用	（1）方法：讲授法 （2）重点：健康保险对健康管理的促进作用 （3）难点：健康保险行业中健康管理的应用，健康管理在健康保险中的运作模式	6

学习单元 1　健康保险概述

一、健康保险的概念与分类

1. 健康保险的概念

美国健康保险学会对健康保险的定义：为被保险人的医疗服务需求提供经济补偿的保险，也包括为因为疾病或意外事故导致工作能力丧失所引起的收入损失提供经济补偿的失能保险。2018 年，国家市场监督管理总局和中国国家标准化管理委员会发布的保险行业首个国家标准对健康保险作出如下定义：指以因健康原因导致损失为给付保险金条件的人身保险。2019 年，中国银行保险监督管理委员会颁布新的《健康保险管理办法》，文件指出，健康保险是指由保险公司对被保险人因健康原因或者医疗行为的发生给付保险金的保险。

2. 健康保险的分类

按照保险性质的不同，健康保险可分为社会医疗保险和商业健康保险两大类。其中，社会医疗保险是国家实施的基本医疗保障制度，是为了保障人民的基本医疗服务的需求，国家通过立法形式强制推行的保障制度，不以个人意志为转移。而商业健康保险是在被保险人自愿的基础上，由商业保险公司提供的保障，是一种纯商业行为。个人投保的保费往往由投保人自身负担，在企业提供的补充性健康保险福利中，企业也可能全部承担或与雇员共同承担保费。由于保险意识不足等原因，我国商业健康保险覆盖的人群范围还较窄，亟待不断扩展。

按照保障范围的不同，健康保险可以分为医疗保险、疾病保险、失能收入损失保险、护理保险和医疗意外保险。

二、社会医疗保险

1. 社会医疗保险的概念

社会医疗保险是指集合具有同类疾病风险的单位和个人，通过预先筹集资金的形式，对被保险人患病后的医疗费用损失进行补偿的保险。社会医疗保险是指国家通过立法等强制方式筹集基金，在法定范围内的劳动者及其他社会成员遭遇疾病风险时提供必要的医疗服务和经济补偿的一种社会保险制度。实施社会医疗保险的主体是国家，实施方式是强制性的，所有法定范围内的社会成员都必须参加。实施社会医疗保险的目的是帮助其成员防范和抵御疾病风险，以维护和促进经济发展与社会稳定，而不是为了盈利。这与以私人为主体、强调自愿、以营利为目的的商业医疗保险是不同的。但不管是社会医疗保险还是商业医疗保险，其基本的理论基础是一样的，即对于每一个人来说，生病和受伤害是不可预测的，但对于一个群体来说，发生率又是可以预测的。按照大数法则，集合多数人的力量积累起一笔基金，对集合中真正遭受疾病风险的少数人提供经济补偿，能够转移和化解风险。

2. 社会医疗保险的类型

按照参保对象的不同，我国社会医疗保险可分为城镇职工基本医疗保险、新型农村合作医疗和城镇居民医疗保险。城镇职工基本医疗保险是国家和社会为保障劳动者基本医疗需求而建立的强制性社会医疗保险制度，其适用范围为城镇所有用人单位，企业（国有企业、城镇集体企业、股份制企业、外商投资企业、私营企业等）、机关事业单位、社会团体、民办非企业单位及其职工都应参加基本医疗保险。城镇个体经济组织业主及其从业人员、自由职业人员、灵活就业人员是否参保由各省、自治区、直辖市人民政府确定，目前各地对该类群体基本遵循自愿参保的原则。城镇职工基本医疗保险费由用人单位和职工共同缴纳。城镇职工基本医疗保险基金由统筹基金和个人账户基金构成。

新型农村合作医疗，简称“新农合”，是指由政府组织、引导、支持，农民自愿参加，个人、集体和政府多方筹资，以大病统筹为主的农民医疗互助共济制度。所有农村居民都可以家庭为单位自愿参加新农合。该制度自 2003 年起开始试点，至 2008 年已在全国 31 个省、市、自治区实现全覆盖。在筹资方式上，新农合采取个人缴费、集体扶持和政府资助的方式筹集资金。

城镇居民医疗保险制度是覆盖城镇非从业居民的医疗保险制度。该制度于 2007 年起开始试点。属于城镇职工基本医疗保险制度覆盖范围的中小学阶段的学生（包括职业高中、中专、技校学生）、少年儿童和其他非从业城镇居民都可自愿参加城镇居民基本医疗保险。筹资方式采取“家庭缴费 + 政府补助”的方式。

根据《关于做好 2019 年城乡居民基本医疗保障工作的通知》的规定，我国城镇居民医疗保险制度和新型农村合作医疗制度统一为城乡居民医疗保险制度。

另外，在我国的实践中，在基本医疗保险制度外，还有大病保险和长期护理保险（简称“长护险”）两种附加型的医疗保险制度。由于城乡居民医疗保险的保障水平还比较低，2012 年，发改委等六部门发布了《关于开展城乡居民大病保险工作的指导意见》，明确针对城镇居民医保、新农合参保人大病负担重的情况，引入市场机制，建立大病保险制度，减轻城乡居民的大病负担，大病医保报销比例不低于 50%。因此，大病保险是在基本医疗保障的基础上，对城乡居民医疗保险的大病患者发生的高额医疗费用给予进一步保障的一项制度性安排。它可进一步放大保障效用，是基本医疗保障制度的拓展和延伸，是对基本医疗保障的有益补充。“长护险”是指对个体由于年老、疾病或伤残导致生活不能自理，在家中或机构中，由专人陪护所产生的费用进行支付的保险。“长护险”主要是支付被保险人日常照顾费用，通常护理期限较长，可能为半年、一年、几年甚至十几年。“长护险”解决了失能人员生活照料和护理问题，提高了失能人员的生活质量，显著提升人民群众医疗保障获得感、幸福感和安全感。“长护险”从被保险人缴纳的职工基本医疗保险费中划出。

三、商业健康保险

1. 商业健康保险的概念

商业保险是指以营利为目的，在保险双方当事人自愿的基础上订立保险合同，由投保人缴纳保险费建立保险基金，当被保险人发生合同约定的保险事故时，保险人履行赔付或给付保险金的义务。商业健康保险是国家多层次医疗保障体系的重要组成部分。

2. 商业健康保险的类型

（1）疾病保险

1）定义。疾病保险是指以约定疾病如恶性肿瘤、心脏病、脑卒中等的发生为给付保险金条件的人身保险。

2）特点

①保险金的给付条件只依据疾病诊断结果，不与治疗行为的发生或医疗费用相关。

②疾病保险的主要产品类型是重大疾病保险。

③为了防止被保险人带病投保，降低逆选择的风险，疾病保险合同通常设有等待期。

④疾病保险的保险金兼有医疗费用补偿功能和收入补偿功能：既能减轻因患重大疾病而产生的高昂医疗费用所带来的负担，也能减轻因重疾或身故引起家庭收入降低所带来的负担，还能为患重疾的人提供实现正常生活的经济支持。

（2）医疗保险

1）定义。医疗保险又称医疗费用保险，主要补偿被保险人因为疾病或意外事故所导致的医疗费用支出，包括门诊费用、药费、住院费用、手术费用、检查费用、护理费用、医院杂费等。

2）特点

①医疗保险保险金的给付条件以医疗行为的发生或医疗费用支出作为依据。

②保险期限较短。医疗保险的风险具有变动性和不可预测性，人们遇到的疾病风险在不断发生变化，因为疾病的发生率与被保险人的性别、年龄、职业、生活习惯、家族病史、所处的生活环境等因素都有密切的关系，而其中许多因素处于不断变化之中。随着医疗技术的发展，医疗水平不断提升，医疗费用也随着医疗器械和药品的更新换代而不断提高。从保险公司经营角度来看，医疗保险赔付率的预测难度大，且具有不可控性。因此商业保险公司经营的医疗保险期限一般不超过一年，以便能灵活地进行费率的调整，确保经营的稳定性。

③医疗保险金的给付具有补偿性，是对被保险人因疾病或意外事故导致的医疗费用支出给予经济上的补偿，保险金的赔偿金额不能超过被保险人实际支出的医疗费用。

④医疗保险产品具有不同的分类方法。按照保险金的给付性质，医疗保险可分为费用补偿型医疗保险和定额给付型医疗保险。按照保障责任范畴，医疗保险可分为基本型和补充型。作为社会医疗保险的补充，随着社会医疗保险覆盖范围的逐步扩大，绝大部分人已参保社会医疗保险，可以获得基本的医疗保障补偿。目前市场上主要的商业医疗保险产品是社会医疗保险的补充医疗保险，即针对社会医疗保险报销范围以外的费用承担保险责任，目的是对社会基本医疗保险费用补偿不足部分进行有效的二次补偿。人们通过购买商业医疗保险，所花费的医疗费用可以获得更多的补偿，减少经济负担。

⑤医疗费用分摊原则。医疗保险风险因素多，经营管理复杂。我国目前的就医流程是医生向患者提供医疗服务以治愈患者的疾病或缓解病情，而后患者向医院缴付相应的诊疗和药品费用。保险人作为第三方的事后支付方，没有参与诊疗方案的决策，完全不能干预医疗费用的支出。被保险人因购买了保险，保险公司将对医疗费用进行补偿，所以容易引起过度使用医疗资源而造成医疗费用的浪费，如小病大医、拖延增加住院时间等，增加医疗费用的同时也增加了保险公司对保险人的赔付支出。

因此，医疗保险一般采用在条款中约定免赔额、赔付比例、给付限额等成本分摊条款来控制赔付成本。免赔额条款是指被保险人要自己承担的损失金额数，保险人只对超过免赔额的部分进行赔付。赔付比例条款是指采用被保险人和保险人共同分担医疗费用的比例给付办法，被保险人需要承担一定比例的费用。给付限额条款是指保险公司承担给付金额的最高限额，超出给付限额的部分由被保险人承担。

（3）失能收入损失保险

1）定义。失能收入损失保险是指以因保险合同约定的疾病或意外导致工作能力丧失为给付保险金条件，为被保险人在一定时期内收入减少或中断提供保障的保险。该险种主要分为两种：一种是补偿因伤害造成残疾导致的收入损失，另一种是补偿因疾病造成残疾而致的收入损失。其主要目的是为被保险人因丧失工作能力导致收入减少或丧失提供经济上的保障，但不承担被保险人因疾病或意外伤害所发生的医疗费用。失能收入损失保险一般分为短期失能收入损失保险和长期失能收入损失保险。而这两种形式既可以作为团体保险，也可以是个人保险。目前国际市场上较为普遍的是团体失能收入损失保险，可以由雇主和雇员共同支付保险费。

2）特点

①失能收入损失保险界定的核心包含两点，一是工作能力丧失，二是失能导致收入损失。失能的界定有两种情况：全部失能、部分失能或永久部分失能。

②失能收入损失保险主要是满足被保险人因暂时或永久丧失工作能力后的基本生活需求，而不是承诺保证以往的生活水平。通常失能收入损失的保险金是失能前收入的百分比，并且最高额度在限额范围内。赔付比例的设定是为了控制道德风险，避免失能收入保险金达到甚至超过失能前的收入，从而造成被保险人没有动力重新工作甚至拖延康复的情况。

③失能收入损失保险的给付期间可长可短。短期为 1～5 年，长期的通常给付至被保险人 65 周岁或 70 周岁。随着人口老龄化和退休年龄的延长，给付期间也可延长到 65 周岁以后，甚至提供终生给付。

④在失能收入损失保险的合同中通常设有免责期条款。目的在于排除短期伤残而导致的小额保险理赔，如某些仅持续几天的伤残。同时保险合同一般允许暂时中断免责期。

⑤在实际操作中，失能收入损失保险最大的困难和风险是判断被保险人是否持续满足赔付条件，并在被保险人恢复工作能力的情况下及时终止保险金给付。

⑥失能收入损失保险在合同中常常提供保费豁免的特殊条款，即约定在全残发生之后并持续处于全残状态时的保费将无须交纳。

（4）护理保险

1）定义。护理保险是指以因保险合同约定的日常生活能力障碍引发护理需要为给付保险金条件，为被保险人的护理支出提供保障的保险；主要是为因年老、疾病或意外伤害而无法自理，需要在家中或疗养院接受长期照顾的被保险人提供费用补偿。与医疗保险的区别在于，医疗保险主要保障医疗所需费用，而护理保险主要用于保障一般生活照料所需费用。

2）特点

①护理保险以因约定的日常生活能力障碍引发护理需要为给付保险金条件，为被保险人的护理费用支出提供保障。

②护理保险的主要形式是长期护理保险，以 50 岁以上的中老年人为主要消费群体，可以个人购买，也可以由企业为员工购买。

③护理保险具有多种形式的保险责任，护理保险范围一般分为医护人员看护、中级看护、照顾式看护和家中看护四个等级。

④护理保险通常在保险合同中承诺保单的可续保性，保证了护理保单的长期有效性。

（5）医疗意外保险

医疗意外保险是指按照保险合同约定发生不能归责于医疗机构、医护人员责任的医疗损害时，为被保险人提供保障的保险。

学习单元 2　健康保险与健康管理

一、健康保险对健康管理的需求

1. 健康保险对健康管理的服务需求

健康保险作为一种金融服务，除保险合同中约定的费用保障服务内容——保险行业通常为参保人员提供的投保、理赔、保全等一般性服务——以外，因健康保险业务的特殊性，其服务内涵已经逐步延伸到与参保人员关系密切、专业性很强的医疗、预防、保健等服务范畴，这对树立企业服务形象、形成专业品牌优势、创造差异化竞争优势等都发挥着至关重要的作用。另外，由于现阶段国内医疗服务体系不健全以及健康维护方式与手段的缺乏，参保人员在选购健康保险产品时，其内在需求也已经超出了费用保障需求的范围，希望能够通过保险公司搭建的医疗服务网络与健康管理服务平台，获得更多、更好的预防保健和诊疗服务。

2. 健康保险对健康管理的风险管理需求

保险行业是以经营风险为核心技术的，有效控制各个经营环节的潜在风险是盈利的关键保证。现阶段，由于健康风险的多发性与易变性，以及提供医疗服务的诸多不确定，使得防控举措仅仅局限在事前预防与事后补救，无法深入至参保人员的诊疗过程进行事中风险管理，风险控制效果还很不理想，这已经成为制约整个健康保险行业发展的核心问题与瓶颈。

健康管理的风险管理功能，不仅能够丰富已有的事前与事后风险控制手段，提高其技术含量与技术水平，还能够通过医疗网络服务平台的搭建以及医疗保健服务的提供，有效介入参保人员的诊疗活动过程，充分发挥监测与管理作用。

将费用保障与健康管理服务有机结合在一起，能够使健康保险在组织结构、运行体系、服务模式、风险控制等方面形成统一体系，这主要体现在以下几个方面：第一，通过预防疾病，延缓疾病发生、发展，降低疾病的发生率，在一定程度上减少保险事故的发生率；第二，通过提供健康指导与诊疗干预，加强参保人员对健康常识以及对医疗机构的了解，缓解医患之间的信息不对称，同时提高医疗服务提供者诊疗的合理性，避免滥用诊疗技术和开大处方；第三，通过开展优质的健康咨询与指导服务，解决参保人员的部分医疗保健需求，减少不必要的诊疗行为，同时有效提高参保人员的生活质量与满意度，有效规避道德风险的产生。

二、健康保险对健康管理的促进作用

1. 促进和整合健康管理的资源配置

保险业具有较强的社会管理与资金管理能力，市场化机制较强，随着其逐步参与医疗保健服务，将有能力整合并协调好各种类型的健康诊疗服务，为参保人员提供便捷、高效的全程服务。此外，健康保险业还能够通过激励机制以及所掌握的客户资源，利用市场化机制，促进医疗资源的合理配置与费用支付体系的健康发展。

2. 拓展健康管理的市场渠道

健康管理是近年国内的新兴产业，业务平台建设处于起步阶段，保险公司作为其关联行业，市场运作比较成熟，可以利用其完善的保险销售网络和稳定的市场为健康管理提供丰富的客户资源。健康管理与健康保险相互结合、协调发展，健康管理服务与健康保险产品有机融合，将健康管理服务渗透至保险公司的服务领域，有利于让保险公司的客户认识、享用健康管理带来的服务，从而推动健康管理产业的发展。

3. 监督评价健康管理行业的成熟发展

健康管理作为新兴产业，在成熟发展的过程中，需要来自行业内、外各个领域的监督与评价。健康保险作为健康管理服务与健康管理技术最主要的购买者与应用者，一方面，其成熟的市场销售经验将会对健康管理服务质量标准的建立起到促进作用；另一方面，作为经营健康风险的金融服务机构，健康保险将会对健康管理的医疗成本与健康风险管控效果进行量化评价，有助于加快健康管理行业的技术更新与发展。

4. 强化健康管理的社会认同感

健康管理在国内的发展还处于初级阶段，其服务理念、技术原理、操作流程还不完善，市场对健康管理的认可度和接受度不高，消费者对健康管理服务的非迫切性导致其对健康管理服务的消费缺乏紧迫性。鉴于上述原因，借助具有一定社会影响力的健康保险公司作为切入点，健康管理能够更快地被市场认同和接受。

三、健康管理在健康保险行业中的应用

健康管理与健康保险之间的联系非常紧密。保险公司可以将健康保险产品与健康管理服务相结合，从根本上解决健康管理的付费问题以及健康信息技术的支持。在美国，保险公司是健康管理的主力军，各大健康保险公司都有健康管理发展战略，以及针对肿瘤、糖尿病、冠心病等慢性病的疾病管理实施方案。目前，我国越来越多的保险公司已经意识到健康管理的重要性，成立了独立的健康保险公司。健康管理在健康保险行业中的应用具体体现在以下两个方面。

1. 健康指导

《"健康中国 2030"规划纲要》提出，要按照"生命全周期，健康全过程"的要求，"将健康融入所有政策，人民共建共享"。为被保险人做好诊疗前与诊疗后的健康管理，能有效降低健康风险，提高参保人健康水平，降低疾病的发病率，尤其是慢性非传染性疾病的发病风险。同时，对已经发生疾病的患者，通过健康管理可以减少并发症的发生，降低致残率，提高参保人的生活质量和生命质量，既有利于减轻社会医疗保险的负担和商业健康保险的赔付，也有利于实现健康这一最终目标。

根据保单合同的要求，按照不同年龄、不同身体状况、不同保险类型，为被保险人制订健康管理计划。按照健康管理的三个基本步骤，首先定期给予健康监测，如定期体检、女性"两癌"筛查等；其次根据监测结果给予健康风险评估，达到早诊断、早治疗，降低发病率和死亡率的目的；最后，针对监测和健康风险评估结果确定危险因素，给予健康指导与干预。健康干预实际上就是健康教育、健康维护和健康促进的过程，要全方位干预健康影响因素，普及健康知识，指导合理膳食和开展健身行动（如保险公司可成立免费的健身中心或者给予健身补贴），宣传戒烟限酒，实施心理健康促进。传统的中医养生保健具有操作简单、便捷，价格低廉的特点，健康保健和健康保险公司应积极运用我国独有的中医健康管理手段。对参保的慢性非传染性疾病患者，在给予健康教育与指导的同时，还要加强中西医康复训练的指导，从而降低致残率。对参保人员进行长期、连续不断、周而复始的健康管理，才能达到预期效果，所以，保险公司必须有专业的健康管理团队及健康管理技术支持系统，才能真正实现对参保人员的健康管理。

2. 诊疗干预

健康保险公司对医疗费用支出的控制是降低保险公司风险的重要手段，稳定的理赔预期是健康保险快速发展的前提。首先，参保人员在医疗机构，包括社区卫生服务中心、私人诊所、医院门诊诊疗以及医院的住院治疗过程中，保险公司有权对诊疗服务进行监督，对特定诊疗服务有预授权，以审核不合理的费用支出。其次，保险公司有能力对参保人员的诊疗过程，尤其是慢性非传染性疾病的诊疗过程实施健康管理来改善参保人员健康水平，从而降低医疗费用支出。对参保人员的诊疗实施干预者可以是社区卫生服务中心的家庭医生、私人诊所医生，也可以是与医院合作的保险公司签约医生。保险公司要通过利益共享机制来管理签约医生，实施诊疗干预更需要政府政策的支持，并要利用现代互联网技术推动诊疗过程的监督。如何界定这些签约医生的职责，保险公司的签约医生如何监督和参与诊疗监督，最终实现降低社会医疗保险和商业健康保险的支出，建立起中国特色的健康保险管理模式，还需要更多的探讨与实践。

四、健康管理在健康保险中的运作模式

1. 保险公司将健康管理服务外包

在这种模式下，保险公司的健康管理服务由外包的健康管理机构提供。保险公司与健康管理公司签订服务购买协议，并支付相应的费用；健康管理公司按照协议服务范围向被保险人提供相应的健康管理服务。在该模式下，保险公司无须花费人力、物力在健康管理服务上，企业可以专注于保险产品的营销。

2. 保险公司自营健康管理服务

保险公司可以投资设立健康管理部门或机构，直接面向客户提供健康管理服务。保险公司通过“自营模式”可以延长企业经营价值链，扩大企业业务范围，同时可根据保险业务的需要有针对性地提供健康管理等服务，提高企业的运行效率和灵活性。但这种模式前期所需资金量较大，投资成本较高，投资回收期长，运营难度较大，适合于有充足资金支持和相关管理人才的大型保险机构。将健康管理作为长期发展战略的保险机构通常采用这种模式。

3. 保险公司与健康管理公司共同合作服务模式

该模式由健康保险与健康管理机构共同投入资金和人力，建立用于提供健康管理服务的机构。一方面，服务成本支出由双方按协议分担，服务由机构内相关人员提供；另一方面，服务实施与项目开展的利润和风险也由双方共同分享、完成与承担。共建模式通过形成利益共享、风险共担的利益共同体来开展合作，可以有效解决服务过程中成本过高的问题，缓解信息不对称的问题，同时健康管理机构也可以获得稳定的客户来源。

五、健康保险管理式医疗的应用

1. 管理式医疗的概念

管理式医疗是医疗支付方与医疗服务提供者合作，通过健康风险管理、服务利用管理、医疗质量管理等方式共同参与医疗服务，从而实现医疗服务成本、效果最优化的一种方式。管理式医疗组织除了对费用理赔进行管理之外，对医疗服务的内容、形式、时间、医生及服务场所等均需要进行专业化的运营管理，这就对其专业能力、医疗资源、系统建设能力、药品专业化服务能力等提出了高要求。

2. 美国管理式医疗保险的现状

（1）健康维护组织（health maintenance organization，HMO）。HMO 是管理式医疗最早的一种组织形式。美国在 20 世纪 70 年代通过《健康维护组织法令》，促进 HMO 迅速发展。HMO 将医生、医院及保险计划紧密关联在一起。典型的 HMO 保险范围包括访问初级保健医生、急诊，以及必要的专家门诊和住院治疗。被保险人通常没有自付额，但要共同负担每次门诊的少量费用。被保险人必须从组织中选择一名医生作为自己的初级保健医生。如果被保险人需要看专家门诊，则必须从初级保健医生处获得转诊安排证明，还必须从 HMO 网络内选择就诊的专家医生，否则就得自行负担诊疗费。HMO 既可以有自己的医疗机构和员工，也可以与网络外的医生团体或个人签订合同。HMO 提供的保障通常为服务给付，它向每个投保人收取一定金额的保险费，在合同有效期内，负责被保险人的健康支出。这使得患者和医生都倾向于选择具有成本优势的治疗手段及药物，从而控制了医疗费用的开支。

（2）定点服务计划（point of service plans，POS）。POS 是为克服 HMO 被保险人不

能自由选择医生的缺陷而发展起来的一种新的医疗服务保险组织形式。与传统 HMO 一样，POS 被保险人也需要指定一名初级保健医生，这名医生将在必要时向被保险人推荐计划内的其他医疗提供者。被保险人在 POS 网络内就医时不需要承担自付额，只需要在每次门诊时支付少量的共同负担费用；如果想在网络外就医，被保险人无须咨询初级保健医生，但通常需要支付自付额及比例共付额（一般为 30%～40%）。

（3）优先提供者组织（preferred provider organization，PPO）。PPO 是一种由医生和医院组成的团体，只向特定的团体或协会提供医疗服务。PPO 可以由某家特定的保险公司、一个或多个雇主或某些其他类型的组织发起。PPO 成员不限于在 PPO 团体内选择就医，他们可以自由选择在 PPO 团体外就医。PPO 成员选择在团体内就医治疗时，保险公司会偿付 90% 的费用；而选择在团体外就医时，保险公司将只偿付 60% 的费用。与 POS 相似，PPO 成员如果去团体外就医，需要承担自付额，但 PPO 的好处是规定了最高自付额限制。

（4）专有医疗服务提供者组织（exclusive provider organization，EPO）。在 EPO 网络中，单个医疗服务提供者或多个医疗服务提供者通过与保险公司签订合同的形式来为参加计划的成员提供医疗保险保障及服务。EPO 类似传统的 HMO，也是签约医生、医院、辅助医疗保健提供者和机构组成的网络。但 EPO 不要求被保险人必须有一名初级保健医生，被保险人可以在网络内选择其他医生，包括专科医生。

3. 中国管理式医疗的探索

管理式医疗的目的是在保证医疗质量的前提下，通过提升健康水平和管理医疗服务水平等，达到控制医疗费用的目的。这符合我国医改关于建立健全覆盖城乡居民的基本医疗卫生制度，为群众提供安全、有效、方便、价廉的医疗卫生服务的目标。

社会保险领域，卫生管理部门积极推进家庭医生签约服务。《“健康中国 2030”规划纲要》（以下简称《纲要》）提出，通过完善家庭医生签约服务，全面建立成熟、完善的分级诊疗制度，形成基层首诊、双向转诊、上下联动、急慢分治的合理就医秩序，健全治疗—康复—长期护理服务链。《纲要》要求根据深化医药卫生体制改革的总体部署和要求，围绕推进健康中国建设、实现人人享有基本医疗卫生服务的目标，以健康为中心，促进医疗卫生工作重心下移、资源下沉，结合基层医疗卫生机构综合改革和全科医生制度建设，加快推进家庭医生签约服务。要不断完善签约服务内涵，突出中西医结合，增强群众主动利用签约服务的意愿；建立健全签约服务的内在激励与外部支撑，调动家庭医生开展签约服务的积极性；鼓励引导二级以上医院和非政府办医疗卫生机构参与，提高签约服务覆盖面和水平，促进基层首诊、分级诊疗，为群众提供综合、连续、协同的基本医疗卫生服务，增强人民群众的获得感。家庭医生作为“健康守门人”和“费用守门人”，是管理式医疗运作必不可少的环节。

近年来，多家经营健康保险的保险公司意识到健康管理对健康保险经营的重要性。实践初期，保险公司提供的健康管理服务作为产品的附加价值，主要以为客户提供就医便利性为主，如就医绿色通道、咨询热线、第二诊疗意见等。保险公司除了提供保险合同中约定的保障服务内容以外，力求在售前和售后扩大其服务范围以增强企业竞争能力。健康管理与健康保险存在密切的关联性，健康管理对保险公司树立企业服务形象、创造差异化竞争优势等都发挥着至关重要的作用。

保险公司持续健康发展的前提是有效控制各经营环节的风险，以实现一定的盈利水平。在健康保险行业中，健康管理的一个重要任务就是在延伸与扩展健康服务的同时，实施面向各个健康诊疗环节的事中风险管控。

保险公司意识到传统的事后赔付型健康保险经营面临着难以控制赔付金额的经营风险，于是这种将医疗服务的提供与偿付结合的管理模式应运而生。管理式医疗系统通过与经过挑选的医疗服务提供者（医院）达成协议，改善医疗服务质量，制订严格的医药审核计划，向被保险人提供包括预防疾病、治疗疾病在内的一系列医疗保健服务，其核心是通过医疗资源的合理使用来控制医疗费用，通过对诊疗服务的管控，实现人们健康水平的提升，保证医疗服务的效率与成效，控制医疗费用的上涨速度。

目前中国商业健康保险公司从以下几个方面对开展管理式医疗进行了探索或准备。

一是在部分业务开展以保险产品为中心的尝试，例如，针对慢病产品，通过提供慢病管理服务降低客户发病概率；针对高端医疗产品，自建高端医疗机构网络，增强对医疗机构的控制能力；针对儿童医疗产品，通过实行分级诊疗、按病种付费等规则，约束参保人的就医行为和医疗机构的诊疗行为。

二是自建医疗资源。目前公立医疗机构掌握了绝大部分医疗资源，保险公司通过自建医疗机构为客户提供医疗服务，医疗机构的诊疗行为将更为可控。自建的方式分为两种：一种是自建居于诊疗后端的三甲医院；另一种是自建居于诊疗前端的基层诊所。

三是打通医疗支付，实现社保、商保和自付的一键支付，构建进行医疗健康资源整合的基础设施。

四是积极参与医保经办，在服务政府医保的同时，实践管理式医疗手段，为未来大规模开展管理式医疗业务做准备，如支付方式改革、信息化的智能审核系统等。

（廖　敏　赵海珠　赵丽霞）

模块7 健康管理服务营销基础知识

✔ 课程 健康管理服务营销基础知识

课程设置

课程	学习单元	课堂学时
健康管理服务营销基础知识	（1）健康管理服务营销概述	3
	（2）健康管理服务的消费分析	2
	（3）健康管理服务的营销方法	3

课程　健康管理服务营销基础知识

学习内容

学习单元	课程内容	培训建议	课堂学时
（1）健康管理服务营销概述	1）健康管理服务基础知识 2）服务营销基础知识 3）健康管理服务行业与业态 4）健康管理服务产品与项目	（1）方法：讲授法 （2）重点：健康管理服务的特性、市场营销的基本原理、服务营销的基本原理 （3）难点：健康管理服务产品与项目	3
（2）健康管理服务的消费分析	1）健康管理服务消费需求分析 2）健康管理服务消费行为分析 3）健康管理服务消费心理分析	（1）方法：讲授法 （2）重点：健康管理服务消费需求分析、健康管理服务消费行为分析 （3）难点：健康管理服务消费心理分析	2
（3）健康管理服务的营销方法	1）健康管理服务项目策划 2）健康管理服务营销策略 3）健康管理服务产品销售与客户管理	（1）方法：讲授法 （2）重点：健康管理服务项目策划和客户管理 （3）难点：健康管理服务营销策略	3

学习单元 1　健康管理服务营销概述

一、健康管理服务基础知识

1. 健康管理服务的概念

服务就是为社会或他人的利益办事。从企业的角度来说，服务是个人或组织为满足消费者（个人或企业）的需求，直接或借助某种工具、设备、设施、媒体等进行的一种有偿的劳务活动。服务作为一种无形产品和一项经营活动，其目的更多的是通过满足消费者的精神需求来实现客户价值乃至企业价值的增值。随着生产力水平和人们生活水平的提高，服务业作为第三产业已经成为社会经济发展的重要产业，而健康服务业将成为服务业的重要组成部分。

健康管理服务是以现代健康概念和中医“治未病”理论为指导，以促进人人健康为目标的服务过程。健康管理服务的特点：一是健康管理服务不同于医疗服务，不应含有“治病”的概念，但它与医疗服务又是密切相关的；二是健康管理服务从企业、市场的角度属于有偿服务；三是健康管理服务既要满足健康管理对象生理上的需求，更要满足他们心理和精神上的需求。

2. 健康管理服务的特性

健康管理作为一种服务性产品，具有与实体产品不同的特征，只有认识和把握这些特征，才能保证良好的服务质量。

（1）健康管理服务是无形的产品

健康管理服务产品在销售给客户时，客户是无法通过有形的方式来判断其质量与价值的，关键的体验来自过程的参与、感受，以及健康管理师在获得客户提供的必需的相关健康信息的基础上所给出的一份有价值的个人健康维护方案。所以影响客户购买的关键是“健康维护方案”中对客户健康风险预测与分级的权威性、正确性和可重复性。也就是说，在市场推广过程中传递给客户的最重要的信息，是服务产品的核心技术，是科学研究成果，更是权威的、具有可持续性支持的技术专家系统和资源。

（2）健康管理服务的不可分割性

健康管理服务是无法与服务提供者分离的。客户对专业服务人士的印象，包括健康管理服务提供者的专业程度、形象、服务态度、沟通技巧等都会影响客户对服务质量的判断。如果健康管理师对客户的诉求不理解，不能提供解决方案，或者整个公司没有统一的形象设计和服务质量标准，客户就难以认可公司的服务质量。所以，健康管理公司的自身建设非常重要，要有统一的服务标准，否则会因健康管理师形象、素质的参差不齐而影响公司甚至整个行业的发展。

（3）健康管理服务的可变性

由于健康管理服务是无法与人相分离的，同一个健康管理师对同一个健康管理方案向不同客户提供的服务可能是不同的，服务中可能存在的遗漏是无法避免的。为了减少损失，健康管理师应尽可能采取措施使出错率降到最低。例如，对慢性非传染性疾病未来风险的预测服务，是通过科学预测模型、标准数据库、客户端软件等方式，计算个人及人群的健康风险，帮助健康管理师正确地确定客户的健康管理目标，避免人工分析可能出现的误差。另外，健康管理领域是一个新的学科领域，要建立和完善各种疾病和各类人群的健康管理指南，使健康管理服务的实施更加标准化。对不同疾病、不同人群建立标准化健康管理服务流程，对不同的个体和群体制定个性化健康管理服务方案，同时，在实施过程中进行跟踪随访，及时评估、调整健康管理服务方案，才能做到客户满意。

（4）健康管理服务的易损性

服务的易损性是指健康管理服务不可能像物品一样被储藏起来，以后再销售。健康管理师会向失约患者收取健康咨询费用，然而健康管理服务的价值在等待患者的过程中就随着时间流逝而消失了。除此之外，服务的易损性还有其他含义。例如，尽管知道医生已经成功地完成了千百次心脏手术，患者依然不能完全放心医生能成功地实施自己的手术。服务易损性还意味着服务会随着需求的波动而波动。当需求稳定时，健康管理师持续提供相同的健康管理服务相对容易；当需求大幅度波动时，连贯地提供满足各种需求的服务对健康管理师来说就比较困难。

从本质上说，在健康管理服务过程中，健康管理师是在销售自己的表现，而不是销售产品本身。因为服务产品通过标准化去满足稳定部分的（基本）需求，对于个性化（波动）需求，需要健康管理师在服务中根据具体情况加以调整。

（5）客户的满意标准不同

由于每个客户的生理状况和个性需求是不同的，导致每个客户在接受同一种健康管理服务时的质量评判标准也不尽相同，客户满意度的标准也随之不同。而且，客户在购买一项服务产品之前，很难判断其质量如何，只有在健康管理师的帮助下，才能对该项服务的质量做出评判。

（6）客户的参与程度

当客户购买一个物品时，他既不会考虑该物品的生产周期，也不会考虑制作它的是什么人。然而，购买健康管理服务时，客户本人就在“工厂”里，亲自观察产品“生产”的全部工序。健康管理师提供服务的每一步都会影响客户对服务质量的总体印象，所以，享受健康管理服务的客户必须具有高度的参与性。另外，客户的参与程度也影响健康管理实施的效果。

3. 健康管理服务的原则

（1）客户至上原则

坚持“客户至上”是企业生存和发展的基本原则。客户是企业的衣食父母，是企业赖以生存发展的前提条件。健康管理师必须坚持“客户至上”原则，始终把客户利益摆在第一位，围绕客户需求开展健康管理服务，不断让客户满意，实现使客户价值最大化的目标。在牢固树立“客户至上”观念的同时，还必须将员工视为企业的“内部客户”，重视做好企业员工的满意度管理。因为没有员工的满意度，也就谈不上客户的满意度。

（2）全面服务原则

所谓全面服务是指在系统的思想指导下，做到全员、全过程、全要素、全方位的服务，打造优质的服务体系。因此，健康管理师必须意识到提高服务质量绝不仅仅是一线健康管理师的事情，而是企业全体人员的目标。

（3）有效沟通原则

健康管理服务过程实际上是健康管理师与服务对象双向沟通的过程，服务质量的好坏很大程度上取决于健康管理师与服务对象有效沟通的程度。能否建立有效沟通关键在于信息的有效性，信息的有效程度决定了沟通的有效程度。信息的有效程度主要取决于以下两个方面。

1）信息的透明程度。当一则信息应该作为公共信息时就不应该让信息的获取出现不对称性。

2）信息的反馈程度。有效沟通是一种动态的双向行为，双向沟通对信息发送者来说意味着应得到充分的反馈。只有沟通的主、客体双方都充分表达了对某一问题的看法，有效沟通才真正有意义。

（4）量化服务原则

量化是标准化、精准化的前提。虽然服务是无形产品难以量化，但“一切皆可数字化”是互联网时代的大趋势。量化服务的前提是工作流程和质量控制的量化，进而制定完整、准确的考核指标。对服务质量进行量化管控，对健康管理人员进行量化考核，这样才能实现精准化的健康管理服务。

（5）注重细节原则

“千里之堤毁于蚁穴”，其中一个细节没有做好，就会导致整个服务工作毁于一旦。服务行业有一个“100-1=0”的定律，即在服务过程的100个细节中，哪怕只有一个细节做错，得到的结果可能就是服务对象的全盘否定。健康管理服务涉及服务对象的切身利益，事关重大，更加要求健康管理师注重细节管理。

（6）服务创新原则

服务创新就是使潜在客户感受到不同于以前的服务内容，是指创造、开发新的服务方法、服务途径、服务对象、服务市场的活动。健康管理服务创新需要跨学科的交流和合作，它是一种集技术创新、服务模式创新、业务模式创新、社会组织创新和客户需求创新于一体的综合创新。健康管理领域最重要的创新是服务模式创新，如糖尿病逆转健康管理模式的建立、备孕健康管理套餐的制定，“月子到家”健康管理服务模式、家庭健康管家模式、小儿推拿服务到家模式、催乳师到家服务模式等。好的健康管理服务模式是客户接受健康管理服务的重要因素，也是健康管理机构的核心竞争力。

（7）持续改进原则

持续改进就是健康管理机构不断改进健康管理服务质量，以提高服务对象满意度的过程。一般步骤包括：确定改进目标、寻找可能的解决方法、预实验、正式实施等。持续改进原则要求健康管理公司营造一个全员参与、主动实施改进的氛围和环境，以确保改进过程的有效实施。

二、服务营销基础知识

1. 市场营销的概念与基本原理

现代营销学之父——菲利普·科特勒（Philip Kotler）博士认为，营销不是以精明的方式去兜售自己的产品或服务，而是一门创造真正客户价值的艺术。从这一点来说，市场营销就是指企业或经营者以满足人的需求为目的，通过创造、传播和交换产品（服务）价值的活动，为服务对象、合作伙伴及整个社会带来经济价值的活动过程和运营体系。理解这一概念，必须把握三个要点：一是市场营销活动是一种创造性活动。它需要紧紧围绕客户不断变化、发展的需求，积极探索、发现、创造和实现客户乃至社会的价值。二是市场营销活动是一种全过程活动。它不仅包括市场调查、产品或服务设计与传播、分销，还包括售后服务、关系维护等。三是市场营销活动是营利性活动。企业在满足客户需求的同时还必须获取利润，这样才能保证企业的持续发展。

市场营销活动是企业或经营者在市场上开展的活动，因此必须要了解什么是市场。市场是指商品交换的场所和商品交换关系的总和，其实质是指一群具有相同需求的潜在服务对象。从交换的角度看，市场必须具备三个基本要素，即人口、购买力和购买欲望。可以根据交换的产品和内容的不同，把市场划分为各种专业市场，如消费品市场、金融市场、技术市场、劳动力市场、房地产市场、旅游市场、大健康市场等。

从操作层面来说，市场营销运用的基本原理可以简要概括为两大部分。

第一部分是制定营销战略。制定企业营销战略，是在市场调研的基础上，重点做好目标市场的定位，其操作流程即为 STP 营销战略：第一步进行市场细分（S，segmenting），即依据一定的标志和购买者的需求特征，将市场划分为若干不同的服务对象群体，并勾勒出细分市场的轮廓。第二步选择目标市场（T，targeting），即选择确定要进入的一个或多个细分市场。第三步确定市场定位（P，positioning），即满足某个目标顾客群的需求特征。

第二部分是制定并实施与企业营销战略相匹配的营销策略。其中 4P 组合是最基础性的营销策略，它包括产品（product）策略、定价（price）策略、渠道（place）策略和促销（promotion）策略。随着市场营销环境和活动的发展，4P 又演变为 4C 策略，分别指 customer（顾客）、cost（成本）、convenience（便利）和 communication（沟通）。

2. 服务营销的概念与基本原理

服务营销是由市场营销发展出来的一个分支，它是指企业在充分认识客户需求的前提下，为充分满足客户需要在营销过程中所采取的一系列劳务活动。服务作为一种营销组合要素，真正引起人们重视是在 20 世纪 80 年代后期。这一时期，由于科学技术的进步和社会生产力的显著提高，产业不断升级，生产的专业化发展日益加速。一方面使产品的服务含量日益增大；另一方面，随着劳动生产率的提高，卖方市场转向买方市场，随着收入水平提高，客户的需求层次也相应提高，从原来的物质需求为主逐步转向以精神需求为主，并向需求多样化方向发展。服务的特征决定了服务营销与产品营销有很大不同，具体表现在以下几个方面。

（1）由于服务是无形的，服务对象很难感知和判断其质量和效果，他们将更多地根据服务设施、服务环境等有形线索来判断、评估。因此，有形线索的展示成了服务营销的一个重要工具。

（2）客户直接参与服务的生产过程，在这一过程中客户与健康管理师的沟通和互动行为是保障和提升服务质量的重要因素。

（3）与有形产品相比，服务的不可储存性和时间性，使服务营销需要格外关注服务传递的时效性和创造后续服务，以提高服务质量，让客户满意。

（4）差异性易使客户对企业产生“形象混淆”。因为对于同一个企业，可能出现一个分支机构的服务水平明显优于另一个分支机构。前者的服务对象确实会认为该企业的服务质量很好，而另一分支机构的服务对象则可能认为整个企业的服务质量低劣。这种“企业形象”和“服务产品形象”的混淆将对服务产品的推广产生负面影响。

（5）由于服务不具有实体特征，因而不能运输，从而使服务的分销具有不同于有形产品的特点。对服务来说，要么服务对象必须到生产设施所在地，要么生产设施必须运到服务对象所在地。

（6）服务不能储存或运输的特性也给大规模生产和销售服务带来了限制，所以服务企业要获得规模经济的效益就必须比制造企业付出更多的努力。

三、健康管理服务行业与业态

1. 健康管理服务行业

健康产业是一种有巨大市场潜力的新兴产业，涉及医药产品、保健用品、营养食品、医疗器械、保健器具、休闲健身、健康管理等多个与人类健康紧密相关的生产和服务领域。随着社会发展和人们生活水平的普遍提高，以及人类生活方式的改变，健康产品（服务）的总需求逐渐增加，健康产业将成为 21 世纪引导全球经济发展和社会进步的重要产业。

中国健康产业由七大基本产业群体构成：第一，以医疗服务、药品、器械及其他耗材产销、应用为主体的医疗产业。第二，以健康理疗、康复调理、生殖护理、美容化妆为主体的非（跨）医疗产业。第三，以保健食品、功能性饮品、健康用品产销为主体的传统保健品产业。第四，以个性化健康检测评估、咨询顾问、体育休闲、中介服务、保障促进和养生文化机构等为主体的健康管理产业。第五，以消杀产品、环保防疫、健康家居、有机农业为主体的新型健康产业。第六，以医药健康产品终端化为核心驱动，以中转流通、专业物流配送为主体的新型健康产业。第七，以妇幼和养老市场为主体的健康产业。

2. 健康管理服务业态

目前，我国的健康管理是以健康体检服务为主导，健康咨询、就医指导和健康教育讲座为后续的辅助支持服务，而真正具有中国特色的完整的健康管理体系还不完善。以下是对我国健康管理服务行业及其业态的分类。

（1）按营利模式和业务构架分类

目前国内的健康管理机构大体可以分为以下 5 类。

1）体检主导型。健康体检是目前健康管理服务领域最成熟的营利模式，也是客户接受度最高的健康管理服务品种。由于其客户基数大、现金流稳定，政府和企业往往把该项服务作为职工的一项福利，因此，作为“体检中心”的健康管理服务业态发展很快，几乎占据了健康管理行业的半壁江山。国内不少体检机构规模大，市场基础好，设施设备先进。

2）中医调理型。健康管理的重要特点在于对疾病的预防，但亚健康对西医来说是一个很难精确定位的模糊概念。在这一点上，中医理论却能很好地诠释“亚健康”的形成与发展，并迅速提供解决方案。因此中医调理型健康管理机构也较为常见，原因有两点。首先，中医在群众中有深厚的市场基础。其次，中医药方具有效果好、副作用小的特点，如艾灸、按摩、刮痧、拔罐等具有操作简单、便捷、价格低廉的特点，容易被普通百姓接受。目前，人力资源社会保障部也相继公布了保健按摩师、中医健康管理师等相关国家职业技能标准。为中医健康管理发展提供了人才保障。

3）自我服务型。有些健康管理机构是依托大集团的需求而发展起来的。一些大的民营集团公司为了降低医药费、提高员工身体素质和劳动生产率，把最初的医务室改造成为独立核算的健康管理机构。这类健康管理机构依托集团的需求解决生存问题，然后借助集团无形资产的雄厚实力、良好的市场形象、丰富的客户资源进行健康产业市场拓展。

4）技术服务型。这类机构从宏观需求着眼，从技术研发着手，为其他健康管理机构和体检机构提供一些标准化的服务或服务工具。目前多家软件企业、互联网医院、医疗器械企业开始介入这种服务模式，提供诸如标准化的体检报告、体检过程控制及数据电子化、导医挂号、慢性病评估、心理素质评估、亚健康评估、运动处方、在线健康管理等服务。由于这种服务具有标准化和网络化的特性，可以不受地域的限制，为众多客户提供跨时空的健康管理服务，因此具有非常广阔的发展前景。

5）私人医生型。例如，健康保险公司、私人医生集团等将客户目标锁定在中高端人群，广泛整合医疗资源尤其是稀缺的医生资源，通过精细入微的服务来赢得市场，运用各种增值服务获得商业利润。但是由于私人医生是人力资源密集型产业，人力资源的稀缺限制了它的运营规模和服务人数，同时增值服务产品的开发滞后也严重阻碍了对客户消费能力的深度挖掘。

（2）按经营主体性质分类

目前国内的健康管理机构大体可以分为以下 5 类。

1）医院服务模式（公立医院开设的体检中心或健康管理中心）。该模式是从医院医疗服务延伸出来的健康管理服务业态。该业态以体检为主导，以检后就医服务（专家特诊、住院、手术协调等）为辅助，部分医院还开展了健康风险评估与干预管理服务。目前二甲以上医院的体检中心大多已关注健康管理市场的发展前景。

2）专业体检中心服务模式。该模式以健康体检为主导，以检后咨询指导与健康教育讲座为辅助。为了充分挖掘客户资源的消费潜力和维护客户体检的忠诚度，一部分体检中心开展了健康风险评估与专项的健康管理服务。例如，美年大健康、第一健康医疗、爱康国宾、慈铭体检等。

3）社区卫生服务中心服务模式。该模式集预防、保健、医疗、计划生育、健康教育、康复于一体，主要针对常见病、多发病的诊治，以及对慢性非传染性疾病进行健康管理。社区卫生服务中心的服务对象是社区居民。

4）第三方服务模式（公立、民营健康管理服务机构）。这种模式的健康管理服务机构包括健康技术软件开发公司，互联网信息技术平台服务公司，健康大数据咨询公司，健康保险公司，保健品公司，美容保健中心，养生馆，足疗、按摩中心，健身康体、健康俱乐部等服务公司。

5）全科医生诊所模式。根据国家政策的调整，诊所申请实行备案制，这使得大量全科医生诊所如雨后春笋般发展起来。为了求生存，全科医生诊所必将重视就诊者的健康管理，增加客户的满意度和黏性。同时，政府也能通过购买全科医生诊所对辖区居民的健康管理服务，减轻社区卫生服务中心的压力，并引入良性竞争机制。全科医生诊所必将成为健康管理服务的有生力量。

四、健康管理服务产品与项目

1. 健康管理服务产品

一般来说，健康管理服务产品可以分为两大类，一类是健康实体产品，即有形产品；另一类是健康服务性产品，即无形产品。

（1）健康实体产品

从实体产品形态来区分，健康实体产品或保健品可分为保健食品、保健用品、保健器械、特殊化妆品等几大类。

（2）健康服务性产品

健康服务性产品也可以分为两类，一是与实体产品密切相关的服务性产品，如中医针灸、拔火罐、保健艾灸、保健砭石术等；二是纯服务性产品，如保健按摩、心理咨询、健康教育等。

2. 健康管理服务项目

（1）健康体检服务

健康体检是保护和促进人们身体健康的重要途径，健康体检是通过医学手段和方法对受检者进行身体检查，了解受检者健康状况、早期发现疾病线索和健康隐患的诊疗。健康体检服务实质上是健康检查、健康咨询、健康评估、健康维护等一系列活动，是以促进健康为目的的综合服务。健康体检服务过程包括检前健康咨询服务、检中健康差异化服务和检后跟踪随访服务。

（2）中医养生保健服务

中医养生保健服务是指在“治未病”理念和中医药理论指导下，运用中医适宜技术开展的保养身心、预防疾病、改善体质、增进健康的活动。包括对服务对象进行健康干预调理时所使用按摩、刮痧、拔罐、艾灸、砭术、熏洗等中医适宜技术，以及以中医理论为指导的其他养生保健技术。中医推拿师、保健按摩师、保健刮痧师、保健调理师是这一领域的主要从业者。

（3）健康养老服务

当前，我国已经进入人口老龄化快速发展阶段。以老年生活照料、老年用品产品、老年健康服务、老年体育健身、老年文化娱乐、老年金融服务、老年旅游等为主的养老服务业全面发展，养老服务业在服务业中的比重得到显著提升。也因此产生了老年健康管理、保健调理师、康复理疗师、老年病患护理、养老护理等职业。

（4）健康咨询服务

健康咨询服务是健康管理活动的一项基础性工作，它是指健康管理师为大众解答生活中的各种健康问题，帮助个人避免或消除心理、生理、行为及社会各种非健康因素的影响，促进身心健康的过程。健康咨询服务形式一般可分为4种：集体咨询（如特定人群的健康讲座）、一对一健康指导、电话跟踪随访和网络线上咨询。心理咨询师、健康管理师和公共营养师是这一领域的主要从业者。

（5）母婴健康管理服务

随着经济收入的增加、孕育观念和消费行为的升级、消费模式的与时俱进，适龄婚育人群的育儿观念已经逐渐向科学化、专业化转变，对母婴相关健康管理服务的需求与日俱增，如各地出现的月子中心。母婴健康管理服务可以分为孕前、孕中、产后三个阶段，也因此产生了月嫂、催乳师、产后康复师、小儿推拿师、保健调理师等职业。

（6）健康旅游服务

"旅游 + 医疗健康"已成为一种刚需，旅游与康复、健身、养生等项目的有机结合是健康服务业的新业态，也是需求量巨大的朝阳产业。健康旅游服务的内容可以根据旅游者健康需求分为两大类：一是保健旅游，也叫养生旅游，包括温泉、中医养生调理、美容美体等；二是医疗旅游，它是以环境调理健康状态为目的的旅游形式，包括生理促进型、心理促进型、社会促进型等。"海南模式"当属健康医疗旅游产业的典范。2013年，国务院批复设立海南博鳌乐城国际医疗旅游先行区，赋予了海南9项突破性的优惠政策支持，包括国际医药器械同步上市等。

（7）慢性非传染性疾病管理服务

慢性非传染性疾病管理服务是指针对糖尿病、高血压、高血脂、肥胖症等生活方式类慢性非传染性疾病客户及高危群体，运用科学管理的方法和干预手段，对客户膳食、运动等日常生活进行健康管理，以达到延缓疾病发展、防止并发症、提高生活品质等目的的服务。主要服务内容包括早期筛查、数据监测和记录、数据分析（健康评估报告）、干预方案制定（饮食、运动、心理、用药、作息等）、健康提醒等综合管理服务。

（8）就医绿色通道服务

就医绿色通道服务是为了方便患者就医、减少就诊等待时间，让患者更好地享受医疗资源，由健康管理机构联合国内外各大医院为患者就医设置的服务，以方便患者根据自身情况选择及时、安全、便利、正确的专业导医陪诊、手术预约、床位预约、家庭医生、住院管家等不同类型的服务。

（9）健康保险服务

健康保险是指保险公司通过疾病保险、医疗保险、失能收入损失保险、护理保险等方式对因健康原因导致的损失给付保险金的保险。健康管理则具备了健康管理服务与风险管控的双重功能。通过健康管理可降低保险的赔付率。

学习单元 2　健康管理服务的消费分析

一、健康管理服务消费需求分析

1. 健康消费需求的现状与发展趋势

随着经济水平的提高、人口老龄化的进一步发展和全民健康意识的增强，大健康产业在我国迅速崛起，健康消费需求越来越成为人们的第一需求。一方面，虽然我国大健康市场人口基数偏大，伴随着城市化的进程和老龄化的到来，人们对大健康的需求会不断攀升，潜在的市场规模随着需求发展会更加庞大。但是目前的消费群体仍然受限于中老年及病患，这就需要我们进一步开拓健康消费市场。另一方面，我国大健康产业正处于发展阶段，大健康产业链的各个环节都显得比较分散，对应的资源分布也相对分散，这意味着必须通过大量的资源整合将各个环节有效地连接在一起。当前大健康产业的市场竞争力正在由产业运营优势向资本运营优势转变，未来势必需要寻找相应的资源、技术和渠道等有效结合在一起的方法或途径，使我国大健康产业与健康需求的发展相匹配。我国大健康市场的发展可以表现为以下四大趋势。

（1）产品 / 服务的高科技化

未来可穿戴设备、远程医疗、双向远程音频、慢性非传染性疾病监测、区块链医疗等高科技将在医学健康领域大范围应用。

（2）服务的精准化、标准化和专业化

未来将通过精准的检测、治疗、康养来构建个性化、专业化的全生命周期健康服务管理系统。

（3）智能化

人工智能、区块链等新技术将为大健康产业带来变革。AI 智能等信息化技术能够提升诊断治疗的智能化水平，区块链使健康信息档案能够更加方便、安全地存储、利用和共享。

（4）融合化、国际化

未来的大健康产业将与文化、旅游等产业实现跨界深度融合。国际合作与资源共享是未来医疗健康产业发展的趋势。

2. 健康消费需求的特征

（1）差异性

在同一细分市场中，每个健康消费者的服务需求是存在差异的，主要是每个人的健康观念、行为矫正难易度和所处环境的压力是不一样的。健康管理服务实际上是以个性化服务为主的产品化过程。随着文化素养和对生命认识程度的变化，消费者的自身需求也在发生变化。

（2）被动性

健康管理服务是以疾病预防为目标的健康服务。在疾病发生之前，消费者往往缺乏对疾病危害和痛苦方面的体验，所以对自己所需要的健康管理服务数量和质量不可能像在商品市场上购物那样，可以简单地自由选择。因此健康管理服务是依赖于健康管理人员的推荐和健康教育所产生的消费行为结果。

（3）不确定性

人们是否需要健康管理服务并不以个人的主观愿望为主导，而是取决于消费者是否有发生疾病的健康风险，需要通过健康体检和疾病风险评估分析出潜在患病风险的程度来确定健康管理计划，且计划会随着个人健康改善发生变化。

（4）广泛性

人的生命全周期都有健康管理的需求，只是在不同的阶段需求有所不同。随着年龄增长、生活方式变化和环境污染等问题的影响，肥胖症、糖尿病、高血压、痛风、冠心病等疾病的患病风险也在增加，于是健康管理服务逐渐成为人们的普遍需求。

（5）重复性

整个生命全周期的健康管理是持续的过程，不同阶段有着不同的内容。而且，有些疾病是反复出现的，特别是慢性非传染性疾病，这就形成了人们健康需求的重复性特点。同时，这一特点也要求健康管理师要做好持续性的健康管理服务。

（6）发展性

随着健康管理服务的不断深入，消费者对服务的需求会随之发展。从生活方式的改变到精神压力管理，从体重、血压、血脂等传统指标的干预到基因、个性心理等新指标的干预，健康需求在不断发展。

二、健康管理服务消费行为分析

1. 健康管理服务消费者行为模式

由于受到消费者的经济收入、教育程度、专业知识、心理个性、消费环境等因素的影响，不同的健康管理服务消费者的购买行为具有差异性。从整体消费行为来看，可以将健康管理服务消费者行为模式分为以下 6 种类型。

（1）习惯型

这类健康消费者出于对某种健康产品或项目的信赖、偏好而产生经常、重复性的购买行为。由于经常购买和使用这些产品，使他们对这些健康产品十分熟悉和敏感，体验较深，再次购买时往往不再花费时间进行比较选择，注意力比较稳定、集中，但对新的东西不容易接受。

（2）理智型

这类健康消费者在每次购买前，对欲购的健康产品要进行较为仔细的研究比较，购买时感情色彩较少、头脑冷静、行为慎重、主观性较强，不轻易相信广告、宣传、承诺、促销方式及健康管理师的介绍，主要依靠对健康产品的功能、质量、款式等的评价进行选择购买。

（3）经济型

这类健康消费者在购买某项健康产品和服务时特别重视价格，对价格变化的反应特别敏感。一般来说，这类健康消费者的购买行为与自身的经济状况有关。

（4）冲动型

这类健康消费者容易受产品的外观、包装、品牌或其他促销方式的刺激而产生购买行为，购买产品时一般以直观感觉为主，从个人的兴趣或情绪出发，喜欢新奇、新颖、时尚的健康产品，购买时不愿做反复的选择、比较。

（5）疑虑型

这类健康消费者具有内倾性的心理特征，购买产品时小心谨慎、疑虑重重，购买过程一般缓慢、费时多，常常“三思而后行”，或犹豫不决而中断购买，购买后还会疑心是否上当受骗。

（6）不定型

这类健康消费者的购买多属尝试行为，其购买心理还未稳定，购买时没有固定的偏爱，在上述几种类型之间游移。这类消费者多数是独立生活不久的青年人。

2. 消费者购买决策过程

第一阶段：识别需求

识别需求是消费者购买决策过程的起点。当消费者在现实生活中感觉到或意识到实际与其需求之间有一定差距、并产生了要解决这一问题的冲动时，购买决策便开始了。消费者这种需求的产生，既可以是人体内机能的感受所引发的，如因饥饿而购买食品、因口渴而购买饮料；又可以是外部条件刺激所诱生的，如看见电视中的商品广告而打算购买、路过水果店看到新鲜的水果而决定购买等。当然，有时候消费者的某种需求可能是内、外原因同时作用的结果。

第二阶段：搜索信息

健康消费者信息的来源主要有以下 4 个方面。

1）个人来源。从家庭、亲友、邻居、同事等个人交往中获得信息。

2）商业来源。这是消费者获取信息的主要来源，其中包括广告、推销人员的介绍、商品包装、产品说明书等提供的信息。这一信息源是企业可以控制的。

3）公共来源。消费者从网络、电视、广播、报纸、杂志等大众传播媒介获得的信息。

4）经验来源。消费者从自己亲自接触、使用商品的过程中得到的信息。

第三阶段：评估方案

当消费者从不同的渠道获取有关信息后，便对可供选择的产品或品牌进行分析和比较，并对各种品牌的产品作出评价，最后产生购买意愿。

第四阶段：选择购买

消费者对商品信息进行比较和评选后，已形成购买意愿，然而从购买意愿到决定购买，还要受到以下两个因素的影响。

1）他人的态度。他人反对态度越强烈或持反对态度者与消费者关系越密切，消费者改变购买意愿的可能性就越大。

2）意外的情况。如果发生了意外情况，如意外急需、环境突变、涨价等，则消费者很可能改变购买意愿。

第五阶段：购后评价

购后评价包括购后的满意程度和购后的活动。消费者购后的满意程度取决于消费者对产品的预期性能与实际性能之间的对比。购买后的满意程度决定了消费者的购后活动，决定了消费者是否重复购买该产品，决定了消费者对该品牌的态度，并且还会影响其他消费者，形成连锁效应和口碑效应。

三、健康管理服务消费心理分析

消费者心理是指消费者发生的一切心理活动，以及由此推动的行为动作，包括消费者观察商品、搜集商品信息、选择商品品牌、决策购买、使用商品所形成的心理感受和心理体验，并向经营管理者提供信息反馈等。心理因素本身就是健康管理的一个重要因素，健康管理师要重视、了解服务对象的消费心理，做好服务对象的心理服务。

（1）价格心理

消费者的价格心理是指消费者对商品价格的心理反应。健康消费者价格心理主要表现为对健康产品 / 服务价格的敏感性、感受性和倾向性。

敏感性是指消费者对商品价格心理反应程度的强弱与该商品价格变动幅度的大小通常呈正相关关系。一般来说，健康消费者对价格的敏感性是比较高的，因为健康涉及消费者的切身利益。

感受性是指消费者对商品价格高低的判断不完全以绝对价格为标准，还受其他因素的影响，特别是服务因素的影响，包括服务态度、服务环境、服务方式等。

倾向性是指消费者对商品价格的选择倾向或为高价，或为低价。收入水平较高、重视健康的消费者，往往倾向高价格的产品和服务。

（2）偏好心理

偏好心理是一种以满足个人特殊爱好和情趣为目的的购买心理。有偏好心理动机的人，喜欢购买某一类型的健康产品 / 服务。例如，有的人喜欢中医养生，有的人爱好瑜伽。这种偏好性往往同个人的职业、生活情趣及其对健康的理解有关。这类人往往比较理智，指向也比较稳定，其购买行为具有经常性和持续性的特点。

（3）从众心理

从众心理是指消费者在对产品的认识和购买行为上不由自主地趋向于同多数人相一致的购买行为。健康消费者由于缺乏健康管理知识，往往具有随大溜的消费倾向。因此，健康管理师要善于运用从众心理，做好健康教育。

（4）自尊心理

有自尊心理的服务对象，在购买健康产品 / 服务时，既追求商品的使用价值，又追求精神方面的享受。他们在购买之前，就希望受到健康管理师热情、友好的接待。经常有这样的情况，有的服务对象满怀希望地来到健康管理公司感受服务，若见到健康管理师冷若冰霜的样子，可能转身而去，导致购买终止。

（5）忧虑心理

大多数人对自身健康都是重视的，也都有一种忧虑心理，在购买健康服务时又害怕上当、吃亏。因此，健康管理师要有耐心，不能急于求成，更多从关心服务对象的角度做好健康咨询服务，以消除服务对象的忧虑心理。

（6）安全心理

有安全心理的人，他们对欲购的产品和服务，要求必须能确保安全，尤其是涉及人体健康的食品、药品、洗涤用品等。因此，他们非常重视食品保鲜期、保健品有无副作用等。健康管理师要善于做好产品的安全保障说明。

（7）隐秘心理

很多人会把健康问题当作自己的隐私，不随意向别人讲。例如，青年人购买性用品和知名人士购买高档健康管理服务。因此，健康管理师在开展产品销售和服务时要善于维护服务对象的隐秘心理。

学习单元 3　健康管理服务的营销方法

一、健康管理服务项目策划

许多健康管理服务是作为项目来管理完成的，如健康养生项目、长者服务项目、健康旅游项目等。项目策划是项目发掘、论证、包装、推介、开发、运营全过程的计划。项目实施得成功与否，重要的一点是所策划的项目是否具有足够吸引力来引入资本的投入。因此，项目策划是健康项目管理重要的前期工作，需要运用营销策略和方法。

1. 项目策划的流程

（1）项目调研

项目调研是指在一定的营销环境下，系统地搜集、分析和报告有关项目信息的过程。

健康管理服务项目策划要作出正确的决策，就必须通过市场调研，准确及时地掌握市场情况，使决策建立在坚实可靠的市场调研基础之上。只有通过科学的项目调研，才能减少项目的不确定性，使市场决策更有依据，降低项目的风险程度。另外，在项目的实施过程中，可以通过调研评价决策的实施情况，及时发现决策中的失误和外界条件的变化，起到反馈信息的作用，为进一步调整和修改决策方案提供新的依据。

（2）项目市场细分与选择

项目市场细分就是指按照项目消费者或用户的差异性把市场划分为若干个子市场的过程。大健康市场细分的客观基础就是健康消费者需求的差异性。市场细分的标志有地理细分、人口统计标志细分、消费者行为细分和心理细分等。

项目市场细分之后，出现众多的子市场，如何在众多子市场中选出自己的目标市场，需要制定相应的目标市场策略，如无差异策略、差异化策略和集中性策略。

（3）项目策划书撰写

在一系列前期工作结束后，可以着手编写项目策划书。项目策划书主要包括以下几项内容。

1）封面。封面的内容包括策划委托单位、策划组人员、日期、编号等。

2）序文。序文阐述此次策划的目的、主要构思、策划的主体层次等。

3）目录。目录展现策划书内容的层次排列。

4）内容。策划书的具体内容要求逻辑性强，有数字说明，方法科学合理，层次清晰。

5）预算。为了更好地指导项目活动的开展，项目预算应作为一项重要内容在策划书中体现出来。

6）项目进度表。项目进度表包括项目活动进展的时间安排等，时间安排要留有余地，具有可操作性。

7）策划书的相关参考资料。编写项目策划书要注意以下几个要求：文字简明扼要，逻辑性强、句序合理，主题鲜明，运用图表、照片、模型来增强项目的主体效果，具有可操作性。

（4）项目方案实施

健康管理服务项目策划书编写出来之后，应制定相应的实施细则，以保证项目活动的顺利开展。要保证策划方案的有效实施，需做好以下 3 方面的工作。

1）监督保证措施。科学的管理应确保从上到下各环节环环相扣，责、权、利明确，只有监督到位才能使各个环节少出错误，以保证项目活动的顺利开展。

2）防范措施。项目在执行过程中有许多不确定的因素，要根据经验或成功案例进行全面预测，发现隐患，防微杜渐，把损失控制在最低程度内，从而推动项目活动的开展。

3）评估措施。项目活动开展的每一步都应有一定的评估手段及反馈方式，从而总结经验、发现问题、及时更正，以保证项目实施的质量，提高策划的成功率。

2. 项目分析

（1）项目分析的内容

项目分析包括环境分析、市场分析、消费需求分析、竞争态势分析、投资收益分析等。

（2）项目分析的方法

项目分析的方法主要有 swot 分析法、价值链分析法、五力模型分析、定量分析等。

3. 营销创意

营销创意是指企业在项目策划和制订相关营销计划的过程中所产生的创新理念或活动，它不仅包括产品卖点创意，还包括品牌创意、广告宣传创意、服务形象创意等。好的项目策划是要靠营销创意去实现的，因此，健康管理项目策划要讲究创意方法的运用。

（1）以事实为依据的项目策划方法

该策划方法强调社会经济生活对项目策划的限定性，从而以认识项目和社会生产、生活的关系为目的，只反映客观的现象，将项目策划的方法建立在事实的记录和收集之上。

（2）以技术为手段的项目策划方法

该方法强调运用高技术（信息技术、生物学技术等）手段对项目与生产、生活相关信息进行推理，只研究信息的分析和处理方法，忽视项目策划对客观实际状态的依赖关系和因果关系。

（3）联想思维创意法

联想思维是指人脑记忆表象系统中，由于某种诱因导致不同表象之间发生联系的一种没有固定思维方向的自由思维活动。它是由此到彼，发现事物共同的或类似的规律的思维方式。例如，瑞士人美斯托拉，有一次上山打猎回到家里，发现自己的裤子上粘了许多草籽，他突然灵机一动，联想到能不能人工造出一头是钩形刺，另一头是纺织环的东西呢？不久，一种被称为“魔术带”的新鲜玩意儿很快被人们接受，后来演变成今天人们常用的锦纶子母扣。联想思维法包括相似联想、对比联想和因果联想等。

（4）组合创意法

组合创意法是指按照一定的技术原理和功能目的，将两个或两个以上独立的要素有机结合或重组起来，以获得新的整体功能。组合即创造，两个因素的结合会产生新的因素或新的功能。基本组合方式有：成对式组合，如资金与技术组合；内插式组合，如手机与摄像的组合；多重组合，如多媒体及多功能产品等的组合。

（5）头脑风暴法

这种创意方法是在进行会议讨论时，策划人要充分说明策划的主题，提供必要的相关信息，营造一个自由的空间，让各位参会人员充分表达自己的想法。参会人员的地位应当平等，以免产生权威效应，影响其他参会人员创造性思维的发挥。

（6）德尔菲法

德尔菲法是指采用函询的方式或电话、网络等方式，匿名反复咨询专家得到各种建议，然后由策划人统计得出比较一致的意见。这种策划方法的优点是：专家们背靠背，互不见面，没有权威的影响，可以自由地充分发表自己的意见。

（7）拍脑瓜法

拍脑瓜法又称创意思维法，是指策划人收集有关产品、市场、消费群体的信息，进而对材料进行综合分析与思考，然后打开想象的大门，形成意境，产生顿悟，从而得出方案。

（8）6 顶思考帽法

6 顶思考帽是使用 6 顶不同颜色的帽子代表 6 种不同的思维模式。这 6 顶思考帽指代的思维模式如下。

1）白色思考帽。白色是中立而客观的。白色思考帽寓意客观的事实和数据。

2）绿色思考帽。绿色象征勃勃生机。绿色思考帽寓意创造力和想象力。

3）黄色思考帽。黄色代表价值与肯定。黄色思考帽寓意从正面考虑问题，表达乐观的、满怀希望的、建设性的观点。

4）黑色思考帽。黑色思考帽寓意运用否定、怀疑、质疑的看法，合乎逻辑地进行批判，尽情发表负面意见，找出逻辑上的错误。

5）红色思考帽。红色是情感的色彩。红色思考帽寓意表现自己的情绪，表达直觉、感受、预感等方面的看法。

6）蓝色思考帽。蓝色思考帽寓意控制和调节思维过程，负责控制各种思考帽的使用顺序，规划和管理整个思考过程，并负责得出结论。

6 顶思考帽是平行思维创意工具，也是人际沟通的操作框架，更是提高团队智商的有效方法。它是一个创意思考的流程，操作简单，效果明显，让每一次会议、每一次讨论、每一份报告、每一个决策都充满新意和生命力。

4. 方案制定

这里主要介绍项目方案制定或商业计划书设计的方法和工具——商业模式画布。

商业模式画布是指把商业模式设计的 9 个关键要素整合到一张画布中，可以灵活地描绘或设计项目的商业模式（见图 7-1-1）。

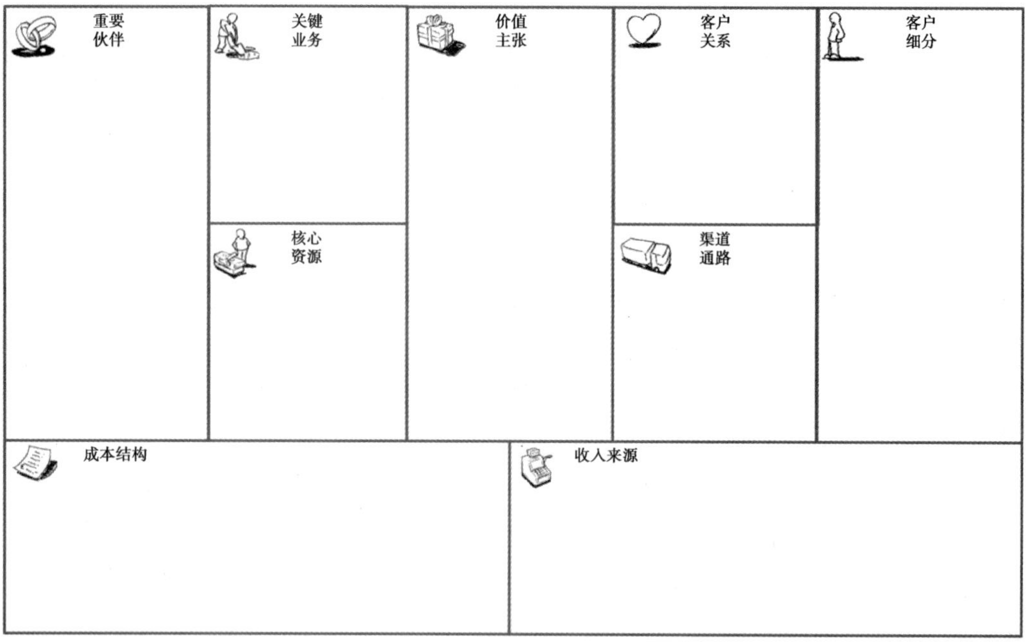

图 7-1-1　商业模式画布 9 要素

商业模式画布的 9 要素分析如下。

（1）客户细分

客户细分是指一个公司想要接触和服务的不同人群或组织。例如，为谁创造价值？谁是最重要的客户？

（2）价值主张

价值主张是指为特定客户创造价值的系列产品和服务。例如，该向目标客户传递什么样的价值？提供给目标客户哪些系列产品和服务？

（3）渠道通路

渠道通路是指公司是如何沟通、接触其目标客户而传递价值主张的。例如，通过哪些渠道可以接触和将价值主张送达目标客户？

（4）客户关系

客户关系是指公司与特定客户建立的关系类型。例如，希望与特定客户建立和保持何种关系？

（5）收入来源

收入来源是指公司从目标客户群中获取的现金收入。例如，什么样的价值能让客户愿意付费？每个收入来源占总收入的比例是多少？

（6）核心资源

核心资源是指让项目商业模式有效运转所必需的最重要的因素。例如，价值主张实现需要什么样的核心资源？

（7）关键业务

关键业务是指为了确保其商业模式可行，公司必须做的最重要的事情。例如，公司的价值主张实现需要哪些关键业务？

（8）重要伙伴

重要伙伴是指让项目商业模式有效运作所需的供应商与合作伙伴。例如，谁是重要伙伴？谁是重要供应商？

（9）成本结构

成本结构是指运营一个项目商业模式所引发的所有成本及其构成。例如，该项目商业模式运营所需要的成本构成是怎样的？什么是项目商业模式中最重要的固有成本？

5. 实施计划

项目实施计划就是对该项目某一时期各个环节的工作进行统一规划、综合平衡，科学安排和确定合理的建设顺序和时间、建设工期的投产、达产时间。实施计划主要内容有：一是做好项目实施所需资源的配置，包括人力、物力、财力、技术等资源的配置；二是做好实施时间的安排，如制作项目实施计划的甘特图。

二、健康管理服务营销策略

1. 7P 组合服务营销策略

7P 组合服务营销策略是以经典营销理论中的 4P 组合理论为基础发展而来的。它结合服务自身的特点，将产品（product）、渠道（place）、促销（promotion）、价格（price）的 4P 组合理论进一步拓展为包含人员（people）、有形展示（physical evidence）、过程（process）的 7P 组合理论，基于此的营销策略就是 7P 组合服务营销策略。以下从健康管理服务的角度来说明 7P 组合服务营销策略。

（1）产品

产品是指提供给健康服务对象（客户）用于满足其健康（或与健康相关）的欲望和需要的任何事物，包括产品、技术、设备等，泛指健康管理服务机构提供的各种保健服务。健康服务产品的整体概念可以包括核心服务、形式服务、辅助服务、便利服务四个层次。

（2）价格

价格代表健康服务对象（客户）为获得产品和服务所必须支付的金额。定价策略是制定健康产品和服务的价格标准和价格策略，用以调节健康管理服务对象的需求和提高服务对象的满意度。在制定健康服务产品价格策略时，需考虑健康管理服务消费需求的特殊性。

（3）渠道

健康管理服务营销渠道是指提供健康服务的方式和路径，其中包括供应商、分销商及合作者。这里要特别强调便利性原则，不论什么样的服务形式和渠道，都要尽可能地让服务对象感到方便。

（4）促销

健康服务促销组合包括广告、人员推销、销售促进、公共关系和网络促销。公共关系是健康管理服务机构促销的重要策略，是提高知名度和美誉度的重要工具。健康管理服务机构必须高度重视与新闻媒体、政府机构及社区的关系，加强面向社会的宣传工作，以塑造健康管理服务机构良好的、长期的整体形象。

（5）有形展示

有形展示是指以服务营销为主要范畴的，一切可传达的服务特色及优点的有形组成部分，包括服务环境、有形产品承载物等。在服务营销过程中有形展示的作用主要表现在以下几方面：通过感官刺激，让服务对象感受到服务给自己带来的好处；引导服务对象对健康服务产品产生合理期望；影响服务对象对健康服务产品产生满意的第一印象；促使服务对象对健康服务质量产生“优质”的感觉。

（6）人员

这里的人员是指与某一服务活动过程直接或间接相关的所有人员，包括健康管理师、服务对象和影响者。服务过程是人与人之间结成关系的过程，健康管理师是服务产品的一部分。因此，健康管理服务机构必须做好健康管理师的培训工作，重视健康管理师满意度的管理。

（7）过程

服务是通过一定的程序、机制及活动得以实现的过程。例如，健康体检就经过了预约、报到、交费、检查、体检报告、咨询服务等环节，每个环节都有特定的服务内容和服务标准。因此，健康管理服务机构要重视服务流程的规范化、标准化建设，做好每个环节的细节服务，提高服务对象的满意度。

2. 数字营销策略

数字营销是指借助网络、计算机通信技术和数字交互式媒体来实现营销目标的一种营销方式。数字营销尽可能地利用先进的计算机网络技术，以最有效、最省钱的方式谋求新市场的开拓和新的消费者的挖掘。其策略表现在以下几方面。

（1）个性化服务

数字营销可分析客户数据，按照客户的需要提供个性化的产品，还可跟踪每个客户的销售习惯和爱好，推荐相关产品。

（2）更丰富的产品信息

互联网可以提供当前产品详尽的规格、技术指标、保修信息、使用方法等，甚至对常见的问题提供解答。客户可以方便地通过互联网查找产品、价格、品牌等。

（3）更大的选择空间

数字营销将不受货架和库存的限制，提供巨大的产品展示和销售的展台，为客户提供几乎无限的选择空间。

（4）更低廉的成本优势

在网上将产品直接推销给客户，可缩短分销环节；发布的信息任何人都可以自主索取，可拓宽销售范围。这样可以节省促销费用，从而降低成本，使产品更具价格竞争力。

（5）更灵活的市场策略

产品的种类、价格、营销手段等可根据客户的需求、竞争环境或库存情况及时调整，网络能超越时空限制，实现行销人员的创新想法。

数字营销还具备多媒体、交互式、拟人化、超前性、高效性等特点。由于利用了数字产品的各种属性，数字营销在改造传统营销手段的基础上，增加了许多新的特质。

3. 体验营销策略

体验营销认为，客户是理性与感性兼具的，客户在消费前、消费中和消费后的体验才是购买行为与品牌经营的关键。

4. 新媒体营销策略

新媒体是区别于传统媒体（报刊、广播）的一种线上营销方式。互联网资源整合型的新媒体，具有传播范围广、不受地域限制、互动性强、投放更有针对性、可监控效果、成本低、感官性强的特点。新媒体营销已逐渐成为现代营销模式中最重要的部分。

（1）新媒体营销渠道

1）搜索引擎营销。搜索引擎营销是指利用搜索引擎信息传播开展的营销活动，如百度搜索引擎、搜狐搜索引擎、360 搜索引擎、神马搜索引擎等。

2）微博营销。微博营销是通过微博平台，利用微博互动，提升活跃度和知名度，达到营销的目的。

3）自媒体推广营销。自媒体推广营销是指利用自媒体平台如今日头条、百家号、搜狐自媒体、企鹅号、QQ 空间、网易云阅读等开展的营销推广活动。

4）视频营销（包括短视频）。例如，利用各大门户视频网站发布消息。

5）音频等知识付费平台。相比过度开发的开屏（视觉）广告，音频的闭屏特点能更有效地让品牌信息触达用户，这是音频营销的关键点，也是一种趋势。

6）App、短视频即时营销。利用脉脉、简书、哔哩哔哩、小红书、快手短视频等 App 和抖音短视频、直播等开展营销活动。

（2）新媒体营销方法

1）病毒式营销。病毒式营销是一种常用的网络营销方法，它是指通过用户的社会人际网络，使信息像病毒一样传播和扩散，利用快速复制的方式传向数以千计、百万计的受众。例如，电子邮件、微信小程序的病毒式传播，它常用于进行网站推广、品牌推广等。

2）事件营销。事件营销虽然没有病毒式营销带来的效果好，但却能够建立起良好的形象。因为一般的事件营销都是利用有新闻价值、社会影响及名人效应的人物或事件开展活动的，极具传播力和影响力。

3）口碑营销。口碑营销是指以口碑传播为核心的营销方式，公司借助一定的渠道和途径进行口碑传播，以实现品牌曝光、传播，赢得更广泛的商品交易和服务对象忠诚度，提高公司和品牌的形象。口碑营销须遵循 5T 原则，即谈论者（talkers）、话题（topics）、工具（tools）、参与（taking part）和跟踪（tracking）五个原则。

5. 社群营销策略

社群营销就是基于相同或相似的兴趣爱好，通过某种载体聚集人气，通过产品或服务满足群体需求而产生的商业形态。社群营销的载体不局限于微信等各种网络平台，甚至线下的平台和社区都可以做社群营销。

社群营销要依据社群的分类，如瘦身社群、大妈社群、母婴社群、旅游社群等，做好社群生态的养护。另外，要挖掘社群文化，不断创新，做好产品 / 服务与社群文化的对接。

三、健康管理服务产品销售与客户管理

1. 健康产品销售流程与方法

健康产品销售是指销售人员（促销员、导购员、业务员等）或健康管理师主动发掘和适应服务对象需求，运用各种方法和策略，面对面说服潜在服务对象购买某项健康产品或服务，实现公司经营目标的活动过程。

健康产品销售的流程主要包括寻找目标客户、接近客户、与客户洽谈、处理客户异议、促成交易和售后服务六大环节。

（1）寻找目标客户

在这一环节，健康产品销售人员首先要掌握寻找服务对象或潜在客户的方法。寻找目标客户的方法有：地毯式寻找法（挨家挨户访问法）、连锁介绍法（人脉关系寻找法）、中心开花法（明星吸引法）、网上搜寻法、资料查询法、电话访问法、会议寻找法、委托助手法等。其次，要运用 MAN 法则对潜在的对象进行目标客户或服务对象资格审查。MAN 法则是指甄别目标服务对象的三个基本条件：购买力（money）、购买决定权（authority）和购买需要（need）。

（2）接近客户

成功接近客户等于成功销售的 50%。因此，接近客户是成功销售产品的一个重要

环节。首先，要做好接近或访问客户前的准备工作，包括信息准备、产品准备、方案准备、心理准备等。其次，要讲究接近客户的方法，包括形象接近、产品（演示）接近、赞美接近、请教接近、馈赠接近、新奇接近等。

（3）与客户洽谈

与客户开展销售洽谈的基本流程包括以下内容。

1）开局。开局即要建立双方合作的良好氛围。

2）摸底。双方互相沟通，探寻与我方相关的对方的底价。

3）报价。逐步确定成交目标的价格水平。

4）磋商。即双方讨价还价。

5）僵持。僵持是双方坚持各自利益的表现。

6）让步。让步是以一定的代价换取最佳利益。

7）成交。成交即促成双方的交易与合作。

（4）处理客户异议

客户异议是指客户在购买过程中对销售人员及其产品和服务做出的不同意或有意见的表示。处理客户异议的方法主要有直接否定法、但是处理法、利用处理法、补偿处理法、合并意见法等。

（5）促成交易

成交环节是健康产品销售的“临门一脚”，销售人员要善于捕捉成交信号，把握成交时机，运用好促成的方法。促成交易的方法有二选一成交法、优惠成交法、机会成交法、保证成交法、小点成交法、从众成交法等。

（6）售后服务

售后服务包括免费送货、安装调试、包退包换、以旧换新、技术培训等。售后服务往往是下一轮销售的开始。

2. 健康管理服务客户管理

从狭义来讲，客户就是购买者（买方）、需求对象。从广义来讲，客户就是价值利益形成的关系，是价值利益相关者。从这一点讲，公司员工也是内部客户。就健康管理而言，健康管理的服务对象就是直接的目标客户。

客户管理是客户关系管理的简称，从客户管理系统来说，也称为CRM。客户关系管理就是通过对客户详细资料的深入分析和利用，来提高客户满意度，从而提高公司竞争力的一种手段。在市场经济条件下，公司与客户之间有供求关系、买卖关系和利益关系，公司要生存必须依赖客户关系，公司要发展必须建立良好的客户关系。客户关系管理的核心是客户价值管理，通过“一对一”营销原则，满足不同价值客户的个性化需求，提高客户忠诚度和保有率，实现客户价值持续贡献，从而全面提升企业盈利能力。

为更好地开展健康管理服务，这里重点介绍几个客户管理的基本原理。

（1）客户管理的流程

客户管理的基本流程可以包括 3 个阶段、9 个步骤。

第一阶段开发客户，包括：步骤一，确定目标客户；步骤二，寻找目标客户；步骤三，建立客户档案（数据库）。

第二阶段服务客户，包括：步骤四，接近目标客户；步骤五，与客户沟通及处理客户异议；步骤六，让客户满意。

第三阶段维系客户，包括：步骤七，提供售后服务；步骤八，客户流失管理；步骤九，培育客户忠诚度。

（2）客户价值

客户价值理论是现代营销的基础理论之一。客户价值理论认为，市场营销的核心在于帮助交换各方感知产品或服务的价值，将整个营销过程看成是一个价值感测、价值创造和价值传递的过程。其中价值感测的目的是发现新价值机会，价值创造则是研究如何有效地形成和塑造更多有前景、有新价值的市场供应品，价值传递涉及如何运用公司或营销组织资源更有效地将价值传递给最终客户。

菲利普·科特勒是从客户让渡价值和客户满意的角度来阐述客户价值的。其研究的前提是：客户将从那些他们认为提供最高认知价值的公司购买产品。客户让渡价值是指客户总价值与客户总成本之差。

客户总价值是指客户从某一特定产品或服务中获得的一系列利益，包括产品价值、服务价值、人员价值、形象价值等。客户总成本是指客户为了购买产品或服务而付出的一系列成本，包括货币成本、时间成本、精神成本和体力成本。客户是价值最大化的追求者，在购买产品时，总希望用最低的成本获得最大的收益，以使自己的需要得到最大限度的满足。

（3）客户满意度和忠诚度

客户满意度是指客户对其明示的、通常隐含的或必须履行的需求或期望已被满足的程度的感受。客户满意度是客户满意程度的衡量指标。常常通过随机调查获取样本，以客户对特定满意度指标的打分数据为基础，运用加权平均法得出相应结果。客户满意度管理是 20 世纪 90 年代兴起的营销管理战略，不仅要求了解外部客户的满意度，而且要求了解内部客户即员工的满意度状况，从而揭示公司在客户价值创造和传递方面存在的问题，并以实现全面的客户满意为目标，探究、分析和解决这些问题。

客户忠诚是从客户满意概念中引出的概念，是指客户满意后产生的对某种产品和服务或公司的信赖、维护和希望重复购买的一种心理倾向。客户忠诚实际上是一种客户行为的持续性，客户忠诚度是指客户忠诚于公司的程度。客户忠诚表现为两种形式，一是客户忠诚于公司的意愿；二是客户忠诚于公司的行为。

客户满意度不等于客户的忠诚度，客户满意度是一种心理的满足，是客户在消费后所表露出的态度；但客户的忠诚度是一种持续交易的行为，促进了客户重复购买行为的发生。衡量客户忠诚的主要指标是客户保持度，即描述公司和客户关系维系时间长度的量。不可否认，客户满意度是导致重复购买最重要的因素，当满意度达到某一高度时，会引起忠诚度的大幅提高。

（4）服务蓝图

客户常常会希望提供服务的公司全面了解他们的需求，但服务过程往往是高度分离的，由一系列分散的活动组成，这些活动又是由无数不同的员工完成的，因此客户在接受服务过程中很容易感到“迷失”，感觉没有人知道他们真正需要的是什么。为了使提供服务的公司了解服务过程的性质，有必要把这个过程的每个步骤画出服务流程图，这就是服务蓝图。

服务蓝图是详细描画服务系统与服务流程的图片或地图。服务过程中涉及的不同人员可以理解并客观使用它，而无论他们的角色或个人观点如何。服务蓝图由 4 个主要的行为部分和 3 条分界线构成。4 个主要行为部分包括客户行为、前台员工行为、后台员工行为和支持过程；3 条分界线分别为互动分界线、可视分界线和内部互动线。服务蓝图有助于服务企业了解服务过程的性质，控制和评价服务质量，以及合理管理客户体验。

（赵敬明）

模块 8

相关法律、法规知识

课程　相关法律、法规知识

课程设置

课程	学习单元	课堂学时
相关法律、法规知识	（1）《中华人民共和国劳动法》相关知识	1
	（2）《中华人民共和国劳动合同法》相关知识	1
	（3）《中华人民共和国执业医师法》相关知识	1
	（4）《中华人民共和国食品安全法》相关知识	1
	（5）《中华人民共和国传染病防治法》相关知识	1
	（6）《中华人民共和国中医药法》相关知识	1

课程　相关法律、法规知识

学习内容

学习单元	课程内容	培训建议	课堂学时
（1）《中华人民共和国劳动法》相关知识	1）劳动者的权利和义务 2）劳动合同 3）工作时间和休息休假 4）工资 5）社会保险和福利	（1）方法：讲授法、案例教学法 （2）重点：劳动者的权利和义务、劳动合同 （3）难点：社会保险和福利	1
（2）《中华人民共和国劳动合同法》相关知识	1）劳动合同的订立 2）保证金和押金 3）试用期 4）违约金	（1）方法：讲授法、案例教学法 （2）重点：试用期、违约金 （3）难点：劳动合同的签订	1
（3）《中华人民共和国执业医师法》相关知识	1）医师的考试和注册 2）医师的执业规则 3）其他内容	（1）方法：讲授法、案例教学法 （2）重点与难点：医师的执业规则	1

续表

学习单元	课程内容	培训建议	课堂学时
（4）《中华人民共和国食品安全法》相关知识	1）食品安全风险评估	（1）方法：讲授法、案例教学法 （2）重点：食品安全风险评估、保健品的管理、食品安全标准 （3）难点：特殊医学用途配方食品的管理	1
	2）食品安全标准		
	3）食品安全事故处置		
	4）保健品的管理		
	5）特殊医学用途配方食品的管理		
	6）婴幼儿配方食品的质量控制		
（5）《中华人民共和国传染病防治法》相关知识	1）传染病分类	（1）方法：讲授法、案例教学法 （2）重点：传染病分类与管理、传染病的预防 （3）难点：建立传染病疫情报告制度和监测	1
	2）传染病的健康教育		
	3）传染病的预防		
	4）禁止非法采血，预防艾滋病		
	5）建立传染病疫情报告制度和监测		
（6）《中华人民共和国中医药法》相关知识	1）中医药技术方法	（1）方法：讲授法、案例教学法 （2）重点：中医药技术方法 （3）难点：发展中医养生保健服务	1
	2）中医医术确有专长人员医师资格考核办法		
	3）中药材质量检测		
	4）发展中医养生保健服务		

学习单元 1　《中华人民共和国劳动法》相关知识

《中华人民共和国劳动法》（以下简称《劳动法》）是为了保护劳动者的合法权益，调整劳动关系，建立和维护适应社会主义市场经济的劳动制度，促进经济发展和社会进步，根据宪法制定的法律。《劳动法》主要内容如下。

一、劳动者的权利和义务

劳动者享有平等就业和选择职业的权利、取得劳动报酬的权利、休息休假的权利、获得劳动安全卫生保护的权利、接受职业技能培训的权利、享受社会保险和福利的权利、提请劳动争议处理的权利以及法律规定的其他劳动权利。

劳动者应当完成劳动任务，提高职业技能，执行劳动安全卫生规程，遵守劳动纪律和职业道德。

劳动者就业，不因民族、种族、性别、宗教信仰不同而受歧视。

二、劳动合同

劳动合同是劳动者与用人单位确立劳动关系、明确双方权利和义务的协议。建立劳动关系应当订立劳动合同。劳动合同法律制度是劳动法的重要组成部分。劳动合同的订立必须遵循平等自愿原则、协商一致原则、合法原则。劳动合同具有法律约束力，当事人必须履行劳动合同规定的义务。

1. 劳动合同的内容

劳动合同应当具备用人单位的名称、住所和法定代表人或者主要负责人；劳动者的姓名、住址和居民身份证或者其他有效身份证件号码；劳动合同期限；工作内容和工作地点；工作时间和休息休假；劳动报酬；社会保险劳动保护、劳动条件和职业危害防护；法律、法规规定应当纳入劳动合同的其他事项。

2. 劳动合同的变更

劳动合同的变更是指劳动合同依法订立后，在合同尚未履行或者尚未履行完毕以前，双方当事人依法对劳动合同约定的内容进行修改或者补充的法律行为。

（1）只要用人单位和劳动者协商一致，即可变更劳动合同约定的内容。劳动合同是双方当事人协商一致而订立的，经协商一致可以予以变更。一方当事人未经对方当事人同意擅自更改合同内容的，变更后的内容对另一方没有约束力。

（2）劳动者患病或者非因公负伤，在规定的医疗期满后不能从事原工作的，用人单位可以与劳动者协商变更劳动合同，调整劳动者的工作岗位。

（3）劳动者不能胜任工作，用人单位可以与劳动者协商变更劳动合同，调整劳动者的工作岗位。

（4）劳动合同订立时所依据的客观情况发生重大变化，致使劳动合同无法履行，用人单位可以与劳动者协商变更劳动合同。

（5）劳动者患职业病或者因工负伤并被确认丧失或者部分丧失劳动能力的；劳动者患病或者负伤，在规定的医疗期内的；女职工在孕期、产假、哺乳期内的；法律、行政法规规定的其他情形。这四种情形下，用人单位不得解除劳动合同。

三、工作时间和休息休假

1. 工作时间

工作时间是指劳动者根据国家的法律规定，在 1 个昼夜或 1 周内从事本职工作的时间。《劳动法》规定：劳动者每日工作时间不得超过八小时，平均每周工作时间不超过四十四小时。①

2. 休息休假时间

休息时间指劳动者工作日内的休息时间、工作日间的休息时间和工作周之间的休息时间；法定节假日休息时间、探亲假休息时间和年休假休息时间则称为休假。《劳动法》规定用人单位应当在元旦、春节、国际劳动节、国庆节及法律、法规规定的其他节日期间安排劳动者休假。②用人单位应当保证劳动者每周至少休息一日。

3. 延长工作时间

延长工作时间是指根据法律的规定，在标准工作时间之外延长劳动者的工作时间，一般分为加班和加点。《劳动法》对于延长工作时间的劳动者范围、延长工作时间的长度、延长工作时间的条件都有具体的限制，延长工作时间的劳动者有权获得相应的报酬。

---

① 《国务院关于职工工作时间的规定》第三条规定：职工每日工作 8 小时，每周工作 40 小时。

② 现全体公民放假的节日以《国务院关于修改〈全国年节及纪念日放假办法〉的决定》为准，即新年、春节、清明节、劳动节、端午节、中秋节和国庆节。

四、工资

1. 工资分配的原则

工资分配必须遵循以下原则：按劳分配、同工同酬的原则；工资水平在经济发展的基础上逐步提高的原则；工资总量宏观调控的原则；用人单位自主决定工资分配方式和工资水平原则。

2. 最低工资

最低工资是指劳动者在法定工作时间或依法签订的劳动合同约定的工作时间内提供了正常工作的前提下，用人单位依法应支付的最低劳动报酬。在劳动合同中，双方当事人约定的劳动者在未完成劳动定额或承包任务的情况下，用人单位可低于最低工资标准支付劳动者工资的条款不具有法律效力。

五、社会保险和福利

国家发展社会保险事业，建立社会保险制度，设立社会保险基金，使劳动者在年老、患病、工伤、失业、生育等情况下获得帮助和补偿。用人单位和劳动者必须依法参加社会保险，缴纳社会保险费。

劳动者在下列情形下，依法享受社会保险待遇：退休，患病、负伤，因工伤残或者患职业病，失业，生育。劳动者死亡后，其遗属依法享受遗属津贴。劳动者享受的社会保险金必须按时、足额支付。

国家鼓励用人单位根据本单位实际情况为劳动者建立补充保险。国家提倡劳动者个人进行储蓄性保险。

国家发展社会福利事业，兴建公共福利设施，为劳动者休息、休养和疗养提供条件。用人单位应当创造条件，改善集体福利，提高劳动者的福利待遇。

学习单元 2 《中华人民共和国劳动合同法》相关知识

《中华人民共和国劳动合同法》（以下简称《劳动合同法》），宗旨是完善劳动合同制度、明确劳动合同双方当事人的权利义务、保护劳动者的合法权益、构建和发展和谐稳定的劳动关系。适用范围包括中华人民共和国境内的企业、个体经济组织、民办非企业单位等组织（以下简称用人单位）与劳动者建立劳动关系，订立、履行、变更、解除或者终止劳动合同；国家机关、事业单位、社会团体和与其建立劳动关系的劳动者，订立、履行、变更、解除或者终止劳动合同。

一、劳动合同的订立

1. 订立劳动合同，应当遵循合法、公平、平等自愿、协商一致、诚实信用的原则。

2. 用人单位自用工之日起即与劳动者建立劳动关系，应当订立书面劳动合同；用人单位应当建立职工名册备查。

3. 用人单位招用劳动者时，应当如实告知劳动者工作内容、工作条件、工作地点、职业危害、安全生产状况、劳动报酬，以及劳动者要求了解的其他情况；用人单位有权了解劳动者与劳动合同直接相关的基本情况，劳动者应当如实说明。

4. 建立劳动关系，应当订立书面劳动合同。已建立劳动关系，未同时订立书面劳动合同的，应当自用工之日起一个月内订立书面劳动合同。用人单位与劳动者在用工前订立劳动合同的，劳动关系自用工之日起建立。

二、保证金和押金

用人单位招用劳动者，不得扣押劳动者的居民身份证和其他证件，不得要求劳动者提供担保或者以其他名义向劳动者收取财物。

用人单位违反本法规定，扣押劳动者居民身份证等证件的，由劳动行政部门责令限期退还劳动者本人，并依照有关法律规定给予处罚。以担保或者其他名义向劳动者收取财物的，由劳动行政部门责令限期退还劳动者本人，并以每人五百元以上二千元以下的标准处以罚款；给劳动者造成损害的，应当承担赔偿责任。

劳动者依法解除或者终止劳动合同，用人单位不得扣押劳动者档案或者其他物品；如果用人单位违反《劳动合同法》的规定，收取劳动者押金，劳动者可以向用人单位所在地的劳动行政部门投诉。

三、试用期

劳动合同期限三个月以上不满一年的，试用期不得超过一个月；劳动合同期限一年以上不满三年的，试用期不得超过二个月；三年以上固定期限和无固定期限的劳动合同，试用期不得超过六个月。同一用人单位与同一劳动者只能约定一次试用期。以完成一定工作任务为期限的劳动合同或者劳动合同期限不满三个月的，不得约定试用期。

劳动者在试用期的工资不得低于本单位相同岗位最低档工资或者劳动合同约定工资的百分之八十，并不得低于用人单位所在地的最低工资标准。

四、违约金

用人单位与劳动者可以在劳动合同中约定保守用人单位的商业秘密和与知识产权相关的保密事项。对负有保密义务的劳动者，用人单位可以在劳动合同或者保密协议中与劳动者约定竞业限制条款，并约定在解除或者终止劳动合同后，在竞业限制期限内按月给予劳动者经济补偿。劳动者违反竞业限制约定的，应当按照约定向用人单位支付违约金。

学习单元 3 《中华人民共和国执业医师法》相关知识

《中华人民共和国执业医师法》的制定，是为了加强医师队伍建设，提高医师的道德和业务素质，保障医师的合法权益，保护人民健康。依法取得执业医师资格或者执业助理医师资格，经注册在医疗、预防、保健机构中执业的专业医务人员，适用本法。本法所称医师，包括执业医师和执业助理医师。

一、医师的考试和注册

1. 具有下列条件之一的，可以参加执业医师资格考试

（1）具有高等学校医学专业本科以上学历，在执业医师指导下，在医疗、预防、保健机构中试用期满一年的。

（2）取得执业助理医师执业证书后，具有高等学校医学专科学历，在医疗、预防、保健机构中工作满二年的；具有中等专业学校医学专业学历，在医疗、预防、保健机构中工作满五年的。

（3）具有高等学校医学专科学历或者中等专业学校医学专业学历，在执业医师指导下，在医疗、预防、保健机构中试用期满一年的，可以参加执业助理医师资格考试。

（4）以师承方式学习传统医学满三年或者经多年实践医术确有专长的，经县级以上人民政府卫生行政部门确定的传统医学专业组织或者医疗、预防、保健机构考核合格并推荐，可以参加执业医师资格或者执业助理医师资格考试。

2. 国家实行医师执业注册制度

（1）取得医师资格的，可以向所在地县级以上人民政府卫生行政部门申请注册。受理申请的卫生行政部门应当自收到申请之日起三十日内准予注册，并发给由国务院卫生行政部门统一印制的医师执业证书。医疗、预防、保健机构可以为本机构中的医师集体办理注册手续。

（2）医师经注册后，可以在医疗、预防、保健机构中按照注册的执业地点、执业类别、执业范围执业，从事相应的医疗、预防、保健业务。

（3）未经医师注册取得执业证书，不得从事医师执业活动。

二、医师的执业规则

1. 医师在执业活动中享有下列权利

（1）在注册的执业范围内，进行医学诊查、疾病调查、医学处置、出具相应的医学证明文件，选择合理的医疗、预防、保健方案。

（2）按照国务院卫生行政部门规定的标准，获得与本人执业活动相当的医疗设备

基本条件。

（3）从事医学研究、学术交流，参加专业学术团体。

（4）参加专业培训，接受继续医学教育。

（5）在执业活动中，人格尊严、人身安全不受侵犯。

（6）获取工资报酬和津贴，享受国家规定的福利待遇。

（7）对所在机构的医疗、预防、保健工作和卫生行政部门的工作提出意见和建议，依法参与所在机构的民主管理。

2. 医师在执业活动中履行下列义务

（1）遵守法律、法规，遵守技术操作规范。

（2）树立敬业精神，遵守职业道德，履行医师职责，尽职尽责为患者服务。

（3）关心、爱护、尊重患者，保护患者的隐私。

（4）努力钻研业务，更新知识，提高专业技术水平。

（5）宣传卫生保健知识，对患者进行健康教育。

三、其他内容

医师实施医疗、预防、保健措施，签署有关医学证明文件，必须亲自诊查、调查，并按照规定及时填写医学文书，不得隐匿、伪造或者销毁医学文书及有关资料。医师不得出具与自己执业范围无关或者与执业类别不相符的医学证明文件。

对急危患者，医师应当采取紧急措施进行诊治；不得拒绝急救处置。

医师应当使用经国家有关部门批准使用的药品、消毒药剂和医疗器械。除正当诊断治疗外，不得使用麻醉药品、医疗用毒性药品、精神药品和放射性药品。

医师应当如实向患者或者其家属介绍病情，但应注意避免对患者产生不利后果。医师进行实验性临床医疗，应当经医院批准并征得患者本人或者其家属同意。

医师不得利用职务之便，索取、非法收受患者财物或者牟取其他不正当利益。

遇有自然灾害、传染病流行、突发重大伤亡事故及其他严重威胁人民生命健康的紧急情况时，医师应当服从县级以上人民政府卫生行政部门的调遣。

医师发生医疗事故或者发现传染病疫情时，应当按照有关规定及时向所在机构或者卫生行政部门报告。医师发现患者涉嫌伤害事件或者非正常死亡时，应当按照有关规定向有关部门报告。

执业助理医师应当在执业医师的指导下，在医疗、预防、保健机构中按照其执业类别执业。

学习单元 4 《中华人民共和国食品安全法》相关知识

《中华人民共和国食品安全法》的制定，是为了保证食品安全，保障公众身体健康和生命安全。食品安全工作实行预防为主、风险管理、全程控制、社会共治，建立科学、严格的监督管理制度。

在中华人民共和国境内从事下列活动，应当遵守本法：食品生产和加工（食品生产），食品销售和餐饮服务（食品经营），食品添加剂的生产经营，用于食品的包装材料、容器、洗涤剂、消毒剂和用于食品生产经营的工具、设备的生产经营；食品生产经营者使用食品添加剂、食品相关产品，食品的储存和运输，对食品、食品添加剂、食品相关产品的安全管理。

一、食品安全风险评估

1. 食品安全风险监测

承担食品安全风险监测工作的技术机构应当根据食品安全风险监测计划和监测方案开展监测工作，保证监测数据真实、准确，并按照食品安全风险监测计划和监测方案的要求报送监测数据和分析结果。食品安全风险监测工作人员有权进入相关食用农产品种植养殖、食品生产经营场所采集样品、收集相关数据。

食品安全风险监测结果表明可能存在食品安全隐患的，县级以上人民政府卫生行政部门应当及时将相关信息通报同级食品安全监督管理等部门，并报告本级人民政府和上级人民政府卫生行政部门。食品安全监督管理等部门应当组织开展进一步调查。

2. 食品安全风险的评估

国务院卫生行政部门负责组织食品安全风险评估工作，成立由医学、农业、食品、营养、生物、环境等方面的专家组成的食品安全风险评估专家委员会进行食品安全风险评估。食品安全风险评估结果由国务院卫生行政部门公布。

对农药、肥料、兽药、饲料、饲料添加剂等的安全性评估，应当有食品安全风险评估专家委员会的专家参加。

食品安全风险评估不得向生产经营者收取费用，采集样品应当按照市场价格支付费用。

有下列情形之一的，应当进行食品安全风险评估：

（1）通过食品安全风险监测或者接到举报发现食品、食品添加剂、食品相关产品可能存在安全隐患的。

（2）为制定或者修订食品安全国家标准提供科学依据需要进行风险评估的。

（3）为确定监督管理的重点领域、重点品种需要进行风险评估的。

（4）发现新的可能危害食品安全因素的。

（5）需要判断某一因素是否构成食品安全隐患的。

（6）国务院卫生行政部门认为需要进行风险评估的其他情形。

食品安全风险评估结果是制定、修订食品安全标准和实施食品安全监督管理的科学依据。

二、食品安全标准

食品安全标准是强制执行的标准。除食品安全标准外，不得制定其他食品强制性标准。食品安全标准应当包括下列内容。

1. 食品、食品添加剂、食品相关产品中的致病性微生物，农药残留、兽药残留、生物毒素、重金属等污染物质以及其他危害人体健康物质的限量规定。

2. 食品添加剂的品种、使用范围、用量。

3. 专供婴幼儿和其他特定人群的主辅食品的营养成分要求。

4. 对与卫生、营养等食品安全要求有关的标签、标志、说明书的要求。

5. 食品生产经营过程的卫生要求。

6. 与食品安全有关的质量要求。

7. 与食品安全有关的食品检验方法与规程。

8. 其他需要制定为食品安全标准的内容。

三、食品安全事故处置

1. 医疗机构发现其接收的病人属于食源性疾病病人或者疑似病人的，应当按照规定及时将相关信息向所在地县级人民政府卫生行政部门报告。

2. 发生食品安全事故，县级以上疾病预防控制机构应当对事故现场进行卫生处理，并对与事故有关的因素开展流行病学调查，有关部门应当予以协助。县级以上疾病预防控制机构应当向同级食品安全监督管理、卫生行政部门提交流行病学调查报告。

3. 食品安全事故调查部门有权向有关单位和个人了解与事故有关的情况，并要求提供相关资料和样品。有关单位和个人应当予以配合，按照要求提供相关资料和样品，不得拒绝。任何单位和个人不得阻挠、干涉食品安全事故的调查处理。

4. 县级以上人民政府食品安全监督管理部门接到食品安全事故的报告后，应当立即会同同级卫生行政、农业行政等部门进行调查处理，并采取下列措施，防止或者减轻社会危害：开展应急救援工作，组织救治因食品安全事故导致人身伤害的人员；封存可能导致食品安全事故的食品及其原料，并立即进行检验；对确认属于被污染的食品及其原料，责令食品生产经营者召回或者停止经营；封存被污染的食品相关产品，并责令进行清洗消毒；做好信息发布工作，依法对食品安全事故及其处理情况进行发布，并对可能产生的危害加以解释、说明。

四、保健品的管理

1. 保健食品双轨制。使用保健食品原料目录以外原料的保健食品和首次进口的保健食品应当经国务院食品安全监督管理部门注册。但是，首次进口的保健食品中属于补充维生素、矿物质等营养物质的，应当报国务院食品安全监督管理部门备案。其他保健食品应当报省、自治区、直辖市人民政府食品安全监督管理部门备案。进口的保健食品应当是出口国（地区）主管部门准许上市销售的产品。

2. 依法应当注册的保健食品，注册时应当提交保健食品的研发报告、产品配方、生产工艺、安全性和保健功能评价、标签、说明书等材料及样品，并提供相关证明文件。国务院食品安全监督管理部门经组织技术审评，对符合安全和功能声称要求的，准予注册；对不符合要求的，不予注册并书面说明理由。对使用保健食品原料目录以外原料的保健食品作出准予注册决定的，应当及时将该原料纳入保健食品原料目录。依法应当备案的保健食品，备案时应当提交产品配方、生产工艺、标签、说明书以及表明产品安全性和保健功能的材料。

3. 保健食品的标签、说明书不得涉及疾病预防、治疗功能。内容应当真实，与注册或者备案的内容相一致，载明适宜人群、不适宜人群、功效成分或者标志性成分及其含量等，并声明“本品不能代替药物”。保健食品广告内容应当经生产企业所在地省、自治区、直辖市人民政府食品安全监督管理部门审查批准，取得保健食品广告批准文件。省、自治区、直辖市人民政府食品安全监督管理部门应当公布并及时更新已经批准的保健食品广告目录以及批准的广告内容，并声明“本品不能代替药物”。

五、特殊医学用途配方食品的管理

特殊医学用途配方食品应当经国务院食品安全监督管理部门注册。注册时，应当提交产品配方、生产工艺、标签、说明书以及表明产品安全性、营养充足性和特殊医学用途临床效果的材料。特殊医学用途配方食品广告适用《中华人民共和国广告法》和其他法律、行政法规关于药品广告管理的规定。

六、婴幼儿配方食品的质量控制

婴幼儿配方食品生产企业应当实施从原料进厂到成品出厂的全过程质量控制，对出厂的婴幼儿配方食品实施逐批检验，保证食品安全。婴幼儿配方食品生产企业应当将食品原料、食品添加剂、产品配方及标签等事项向省、自治区、直辖市人民政府食品安全监督管理部门备案。婴幼儿配方乳粉的产品配方应当经国务院食品安全监督管理部门注册。注册时，应当提交配方研发报告和其他表明配方科学性、安全性的材料。不得以分装方式生产婴幼儿配方乳粉，同一企业不得用同一配方生产不同品牌的婴幼儿配方乳粉。

学习单元 5 《中华人民共和国传染病防治法》相关知识

制定《中华人民共和国传染病防治法》，是为了预防、控制和消除传染病的发生与流行，保障人体健康和公共卫生。国家对传染病防治实行预防为主的方针，防治结合、分类管理、依靠科学、依靠群众。

一、传染病分类

传染病分为甲类、乙类和丙类。

甲类传染病是指：鼠疫、霍乱。

乙类传染病是指：传染性非典型肺炎、艾滋病、病毒性肝炎、脊髓灰质炎、人感染高致病性禽流感、麻疹、流行性出血热、狂犬病、流行性乙型脑炎、登革热、炭疽、细菌性和阿米巴性痢疾、肺结核、伤寒和副伤寒、流行性脑脊髓膜炎、百日咳、白喉、新生儿破伤风、猩红热、布鲁氏菌病、淋病、梅毒、钩端螺旋体病、血吸虫病、疟疾。

丙类传染病是指：流行性感冒、流行性腮腺炎、风疹、急性出血性结膜炎、麻风病、流行性和地方性斑疹伤寒、黑热病、棘球蚴病、丝虫病，除霍乱、细菌性和阿米巴性痢疾、伤寒和副伤寒以外的感染性腹泻病。

国务院卫生行政部门根据传染病暴发、流行情况和危害程度，可以决定增加、减少或者调整乙类、丙类传染病病种并予以公布。

二、传染病的健康教育

国家开展预防传染病的健康教育。新闻媒体应当无偿开展传染病防治和公共卫生教育的公益宣传。各级、各类学校应当对学生进行健康知识和传染病预防知识的教育。医学院校应当加强预防医学教育和科学研究，对在校学生以及其他与传染病防治相关人员进行预防医学教育和培训，为传染病防治工作提供技术支持。疾病预防控制机构、医疗机构应当定期对其工作人员进行传染病防治知识、技能的培训。

三、传染病的预防

1. 各级疾病预防控制机构在传染病预防控制中履行下列职责

（1）实施传染病预防控制规划、计划和方案。

（2）收集、分析和报告传染病监测信息，预测传染病的发生、流行趋势。

（3）开展对传染病疫情和突发公共卫生事件的流行病学调查、现场处理及其效果评价。

（4）开展传染病实验室检测、诊断、病原学鉴定。

（5）实施免疫规划，负责预防性生物制品的使用管理。

（6）开展健康教育、咨询，普及传染病防治知识。

（7）指导、培训下级疾病预防控制机构及其工作人员开展传染病监测工作。

（8）开展传染病防治应用性研究和卫生评价，提供技术咨询。

2. 医疗机构发现甲类传染病时，应当及时采取下列措施

（1）对病人、病原携带者，予以隔离治疗，隔离期限根据医学检查结果确定。

（2）对疑似病人，确诊前在指定场所单独隔离治疗。

（3）对医疗机构内的病人、病原携带者、疑似病人的密切接触者，在指定场所进行医学观察和采取其他必要的预防措施。医疗机构应当对传染病病人或者疑似传染病病人提供医疗救护、现场救援和接诊治疗，书写病历记录以及其他有关资料，并妥善保管。

3. 传染病暴发紧急措施

传染病暴发、流行时，县级以上地方人民政府应当立即组织力量，按照预防、控制预案进行防治，切断传染病的传播途径，必要时，报经上一级人民政府决定，可以采取下列紧急措施并予以公告。

（1）限制或者停止集市、影剧院演出或者其他人群聚集的活动。

（2）停工、停业、停课。

（3）封闭或者封存被传染病病原体污染的公共饮用水源、食品以及相关物品。

（4）控制或者扑杀染疫野生动物、家畜、家禽。

（5）封闭可能造成传染病扩散的场所。

四、禁止非法采血，预防艾滋病

采供血机构、生物制品生产单位必须严格执行国家有关规定，保证血液、血液制品的质量。禁止非法采集血液或者组织他人出卖血液。疾病预防控制机构、医疗机构使用血液和血液制品，必须遵守国家有关规定，防止因输入血液、使用血液制品引起经血液传播疾病的发生。各级人民政府应当加强艾滋病的防治工作，采取预防、控制措施，防止艾滋病的传播。

五、建立传染病疫情报告制度和监测

1. 任何单位和个人发现传染病病人或者疑似传染病病人时，应当及时向附近的疾病预防控制机构或者医疗机构报告。

2. 港口、机场、铁路疾病预防控制机构以及国境卫生检疫机关发现甲类传染病病人、病原携带者、疑似传染病病人时，应当按照国家有关规定立即向国境口岸所在地的疾病预防控制机构或者所在地县级以上地方人民政府卫生行政部门报告并互相通报。

3. 疾病预防控制机构应当主动收集、分析、调查、核实传染病疫情信息。接到甲类、乙类传染病疫情报告或者发现传染病暴发、流行时，应当立即报告当地卫生行政部门，由当地卫生行政部门立即报告当地人民政府，同时报告上级卫生行政部门和国务院卫生行政部门。疾病预防控制机构应当设立或者指定专门的部门、人员负责传染病疫情信息管理工作，及时对疫情报告进行核实、分析。

4. 县级以上地方人民政府卫生行政部门应当及时向本行政区域内的疾病预防控制机构和医疗机构通报传染病疫情以及监测、预警的相关信息。接到通报的疾病预防控制机构和医疗机构应当及时告知本单位的有关人员。

5. 动物防疫机构和疾病预防控制机构，应当及时互相通报动物间和人间发生的人畜共患传染病疫情以及相关信息。

依照本法的规定负有传染病疫情报告职责的人民政府有关部门、疾病预防控制机构、医疗机构、采供血机构及其工作人员，不得隐瞒、谎报、缓报传染病疫情。

6. 国家建立传染病疫情信息公布制度。国务院卫生行政部门定期公布全国传染病疫情信息。省、自治区、直辖市人民政府卫生行政部门定期公布本行政区域的传染病疫情信息。传染病暴发、流行时，国务院卫生行政部门负责向社会公布传染病疫情信息，并可以授权省、自治区、直辖市人民政府卫生行政部门向社会公布本行政区域的传染病疫情信息。公布传染病疫情信息应当及时、准确。

学习单元 6 《中华人民共和国中医药法》相关知识

一、中医药技术方法

国家支持中医药科学研究和技术开发，鼓励中医药科学技术创新，推广应用中医药科学技术成果，保护中医药知识产权，提高中医药科学技术水平。

国家采取措施支持对中医药古籍文献、著名中医药专家的学术思想和诊疗经验以及民间中医药技术方法的整理、研究和利用。鼓励组织和个人捐献有科学研究和临床应用价值的中医药文献、秘方、验方、诊疗方法和技术。

二、中医医术确有专长人员医师资格考核办法

国家发展中医药师承教育，支持有丰富临床经验和技术专长的中医医师、中药专业技术人员在执业、业务活动中带徒授业，传授中医药理论和技术方法，培养中医药专业技术人员。

师承 / 确有专长的人员考取中医（专长）医师资格不再进行考试，而是以考核的形式举行，考核通过即可拿证。

从事中医医疗活动的人员应当依照《中华人民共和国执业医师法》的规定，通过中医医师资格考试取得中医医师资格，并进行执业注册。中医医师资格考试的内容应当体现中医药特点。以师承方式学习中医或者经多年实践，医术确有专长的人员，由至少两名中医医师推荐，经省、自治区、直辖市人民政府中医药主管部门组织实践技能和效果考核合格后，即可取得中医医师资格；按照考核内容进行执业注册后，即可在注册的执业范围内，以个人开业的方式或者在医疗机构内从事中医医疗活动。

三、中药材质量检测

国家制定中药材种植养殖、采集、储存和初加工的技术规范、标准，加强对中药

材生产流通全过程的质量监督管理，保障中药材质量安全。

鼓励发展中药材规范化种植养殖，严格管理农药、肥料等农业投入品的使用，禁止在中药材种植过程中使用剧毒、高毒农药，支持中药材良种繁育，提高中药材质量。

建立道地中药材评价体系，支持道地中药材品种选育，扶持道地中药材生产基地建设，加强道地中药材生产基地生态环境保护，鼓励采取地理标志产品保护等措施保护道地中药材。

四、发展中医养生保健服务

国家发展中医养生保健服务，支持社会力量举办规范的中医养生保健机构。中医养生保健服务规范、标准由国务院中医药主管部门制定。

中医养生保健文化历史悠久，理念上注重人与自然、与社会的和谐统一，服务内容丰富，手段方法多样，效果明显，作用独特。

发展中医养生保健服务，有助于贯彻落实预防为主的卫生与健康工作方针，促进医药卫生工作关口前移，使人们不得病、少得病、晚得病，不仅能满足人民群众预防疾病、追求健康的现实需求，也是构建中国特色健康服务体系、提升全民健康水平、推进小康社会建设的重要内容。

（刘晓荣）

参考文献

1. 武留信 . 中国健康管理与健康产业发展报告 No.1（2018）[M]. 北京：社会科学文献出版社，2018.

2. 王陇德 . 健康管理师 [M]. 北京：人民卫生出版社，2019.

3. 郭清 . 健康管理学 [M]. 北京：人民卫生出版社，2015.

4. 吴艳，黄奕祥 . 我国健康管理服务的需求现状分析 [J]. 中国医疗前沿，2009，4（9）：124–127.

5. 刘德培，王汝宽，代涛，等 . 健康中国 2020 战略规划科技支撑的新思路 [J]. 中国卫生政策研究，2009，2 卷（7）：1–5.

6. 邱仁宗 . 生命伦理学 [M]. 北京：中国人民大学出版社，2010.

7. 姜乾金 . 医学心理学 [M]. 北京：人民卫生出版社，2002.

8. 柏树令，丁文龙 . 系统解剖学（第 9 版）[M]. 北京：人民卫生出版社，2018.

9. 曹雪涛 . 医学免疫学（第 7 版）[M]. 北京：人民卫生出版社，2018.

10. 李继承，曾园山 . 组织学与胚胎学（第 9 版）[M]. 北京：人民卫生出版社，2018.

11. 朱大年，王庭槐 . 生理学（第 9 版）[M]. 北京：人民卫生出版社，2018.

12. 李兰娟，任红主编 . 传染病学（第 9 版）[M]. 北京：人民卫生出版社，2018.

13. 李凡，徐志凯 . 医学微生物学（第 9 版）[M]. 北京：人民卫生出版社，2018.

14. 王丽娜，周旭春 . 肠道菌群与肠黏膜免疫及相关肠道疾病的研究进展 [J]. 中国微生态学杂志，2017，29（4）：494–497.

15. 万学红，卢雪峰 . 诊断学（第 9 版）[M]. 北京：人民卫生出版社，2018.

16. 杨宝峰，陈建国 . 药理学（第 9 版）[M]. 北京：人民卫生出版社，2018.

17. 刘倩 . 不合理用药现象及促进合理用药措施分析 [J]. 临床合理用药杂志，2011，4（3）：54–56.

18. 张赤，吴宁 . 儿童合理用药研究进展 [J]. 中国药房杂志，2009，20（17）：1353–1355.

19. 于晓松，路孝琴 . 全科医学概论（第 5 版）[M]. 北京：人民卫生出版社，2018.

20. 郑洪新 . 中医基础理论（第 4 版）[M] . 北京：中国中医药出版社，2016.

21. 刘续宝，孙业桓 . 临床流行病学与循证医学（第 5 版）[M] . 北京：人民卫生出版社，2018.

22. 韦莉萍 . 公共营养师 [M] . 广州：广东经济出版社，2008.

23. 杨月欣，王光亚，潘兴昌 . 中国食物成分表 2002 [M] . 北京：北京大学医学出版社，2002.

24. 中国营养学会编著 . 中国居民膳食营养素参考摄入量（2013 版）[M] . 北京：科学出版社，2014.

25. 中国营养学会编著 . 中国居民膳食指南（2016 版）[M] . 北京：人民卫生出版社，2016.

26. 傅华主编 . 预防医学（第 7 版）[M] . 北京：人民卫生出版社，2018.

27. 李康，贺佳 . 医学统计学（第 7 版）[M] . 北京：人民卫生出版社，2018.

28. 武留信，曾强 . 中华健康管理学 [M] . 北京：人民卫生出版社，2016.

29. 辛丹 . 健康保险与健康管理 [M] . 北京：中国财政经济出版社，2018.

附表 1　中国居民膳食能量需要量（EER）

人群	能量 /（MJ/d）						能量 /（kcal/d）					
	身体活动水平（轻）		身体活动水平（中）		身体活动水平（重）		身体活动水平（轻）		身体活动水平（中）		身体活动水平（重）	
	男	女	男	女	男	女	男	女	男	女	男	女
0 岁～	—[a]	—	0.38 MJ/（kg · d）	0.38 MJ/（kg · d）	—	—	—	—	90 kcal/（kg · d）	90 kcal/（kg · d）	—	—
0.5 岁～	—	—	0.33 MJ/（kg · d）	0.33 MJ/（kg · d）	—	—	—	—	80 kcal/（kg · d）	80 kcal/（kg · d）	—	—
1 岁～	—	—	3.77	3.35	—	—	—	—	900	800	—	—
2 岁～	—	—	4.60	4.18	—	—	—	—	1 100	1 000	—	—
3 岁～	—	—	5.23	5.02	—	—	—	—	1 250	1 200	—	—
4 岁～	—	—	5.44	5.23	—	—	—	—	1 300	1 250	—	—
5 岁～	—	—	5.86	5.44	—	—	—	—	1 400	1 300	—	—
6 岁～	5.86	5.23	6.69	6.07	7.53	6.90	1 400	1 250	1 600	1 450	1 800	1 650
7 岁～	6.28	5.65	7.11	6.49	7.95	7.32	1 500	1 350	1 700	1 550	1 900	1 750
8 岁～	6.90	6.07	7.74	7.11	8.79	7.95	1 650	1 450	1 850	1 700	2 100	1 900
9 岁～	7.32	6.49	8.37	7.53	9.41	8.37	1 750	1 550	2 000	1 800	2 250	2 000
10 岁～	7.53	6.90	8.58	7.95	9.62	9.00	1 800	1 650	2 050	1 900	2 300	2 150

续表

人群	能量 /（MJ/d）						能量 /（kcal/d）					
	身体活动水平（轻）		身体活动水平（中）		身体活动水平（重）		身体活动水平（轻）		身体活动水平（中）		身体活动水平（重）	
	男	女	男	女	男	女	男	女	男	女	男	女
11 岁～	8.58	7.53	9.83	8.58	10.88	9.62	2 050	1 800	2 350	2 050	2 600	2 300
14 岁～	10.46	8.37	11.92	9.62	13.39	10.67	2 500	2 000	2 850	2 300	3 200	2 550
18 岁～	9.41	7.53	10.88	8.79	12.55	10.04	2 250	1 800	2 600	2 100	3 000	2 400
50 岁～	8.79	7.32	10.25	8.58	11.72	9.83	2 100	1 750	2 450	2 050	2 800	2 350
65 岁～	8.58	7.11	9.83	8.16	—	—	2 050	1 700	2 350	1 950	—	—
80 岁～	7.95	6.28	9.20	7.32	—	—	1 900	1 500	2 200	1 750	—	—
孕妇（早）	—	+0[b]	—	+0	—	+0	—	+0	—	+0	—	+0
孕妇（中）	—	+1.26	—	+1.26	—	+1.26	—	+300	—	+300	—	+300
孕妇（晚）	—	+1.88	—	+1.88	—	+1.88	—	+450	—	+450	—	+450
乳母	—	+2.09	—	+2.09	—	+2.09	—	+500	—	+500	—	+500

a. 未制定参考值者用“—”表示。

b. “+”表示在同龄人群参考值基础上额外增加量。

附表 2　中国居民膳食蛋白质参考摄入量（DRIs）

人群	EAR/（g/d）		RNI/（g/d）	
	男	女	男	女
0 岁～	—[a]	—	9（AI）	9（AI）
0.5 岁～	15	15	20	20
1 岁～	20	20	25	25
2 岁～	20	20	25	25
3 岁～	25	25	30	30
4 岁～	25	25	30	30
5 岁～	25	25	30	30
6 岁～	25	25	35	35
7 岁～	30	30	40	40
8 岁～	30	30	40	40
9 岁～	40	40	45	45
10 岁～	40	40	50	50
11 岁～	50	45	60	55
14 岁～	60	50	75	60
18 岁～	60	50	65	55
50 岁～	60	50	65	55
65 岁～	60	50	65	55
80 岁～	60	50	65	55
孕妇（早）	—	+0[b]	—	+0
孕妇（中）	—	+10	—	+15
孕妇（晚）	—	+25	—	+30
乳母	—	+20	—	+25

a. 未制定参考值者用“—”表示。
b. “+”表示在同龄人群参考值基础上额外增加量。

附表 3　中国居民膳食常量元素参考摄入量（DRIs）

人群	钙 /（mg/d）			磷 /（mg/d）			钾 /（mg/d）		钠 /（mg/d）		镁 /（mg/d）		氯 /（mg/d）
	EAR	RNI	UL	EAR	RNI	UL[c]	AI	PI	AI	PI	EAR	RNI	AI
0 岁～	—[a]	200（AI）	1 000	—	100（AI）	—	350	—	170	—	—	20（AI）	260
0.5 岁～	—	250（AI）	1 500	—	180（AI）	—	550	—	350	—	—	65（AI）	550
1 岁～	500	600	1 500	250	300	—	900	—	700	—	110	140	1 100
4 岁～	650	800	2 000	290	350	—	1 200	2 100	900	1 200	130	160	1 400
7 岁～	800	1 000	2 000	400	470	—	1 500	2 800	1 200	1 500	180	220	1 900
11 岁～	1 000	1 200	2 000	540	640	—	1 900	3 400	1 400	1 900	250	300	2 200
14 岁～	800	1 000	2 000	590	710	—	2 200	3 900	1 600	2 200	270	320	2 500
18 岁～	650	800	2 000	600	720	3 500	2 000	3 600	1 500	2 000	280	330	2 300
50 岁～	800	1 000	2 000	600	720	3 500	2 000	3 600	1 400	1 900	280	330	2 200
65 岁～	800	1 000	2 000	590	700	3 000	2 000	3 600	1 400	1 800	270	320	2 200
80 岁～	800	1 000	2 000	560	670	3 000	2 000	3 600	1 300	1 700	260	310	2 000
孕妇（早）	+0[b]	+0	2 000	+0	+0	3 500	+0	3 600	+0	2 000	+30	+40	+0

续表

人群	钙/（mg/d）			磷/（mg/d）			钾/（mg/d）		钠/（mg/d）		镁/（mg/d）		氯/（mg/d）
	EAR	RNI	UL	EAR	RNI	UL[c]	AI	PI	AI	PI	EAR	RNI	AI
孕妇（中）	+160	+200	2 000	+0	+0	3 500	+0	3 600	+0	2 000	+30	+40	+0
孕妇（晚）	+160	+200	2 000	+0	+0	3 500	+0	3 600	+0	2 000	+30	+40	+0
乳母	+160	+200	2 000	+0	+0	3 500	+400	3 600	+0	2 000	+0	+0	+0

a. 未制定参考值者用“—”表示。

b.“+”表示在同龄人群参考值基础上额外增加量。

c. 有些营养素未制定可耐受最高摄入量，主要是因为研究资料不充分，并不表示过量摄入没有健康风险。

附表 4　中国居民膳食微量元素参考摄入量（DRIs）

人群	铁 /（mg/d）					碘 /（μg/d）			锌 /（mg/d）					硒 /（μg/d）			铜 /（mg/d）			氟 /（mg/d）		铬 /（μg/d）	锰 /（mg/d）		钼 /（μg/d）		
	EAR		RNI		UL[c]	EAR	RNI	UL	EAR		RNI		UL	EAR	RNI	UL	EAR	RNI	UL	AI	UL	AI	AI	UL	EAR	RNI	UL
	男	女	男	女					男	女	男	女															
0 岁～	—[a]		0.3（AI）		—	—	85（AI）	—	—		2.0（AI）		—	—	15（AI）	55	—	0.3（AI）	—	0.01	—	0.2	0.01	—	—	2（AI）	—
0.5 岁～	7		10		—	—	115（AI）	—	2.8		3.5		—	—	20（AI）	80	—	0.3（AI）	—	0.23	—	4.0	0.7	—	—	15（AI）	—
1 岁～	6		9		25	65	90	—	3.2		4.0		8	20	25	100	0.25	0.3	2	0.6	0.8	15	1.5	—	35	40	200
4 岁～	7		10		30	65	90	200	4.6		5.5		12	25	30	150	0.30	0.4	3	0.7	1.1	20	2.0	3.5	40	50	300
7 岁～	10		13		35	65	90	300	5.9		7.0		19	35	40	200	0.40	0.5	4	1.0	1.7	25	3.0	5.0	55	65	450
11 岁～	11	14	15	18	40	75	110	400	8.2	7.6	10.0	9.0	28	45	55	300	0.55	0.7	6	1.3	2.5	30	4.0	8.0	75	90	650
14 岁～	12	14	16	18	40	85	120	500	9.7	6.9	11.5	8.5	35	50	60	350	0.60	0.8	7	1.5	3.1	35	4.5	10	85	100	800
18 岁～	9	15	12	20	42	85	120	600	10.4	6.1	12.5	7.5	40	50	60	400	0.60	0.8	8	1.5	3.5	30	4.5	11	85	100	900
50 岁～	9	9	12	12	42	85	120	600	10.4	6.1	12.5	7.5	40	50	60	400	0.60	0.8	8	1.5	3.5	30	4.5	11	85	100	900
65 岁～	9	9	12	12	42	85	120	600	10.4	6.1	12.5	7.5	40	50	60	400	0.60	0.8	8	1.5	3.5	30	4.5	11	85	100	900
80 岁～	9	9	12	12	42	85	120	600	10.4	6.1	12.5	7.5	40	50	60	400	0.60	0.8	8	1.5	3.5	30	4.5	11	85	100	900
孕妇（早）	—	+0[b]	—	+0	42	+75	+110	600	—	+1.7	—	+2.0	40	+4	+5	400	+0.10	+0.1	8	+0	3.5	+1.0	+0.4	11	+7	+10	900

续表

人群	铁 /（mg/d）					碘 /（μg/d）			锌 /（mg/d）					硒 /（μg/d）			铜 /（mg/d）			氟 /（mg/d）		铬 /（μg/d）	锰 /（mg/d）		钼 /（μg/d）		
	EAR		RNI		UL[c]	EAR	RNI	UL	EAR		RNI		UL	EAR	RNI	UL	EAR	RNI	UL	AI	UL	AI	AI	UL	EAR	RNI	UL
	男	女	男	女					男	女	男	女															
孕妇（中）	—	+4	—	+4	42	+75	+110	600	—	+1.7	—	+2.0	40	+4	+5	400	+0.10	+0.1	8	+0	3.5	+4.0	+0.4	11	+7	+10	900
孕妇（晚）	—	+7	—	+9	42	+75	+110	600	—	+1.7	—	+2.0	40	+4	+5	400	+0.10	+0.1	8	+0	3.5	+6.0	+0.4	11	+7	+10	900
乳母	—	+3	—	+4	42	+85	+120	600	—	+3.8	—	+4.5	40	+15	+18	400	+0.50	+0.6	8	+0	3.5	+7.0	+0.3	11	+3	+3	900

a. 未制定参考值者用“—”表示。

b. “+”表示在同龄人群参考值基础上额外增加量。

c. 有些营养素未制定可耐受最高摄入量，主要是因为研究资料不充分，并不表示过量摄入没有健康风险。

附表 5　中国居民膳食脂溶性维生素参考摄入量（DRIs）

人群	维生素 A/（μg RAE/d）[c]					维生素 D/（μg/d）			维生素 E/（mgα-TE/d）[d]		维生素 K/（μg/d）
	EAR		RNI		UL	EAR	RNI	UL	AI	UL[e]	AI
	男	女	男	女							
0 岁 ~	—[a]		300（AI）		600	—	10（AI）	20	3	—	2
0.5 岁 ~	—		350（AI）		600	—	10（AI）	20	4	—	10
1 岁 ~	220		310		700	8	10	20	6	150	30
4 岁 ~	260		360		900	8	10	30	7	200	40
7 岁 ~	360		500		1 500	8	10	45	9	350	50
11 岁 ~	480	450	670	630	2 100	8	10	50	13	500	70
14 岁 ~	590	450	820	630	2 700	8	10	50	14	600	75
18 岁 ~	560	480	800	700	3 000	8	10	50	14	700	80
50 岁 ~	560	480	800	700	3 000	8	10	50	14	700	80
65 岁 ~	560	480	800	700	3 000	8	15	50	14	700	80
80 岁 ~	560	480	800	700	3 000	8	15	50	14	700	80
孕妇（早）	—	+0[b]	—	+0	3 000	+0	+0	50	+0	700	+0
孕妇（中）	—	+50	—	+70	3 000	+0	+0	50	+0	700	+0
孕妇（晚）	—	+50	—	+70	3 000	+0	+0	50	+0	700	+0
乳母	—	+400	—	+600	3 000	+0	+0	50	+3	700	+5

a. 未制定参考值者用“—”表示。

b.“+”表示在同龄人群参考值基础上额外增加量。

c. 视黄醇活性当量（RAE，μg）= 膳食或补充剂来源全反式视黄醇（μg）+1/2 补充剂纯品全反式 β- 胡萝卜素（μg）+1/12 膳食全反式 β- 胡萝卜素（μg）+1/24 其他膳食维生素 A 原类胡萝卜素（μg）。

d. α- 生育酚当量（α-TE，mg），膳食中总 α-TE 当量（mg）=1×α- 生育酚（mg）+0.5×β- 生育酚（mg）+0.1×γ- 生育酚（mg）+0.02×δ- 生育酚（mg）+0.3×α- 三烯生育酚（mg）。

e. 有些营养素未制定可耐受最高摄入量，主要是因为研究资料不充分，并不表示过量摄入没有健康风险。

附表 6　中国居民膳食水溶性维生素参考摄入量（DRIs）

人群	维生素 B_1/（mg/d）				维生素 B_2/（mg/d）				维生素 B_6/（mg/d）			维生素 B_{12}/（μg/d）		泛酸/（mg/d）	叶酸/（μgDFE/d）[c]			烟酸/（mgNE/d）[e]					烟酰胺/（mg/d）	胆碱/（mg/d）			生物素/（μg/d）	维生素 C/（mg/d）			
	EAR		RNI		EAR		RNI		EAR	RNI	UL[f]	EAR	RNI	AI	EAR	RNI	UL[d]	EAR		RNI		UL	UL	AI		UL	AI	EAR	RNI	PI	UL
	男	女	男	女	男	女	男	女										男	女	男	女			男	女						
0岁~	—[a]		0.1（AI）		—		0.4（AI）		—	0.2（AI）	—	—	0.3（AI）	1.7	—	65（AI）	—	—		2（AI）		—	—	120		—	5	—	40（AI）	—	—
0.5岁~	—		0.3（AI）		—		0.5（AI）		—	0.4（AI）	—	—	0.6（AI）	1.9	—	100（AI）	—	—		3（AI）		—	—	150		—	9	—	40（AI）	—	—
1岁~	0.5		0.6		0.5		0.6		0.5	0.6	20	0.8	1.0	2.1	130	160	300	5	5	6	6	10	100	200		1 000	17	35	40	—	400
4岁~	0.6		0.8		0.6		0.7		0.6	0.7	25	1.0	1.2	2.5	150	190	400	7	6	8	8	15	130	250		1 000	20	40	50	—	600
7岁~	0.8		1.0		0.8		1.0		0.8	1.0	35	1.3	1.6	3.5	210	250	600	9	8	11	10	20	180	300		1 500	25	55	65	—	1 000
11岁~	1.1	1.0	1.3	1.1	1.1	0.9	1.3	1.1	1.1	1.3	45	1.8	2.1	4.5	290	350	800	11	10	14	12	25	240	400		2 000	35	75	90	—	1 400
14岁~	1.3	1.1	1.6	1.3	1.3	1.0	1.5	1.2	1.2	1.4	55	2.0	2.4	5.0	320	400	900	14	11	16	13	30	280	500	400	2 500	40	85	100	—	1 800
18岁~	1.2	1.0	1.4	1.2	1.2	1.0	1.4	1.2	1.2	1.4	60	2.0	2.4	5.0	320	400	1 000	12	10	15	12	35	310	500	400	3 000	40	85	100	200	2 000
50岁~	1.2	1.0	1.4	1.2	1.2	1.0	1.4	1.2	1.3	1.6	60	2.0	2.4	5.0	320	400	1 000	12	10	14	12	35	310	500	400	3 000	40	85	100	200	2 000
65岁~	1.2	1.0	1.4	1.2	1.2	1.0	1.4	1.2	1.3	1.6	60	2.0	2.4	5.0	320	400	1 000	11	9	14	11	35	300	500	400	3 000	40	85	100	200	2 000
80岁~	1.2	1.0	1.4	1.2	1.2	1.0	1.4	1.2	1.3	1.6	60	2.0	2.4	5.0	320	400	1 000	11	8	13	10	30	280	500	400	3 000	40	85	100	200	2 000
孕妇（早）	—	+0[b]	—	+0	—	+0	—	+0	+0.7	+0.8	60	+0.4	+0.5	+1.0	+200	+200	1 000	—	+0	—	+0	35	310	—	+20	3 000	+0	+0	+0	200	2 000
孕妇（中）	—	+0.1	—	+0.2	—	+0.1	—	+0.2	+0.7	+0.8	60	+0.4	+0.5	+1.0	+200	+200	1 000	—	+0	—	+0	35	310	—	+20	3 000	+0	+10	+15	200	2 000
孕妇（晚）	—	+0.2	—	+0.3	—	+0.2	—	+0.3	+0.7	+0.8	60	+0.4	+0.5	+1.0	+200	+200	1 000	—	+0	—	+0	35	310	—	+20	3 000	+0	+10	+15	200	2 000
乳母	—	+0.2	—	+0.3	—	+0.2	—	+0.3	+0.2	+0.3	60	+0.6	+0.8	+2.0	+130	+150	1 000	—	+2	—	+3	35	310	—	+120	3 000	+10	+40	+50	200	2 000

a. 未制定参考值者用“—”表示。

b. “+”表示在同龄人群参考值基础上额外增加量。

c. 叶酸当量（DFE，μg）= 天然食物来源叶酸（μg）+1.7× 合成叶酸（μg）。

d. 指合成叶酸摄入量上限，不包括天然食物来源的叶酸量。

e. 烟酸当量（NE，mg）= 烟酸（mg）+1/60 色氨酸（mg）。

f. 有些营养素未制定可耐受最高摄入量，主要是因为研究资料不充分，并不表示过量摄入没有健康风险。

附表 7　中医体质分类判定标准

《中医体质分类与判定》（ZYYXH/T 157—2009）于 2009 年 3 月 26 日，由中华中医药学会正式发布。该标准旨在为体质辨识及与中医体质相关疾病的防治、养生保健、健康管理提供依据，使体质分类科学化、规范化，是我国第一部指导和规范中医体质研究及应用的文件。该标准适用于从事中医体质研究的中医临床医生、科研人员及相关管理人员，并可作为临床实践、判定规范及质量评定的重要参考依据。

该标准将体质分为平和质、气虚质、阳虚质、阴虚质、痰湿质、湿热质、血瘀质、气郁质、特禀质九个类型，并在国家 973 计划“基于因人制宜思想的中医体质理论基础研究”课题中得到进一步完善。

1. 中医体质分类

1.1　平和质（A 型）

总体特征：阴阳气血调和，以体态适中、面色红润、精力充沛等为主要特征。

形体特征：体形匀称健壮。

常见表现：面色、肤色润泽，头发稠密有光泽，目光有神，鼻色明润，嗅觉通利，唇色红润，不易疲劳，精力充沛，耐受寒热，睡眠良好，胃纳佳，二便正常，舌色淡红，苔薄白，脉和缓有力。

心理特征：性格随和开朗。

发病倾向：平素患病较少。

对外界环境适应能力：对自然环境和社会环境适应能力较强。

1.2　气虚质（B 型）

总体特征：元气不足，以疲乏、气短、自汗等气虚表现为主要特征。

形体特征：肌肉松软不实。

常见表现：平素语音低弱，气短懒言，容易疲乏，精神不振，易出汗，舌淡红，舌边有齿痕，脉弱。

心理特征：性格内向，不喜冒险。

发病倾向：易患感冒、内脏下垂等病；病后康复缓慢。

对外界环境适应能力：不耐受风、寒、暑、湿邪。

1.3　阳虚质（C 型）

总体特征：阳气不足，以畏寒怕冷、手足不温等虚寒表现为主要特征。

形体特征：肌肉松软不实。

常见表现：平素畏冷，手足不温，喜热饮食，精神不振，舌淡胖嫩，脉沉迟。

心理特征：性格多沉静、内向。

发病倾向：易患痰饮、肿胀、泄泻等病；感邪易从寒化。

对外界环境适应能力：耐夏不耐冬；易感风、寒、湿邪。

1.4　阴虚质（D 型）

总体特征：阴液亏少，以口燥咽干、手足心热等虚热表现为主要特征。

形体特征：体形偏瘦。

常见表现：手足心热，口燥咽干，鼻微干，喜冷饮，大便干燥，舌红少津，脉细数。

心理特征：性情急躁，外向好动，活泼。

发病倾向：易患虚劳、失精、不寐等病；感邪易从热化。

对外界环境适应能力：耐冬不耐夏；不耐受暑、热、燥邪。

1.5　痰湿质（E 型）

总体特征：痰湿凝聚，以形体肥胖、腹部肥满、口黏苔腻等痰湿表现为主要特征。

形体特征：体形肥胖，腹部肥满松软。

常见表现：面部皮肤油脂较多，多汗且黏，胸闷，痰多，口黏腻或甜，喜食肥甘甜黏，苔腻，脉滑。

心理特征：性格偏温和、稳重，多善于忍耐。

发病倾向：易患消渴、中风、胸痹等病。

对外界环境适应能力：对梅雨季节及湿重环境适应能力差。

1.6　湿热质（F 型）

总体特征：湿热内蕴，以面垢油光、口苦、苔黄腻等湿热表现为主要特征。

形体特征：形体中等或偏瘦。

常见表现：面垢油光，易生痤疮，口苦口干，身重困倦，大便黏滞不畅或燥结，小便短黄，男性易阴囊潮湿，女性易带下增多，舌质偏红，苔黄腻，脉滑数。

心理特征：容易心烦急躁。

发病倾向：易患疮疖、黄疸、热淋等病。

对外界环境适应能力：对夏末秋初湿热气候，湿重或气温偏高环境较难适应。

1.7　血瘀质（G 型）

总体特征：血行不畅，以肤色晦暗、舌质紫黯等血瘀表现为主要特征。

形体特征：胖瘦均见。

常见表现：肤色晦暗，色素沉着，容易出现瘀斑，口唇黯淡，舌黯或有瘀点，舌下络脉紫黯或增粗，脉涩。

心理特征：易烦，健忘。

发病倾向：易患症瘕及痛证、血证等。

对外界环境适应能力：不耐受寒邪。

1.8　气郁质（H 型）

总体特征：气机郁滞，以神情抑郁、忧虑脆弱等气郁表现为主要特征。

形体特征：形体瘦者为多。

常见表现：神情抑郁，情感脆弱，烦闷不乐，舌淡红，苔薄白，脉弦。

心理特征：性格内向不稳定、敏感多虑。

发病倾向：易患脏躁、梅核气、百合病及郁证等。

对外界环境适应能力：对精神刺激适应能力较差；不适应阴雨天气。

1.9　特禀质（I 型）

总体特征：先天失常，以生理缺陷、过敏反应等为主要特征。

形体特征：过敏体质者一般无特殊；先天禀赋异常者或有畸形，或有生理缺陷。

常见表现：过敏体质者常见哮喘、风团、咽痒、鼻塞、喷嚏等；患遗传性疾病者有垂直遗传、先天性、家族性特征；患胎传性疾病者具有母体影响胎儿个体生长发育及相关疾病特征。

心理特征：随禀质不同情况各异。

发病倾向：过敏体质者易患哮喘、荨麻疹、花粉症及药物过敏等；遗传性疾病如血友病、唐氏综合征等；胎传性疾病如五迟（立迟、行迟、发迟、齿迟和语迟）、五软（头软、项软、手足软、肌肉软、口软）、解颅、胎惊等。

对外界环境适应能力：适应能力差，如过敏体质者对易致过敏季节适应能力差，易引发宿疾。

2. 中医体质判定

回答以下问题，每一问题按 5 级评分，计算原始分及转化分，依标准判定体质类型。

原始分 = 各个条目的分会相加。

转化分数 =［（原始分 – 条目数）/（条目数 ×4）］×100

2.1　平和质

2.1.1　您精力充沛吗？

2.1.2　您容易疲乏吗？*

2.1.3　您说话声音低弱无力吗？*

2.1.4　您感到闷闷不乐、情绪低沉吗？*

2.1.5　您比一般人耐受不了寒冷（冬天的寒冷，夏天的冷空调、电扇等）吗？*

2.1.6　您能适应外界自然和社会环境的变化吗？

2.1.7　您容易失眠吗？*

2.1.8　您容易忘事（健忘）吗？*

2.2　气虚质

2.2.1　您容易疲乏吗？

2.2.2　您容易气短（呼吸短促，接不上气）吗？

2.2.3　您容易心慌吗？

2.2.4　您容易头晕或站起时晕眩吗？

2.2.5　您比别人容易感冒吗？

2.2.6　您喜欢安静、懒得说话吗？

2.2.7　您说话声音低弱无力吗？

2.2.8　您活动量稍大就容易出虚汗吗？

2.3　阳虚质

2.3.1　您手脚发凉吗？

2.3.2　您胃脘部、背部或腰膝部怕冷吗？

2.3.3　您感到怕冷、衣服比别人穿得多吗？

2.3.4　您冬天更怕冷，夏天不喜欢吹电扇、空调吗？

2.3.5　您比别人容易患感冒吗？

2.3.6　您吃（喝）凉的东西会感到不舒服或怕吃（喝）凉的吗？

2.3.7　您受凉或吃（喝）凉的东西后，容易腹泻、拉肚子吗？

2.4　阴虚质

2.4.1　您感到手脚心发热吗？

2.4.2　您感觉身体、脸上发热吗？

注：标有 * 的条目需先逆向计分，即：1→5，2→4，3→3，4→2，5→1，再用公式转化分数。

2.4.3　您皮肤或口唇干吗？
2.4.4　您口唇的颜色比一般人红吗？
2.4.5　您容易便秘或大便干燥吗？
2.4.6　您面部两颧潮红或偏红吗？
2.4.7　您感到眼睛干涩吗？
2.4.8　您感到口干咽燥、总想喝水吗？
2.5　痰湿质
2.5.1　您感到胸闷或腹部胀满吗？
2.5.2　您感到身体沉重不轻松或不爽快吗？
2.5.3　您腹部肥满松软吗？
2.5.4　您有额部油脂分泌多的现象吗？
2.5.5　您上眼睑比别人肿（上眼睑有轻微隆起的现象）吗？
2.5.6　您嘴里有黏黏的感觉吗？
2.5.7　您平时痰多，特别是感到咽喉部总有痰堵着吗？
2.5.8　您舌苔厚腻或有舌苔厚厚的感觉吗？
2.6　湿热质
2.6.1　您面部或鼻部有油腻感或者油亮发光吗？
2.6.2　您脸上容易生痤疮或皮肤容易生疮疖吗？
2.6.3　您感到口苦或嘴里有异味吗？
2.6.4　您大便黏滞不爽、有解不尽的感觉吗？
2.6.5　您小便时尿道有发热感、尿色浓（深）吗？
2.6.6　您带下色黄（白带颜色发黄）吗？（限女性回答）
2.6.7　您的阴囊潮湿吗？（限男性回答）
2.7　血瘀质
2.7.1　您的皮肤在不知不觉中会出现青紫瘀斑（皮下出血）吗？
2.7.2　您的两颧部有细微血丝吗？
2.7.3　您身体上有哪里疼痛吗？
2.7.4　您面色晦黯或容易出现褐斑吗？
2.7.5　您会出现黑眼圈吗？
2.7.6　您容易忘事（健忘）吗？
2.7.7　您口唇颜色偏黯吗？
2.8　气郁质

2.8.1　您感到闷闷不乐、情绪低沉吗？

2.8.2　您精神紧张、焦虑不安吗？

2.8.3　您多愁善感、感情脆弱吗？

2.8.4　您容易感到害怕或受到惊吓吗？

2.8.5　您胁肋部或乳房胀痛吗？

2.8.6　您无缘无故叹气吗？

2.8.7　您咽喉部有异物感，且吐之不出、咽之不下吗？

2.9　特禀质

2.9.1　您没有感冒也会打喷嚏吗？

2.9.2　您没有感冒也会鼻塞、流鼻涕吗？

2.9.3　您有因季节变化、温度变化或异味等原因而咳喘的现象吗？

2.9.4　您容易过敏（药物、食物、气味、花粉、季节交替时、气候变化等）吗？

2.9.5　您的皮肤起荨麻疹（风团、风疹块、风疙瘩）吗？

2.9.6　您的皮肤因过敏出现过紫癜（紫红色瘀点、瘀斑）吗？

2.9.7　您的皮肤一抓就红，并出现抓痕吗？

3. 中医体质判定标准

平和质为正常体质，其他 8 种体质为偏颇体质。判定标准见下表。

平和质与偏颇体质判定标准表

体质类型	条件	结果判定
平和质	转化分≥60 分	是
	其他 8 种体质转化分均 <30 分	
	转化分≥60 分	基本是
	其他 8 种体质转化分均 <40 分	
	不满足上述条件者	否
偏颇体质	转化分≥40 分	是
	转化分 30～39 分	倾向是
	转化分 <30 分	否

4. 示例

4.1　某人各体质类型转化分：平和质 75 分，气虚质 56 分，阳虚质 27 分，阴虚质 25 分，痰湿质 12 分，湿热质 15 分，血瘀质 20 分，气郁质 18 分，特禀质 10 分。

根据判定标准，虽然平和质转化分≥60 分，但其他 8 种体质转化分并未全部 <40 分，其中气虚质转化分≥40 分，故此人不能判定为平和质，应判定为气虚质。

4.2　某人各体质类型转化分：平和质 75 分，气虚质 16 分，阳虚质 27 分，阴虚质 25 分，痰湿质 32 分，湿热质 25 分，血瘀质 10 分，气郁质 18 分，特禀质 10 分。根据判定标准，平和质转化分≥60 分，同时，痰湿质转化分 30 ~ 39 分，可判定为痰湿质倾向。故此人最终体质判定结果：基本是平和质，有痰湿质倾向。

5. 中医体质分类与判定自测表

5.1　阳虚质判定自测表

请根据近一年的体验和感觉，回答以下问题	没有（根本不）	很少（有一点）	有时（有些）	经常（相当）	总是（非常）
（1）您手脚发凉吗?	1	2	3	4	5
（2）您胃脘部、背部或腰膝部怕冷吗?	1	2	3	4	5
（3）您感到怕冷、衣服比别人穿得多吗?	1	2	3	4	5
（4）您比一般人耐受不了寒冷（冬天的寒冷，夏天的冷空调、电扇等）吗?	1	2	3	4	5
（5）您比别人容易患感冒吗?	1	2	3	4	5
（6）您吃（喝）凉的东西会感到不舒服或者怕吃（喝）凉东西吗?	1	2	3	4	5
（7）你受凉或吃（喝）凉的东西后，容易腹泻（拉肚子）吗?	1	2	3	4	5
判断结果：□是　　□倾向是　　□否					

5.2　阴虚质判定自测表

请根据近一年的体验和感觉，回答以下问题	没有（根本不）	很少（有一点）	有时（有些）	经常（相当）	总是（非常）
（1）您感到手脚心发热吗?	1	2	3	4	5
（2）您感觉身体、脸上发热吗?	1	2	3	4	5
（3）您皮肤或口唇干吗?	1	2	3	4	5

续表

请根据近一年的体验和感觉，回答以下问题	没有（根本不）	很少（有一点）	有时（有些）	经常（相当）	总是（非常）
（4）您口唇的颜色比一般人红吗？	1	2	3	4	5
（5）您容易便秘或大便干燥吗？	1	2	3	4	5
（6）您面部两颧潮红或偏红吗？	1	2	3	4	5
（7）您感到眼睛干涩吗？	1	2	3	4	5
（8）您感到口干咽燥，总想喝水吗？	1	2	3	4	5
判断结果：□是　□倾向是　□否					

5.3　气虚质判定自测表

请根据近一年的体验和感觉，回答以下问题	没有（根本不）	很少（有一点）	有时（有些）	经常（相当）	总是（非常）
（1）你容易疲乏吗？	1	2	3	4	5
（2）您容易气短（呼吸短促，接不上气）吗？	1	2	3	4	5
（3）您容易心慌吗？	1	2	3	4	5
（4）您容易头晕或站起时晕眩吗？	1	2	3	4	5
（5）您比别人容易患感冒吗？	1	2	3	4	5
（6）您喜欢安静、懒得说话吗？	1	2	3	4	5
（7）您说话声音低弱无力吗？	1	2	3	4	5
（8）您活动量稍大就容易出虚汗吗？	1	2	3	4	5
判断结果：□是　□倾向是　□否					

5.4　痰湿质判定自测表

请根据近一年的体验和感觉，回答以下问题	没有（根本不）	很少（有一点）	有时（有些）	经常（相当）	总是（非常）
（1）您感到胸闷或腹部胀满吗？	1	2	3	4	5
（2）您感到身体沉重不轻松或不爽快吗？	1	2	3	4	5
（3）您腹部肥满松软吗？	1	2	3	4	5
（4）您有额部油脂分泌多的现象吗？	1	2	3	4	5

续表

请根据近一年的体验和感觉，回答以下问题	没有（根本不）	很少（有一点）	有时（有些）	经常（相当）	总是（非常）
（5）您上眼睑比别人肿（轻微隆起的现象）吗?	1	2	3	4	5
（6）您嘴里有黏黏的感觉吗?	1	2	3	4	5
（7）您平时痰多，特别是咽喉部总感到有痰堵着吗?	1	2	3	4	5
（8）您舌苔厚腻或有舌苔厚厚的感觉吗?	1	2	3	4	5
判断结果：□是　□倾向是　□否					

5.5　湿热质判定自测表

请根据近一年的体验和感觉，回答以下问题	没有（根本不）	很少（有一点）	有时（有些）	经常（相当）	总是（非常）
（1）您面部或鼻部有油腻感或者油亮发光吗?	1	2	3	4	5
（2）你容易生痤疮或疮疖吗?	1	2	3	4	5
（3）您感到口苦或嘴里有异味吗?	1	2	3	4	5
（4）您大便黏滞不爽、有解不尽的感觉吗?	1	2	3	4	5
（5）您小便时尿道有发热感、尿色浓（深）吗?	1	2	3	4	5
（6）您带下色黄（白带颜色发黄）吗?（限女性）	1	2	3	4	5
（7）您的阴囊部位潮湿吗?（限男性）	1	2	3	4	5
判断结果：□是　□倾向是　□否					

5.6　血瘀质判定自测表

请根据近一年的体验和感觉，回答以下问题	没有（根本不）	很少（有一点）	有时（有些）	经常（相当）	总是（非常）
（1）您的皮肤在不知不觉中会出现青紫瘀斑（皮下出血）吗?	1	2	3	4	5
（2）您两颧部有细微红丝吗?	1	2	3	4	5

续表

请根据近一年的体验和感觉，回答以下问题	没有（根本不）	很少（有一点）	有时（有些）	经常（相当）	总是（非常）
（3）您身体上有哪里疼痛吗?	1	2	3	4	5
（4）您面色晦黯或容易出现褐斑吗?	1	2	3	4	5
（5）您容易有黑眼圈吗?	1	2	3	4	5
（6）您容易忘事（健忘）吗	1	2	3	4	5
（7）您口唇颜色偏黯吗?	1	2	3	4	5
判断结果：□是　□倾向是　□否					

5.7　特禀质判定自测表

请根据近一年的体验和感觉，回答以下问题	没有（根本不）	很少（有一点）	有时（有些）	经常（相当）	总是（非常）
（1）您没有感冒时也会打喷嚏吗?	1	2	3	4	5
（2）您没有感冒时也会鼻塞、流鼻涕吗?	1	2	3	4	5
（3）您有因季节变化、温度变化或异味等原因而咳喘的现象吗?	1	2	3	4	5
（4）您容易过敏（对药物、食物、气味、花粉或在季节交替、气候变化时）吗?	1	2	3	4	5
（5）您的皮肤容易起荨麻疹（风团、风疹块、风疙瘩）吗?	1	2	3	4	5
（6）您的皮肤因过敏出现过紫癜（紫红色瘀点、瘀斑）吗?	1	2	3	4	5
（7）您的皮肤一抓就红，并出现抓痕吗?	1	2	3	4	5
判断结果：□是　□倾向是　□否					

5.8　气郁质判定自测表

请根据近一年的体验和感觉，回答以下问题	没有（根本不）	很少（有一点）	有时（有些）	经常（相当）	总是（非常）
（1）您感到闷闷不乐吗?	1	2	3	4	5
（2）您容易精神紧张、焦虑不安吗?	1	2	3	4	5

续表

请根据近一年的体验和感觉，回答以下问题	没有（根本不）	很少（有一点）	有时（有些）	经常（相当）	总是（非常）
（3）您多愁善感、感情脆弱吗?	1	2	3	4	5
（4）您容易感到害怕或受到惊吓吗?	1	2	3	4	5
（5）您胁肋部或乳房胀痛吗?	1	2	3	4	5
（6）您无缘无故叹气吗?	1	2	3	4	5
（7）您咽喉部有异物感，且吐之不出、咽之不下吗?	1	2	3	4	5
判断结果：□是　□倾向是　□否					

5.9　平和质判定自测表

请根据近一年的体验和感觉，回答以下问题	没有（根本不）	很少（有一点）	有时（有些）	经常（相当）	总是（非常）
（1）您精力充沛吗?	1	2	3	4	5
（2）您容易疲乏吗? *	1	2	3	4	5
（3）您说话声音无力吗? *	1	2	3	4	5
（4）您感到闷闷不乐吗? *	1	2	3	4	5
（5）您比一般人耐受不了寒冷（冬天的寒冷，夏天的冷空调、电扇）吗? *	1	2	3	4	5
（6）您能适应外界自然和社会环境的变化吗?	1	2	3	4	5
（7）您容易失眠吗? *	1	2	3	4	5
（8）您容易忘事（健忘）吗? *	1	2	3	4	5
判断结果：□是　□倾向是　□否					